口腔医学美学

主　编　陈莉莉

副主编　赵志河　谭建国　王旭东　闫福华　张玉峰

人民卫生出版社
·北京·

图书在版编目（CIP）数据

口腔医学美学 / 陈莉莉主编. -- 北京 ：人民卫生
出版社，2025. 2. -- ISBN 978-7-117-37509-2

Ⅰ. R78-05

中国国家版本馆 CIP 数据核字第 2025U11N76 号

人卫智网　www.ipmph.com	医学教育、学术、考试、健康，购书智慧智能综合服务平台
人卫官网　www.pmph.com	人卫官方资讯发布平台

口腔医学美学
Kouqiang Yixue Meixue

主　　编：陈莉莉

出版发行：人民卫生出版社（中继线 010-59780011）

地　　址：北京市朝阳区潘家园南里 19 号

邮　　编：100021

E - mail : pmph @ pmph.com

购书热线：010-59787592　010-59787584　010-65264830

印　　刷：北京盛通印刷股份有限公司

经　　销：新华书店

开　　本：787 × 1092　1/16　印张：23

字　　数：488 千字

版　　次：2025 年 2 月第 1 版

印　　次：2025 年 3 月第 1 次印刷

标准书号：ISBN 978-7-117-37509-2

定　　价：99.00 元

打击盗版举报电话：010-59787491　E-mail: WQ @ pmph.com

质量问题联系电话：010-59787234　E-mail: zhiliang @ pmph.com

数字融合服务电话：4001118166　　E-mail: zengzhi @ pmph.com

编 者

（以姓氏笔画为序）

丁玉梅（华中科技大学同济医学院口腔医学院）

王旭东（上海交通大学口腔医学院）

牛丽娜（空军军医大学口腔医学院）

朱光勋（华中科技大学同济医学院口腔医学院）

刘　燕（北京大学口腔医学院）

刘伟才（同济大学口腔医学院）

闫福华（南京大学医学院口腔医学院）

江凌勇（上海交通大学口腔医学院）

严　斌（南京医科大学口腔医学院）

李艳芬（南京大学医学院口腔医学院）

宋　珂（华中科技大学同济医学院口腔医学院）

张玉峰（武汉大学口腔医学院）

陈莉莉（中山大学光华口腔医学院）

周　建（首都医科大学口腔医学院）

赵志河（四川大学华西口腔医学院）

袁正林（华中科技大学同济医学院口腔医学院）

贾玉林（华中科技大学同济医学院口腔医学院）

夏　娟（中山大学光华口腔医学院）

葛少华（山东大学口腔医学院）

谭建国（北京大学口腔医学院）

主编助理

张　贞（华中科技大学同济医学院口腔医学院）

前　言 |

口腔医学美学是以口腔医学和美学的基础理论为指导，认识和研究口腔颌面美学结构，维护和增进口腔颌面健康美观的一门学科。它是口腔医学的一个重要组成部分。本书从社会发展对高素质的口腔医学美学人才的需求出发，以口腔医学知识为基础，建立宏观的口腔美学知识体系；以口腔医学各专科内容中的美学理论和技能为依据，充实口腔医学美学的具体内容，从而呈现出口腔医学美学新的概念与实践体系。

《口腔医学美学》一书主要包括面部美学、微笑美学和美学基础三大部分。面部美学指对面部正面与侧面的软组织轮廓和颌骨的三维形态的评估与分析，包括面部软组织的美学分析、颌面发育对面部美学的影响、正畸和正颌对面部美学的增进等，分布于第二章至第四章；微笑美学指在微笑时，唇、齿、龈等整体上从静态到协调统一的动态过程，包括微笑美学、牙列美学、牙体美学、牙周美学和种植体周美学等内容，分布于第五章至第九章；美学基础是口腔医学生需要掌握的基础知识和技能，包括色彩分析、材料应用、数据获取和心理感知等内容，分布于第十章至第十三章。

本版教材编者来自华中科技大学同济医学院口腔医学院、四川大学华西口腔医学院、北京大学口腔医学院、上海交通大学口腔医学院、空军军医大学口腔医学院、武汉大学口腔医学院、首都医科大学口腔医学院、中山大学光华口腔医学院、南京医科大学口腔医学院、南京大学医学院口腔医学院、同济大学口腔医学院、山东大学口腔医学院等院校。全体编者齐心协力，精益求精，保证了教材编写工作的顺利完成。在此向各位辛劳付出的编者表示衷心感谢。

尽管我们为编写此书竭尽所能，但书中难免有疏漏甚至不妥之处，恳请各院校同道和读者提出宝贵意见，批评指正，以臻完善。

陈慧芳

2025 年 2 月

| 目　录

第一章

绪　论

口腔医学美学是系统研究口腔医学中美学理念和表现规律的科学。随着生活水平的不断提高，人们对美的需求不断增加。为适应新的发展形势，口腔医学教育将美学纳入其中，开设《口腔医学美学》专业课程，编写统一规范并具有系统知识体系的教材，优化教学内容，完善口腔医学美学教育体系。本章概述了全书的内容，先阐述美学的起源及发展、基本形态，然后介绍医学美学、口腔医学美学的历史与进展，最后总览口腔医学美学教育的内容，并阐述编写口腔医学美学教材的意义。《口腔医学美学》教材为口腔医学美学研究开辟了新的视角，对我国口腔医学教育及口腔医学审美的发展有着重要意义。

第一节
美　学

美学（aesthetics）是研究美的原理与规律的一门科学。美学的发展取决于社会对它的需要程度和它所能满足社会需要的程度。美学的发展源远流长，最早可以追溯到原始社会时期，美学从起源到经典化的过程只是美学启蒙的一段历程。美学演进不是修正推翻，而是不断丰富，因此美学的概念是一个动态发展过程的集合，不能以某个时间段的美学观点来定义，而应将美学在不同历史时期的观点进行整合，最后形成"美"的概念。美作为人类创造的客体对象，经历了由粗陋到精细、由低级到高级、由"纯实用"到"实用与审美结合"的发展过程。人在劳动中创造美、欣赏美，提高自身的审美能力，反过来又创造更美的事物，推动社会不断发展，进而产生了以美为研究对象的学科。不同时期、不同时代的哲学家和美学家，对美的发展有不同的描述和理解。

一、美学的起源及发展

（一）中国美学史

中国美学源远流长，最早可以追溯到四五万年前。中国传统美学思想的演进和发展，始终带有不同时代哲学思想和艺术理论的印迹。虽然后来诞生的西方哲学思想等，激励和推动了中国传统美学思想的创新与发展，但是中国传统美学思想的内涵仍然保持了自身的民族特性。因此，中国传统美学既具有鲜明的民族特色，又具有独特的时代特征。中国美学史的历史变迁可划分为四个时期，不同时期之间相互影响，互相渗透。

1. 史前夏商周秦汉时期　这一时期还未形成完整而系统的审美思想，先辈们主要通过劳动实践、器物创造来呈现和丰富审美意识。中国最原始的审美意识在旧石器时期的劳动实践中得以酝酿，然后在器物制作中，如石器的多样化造型上得以物化。具体表现为在陶器和玉器上设计颜色和制作纹饰，注重造型、追求纹样和图案的装饰作用，兼具实用性与审美性。该时期人类开始用野兽的牙齿、骨骼等装饰自己，标志着人类渴望美、创造美的审美观念开始形成。夏商周时期原始审美意识进一步提高，庄严、肃穆的艺术风格取代了朴素、自然的审美取向，如丰富多彩的青铜文明。春秋战国时期是中国美学的奠基时期，在与自然的对话中体现出"顺其自然""天人合一"等大美不言的胜境。秦汉时期的美学色调和形式相对单一，但体现了大气磅礴的历史厚重感。

2. 魏晋南北朝隋唐时期　在玄学哲学影响下，魏晋清谈成风，多以超脱礼法的观点直接欣赏人格个性之美。魏晋的士人和大夫们对自然美、艺术美的欣赏，往往包含着一种对整个宇宙、历史、人生的感受与领悟。例如王羲之的《兰亭集序》"仰观宇宙之大，俯察品类之盛"。隋唐时期是中国美学史走向成熟的构建期，诸多门类的艺术理论初步形成，在诗文、绘画、书法等方面已经登峰造极，影响深远。隋唐时期富强进取的气概与大国风范，通过艺术的大气、绚丽、灵动的基本审美品格得以充分体现；所秉持的开放和自信、自省精神带来审美观念的大解放，带来繁荣的文艺和丰富多彩的文化生活。具体来说，寓教于美的唐诗哺育和培植了中华民族的审美精神、观念和趣味，并与同期的绘画、舞蹈等其他门类缔结了同音共律、遥相应和的关联。

3. 宋元明清时期　宋代时期的美学注重意境的空灵之美，涉及音乐的字声关系、情律关系，书法的"无法之法"的见解，同时强调"适意""乐心"的审美愉悦与娱乐消愁的作用。该时期的艺术创作和文化思潮开始日益内省化和义理化。明代的审美与明代心学相呼应，明代美学在探索中不断革新，以人性解放和个体自由为时代主题。清代美学思想对以往各时期的美学进行了深入探讨和系统总结，在诗歌美学、散文美学及小说戏曲美学等方面着重表达人们对现实主义的追求和高尚道德的崇尚。

4. 近现代时期　在近现代美学的发展进程中，成就卓越、地位崇高且影响力深远的美学家有王国维、朱光潜、宗白华和蔡元培等。他们既有中国的古典经学素养，又饱览西方的美学思想，在实际创作过程中有形或无形地将二者融合在一起，使诸多具有中国传统特色的美学文化释放出新的光芒，影响至今。他们为建立具有中国特色的全球视野下的中国现代美学体系奠定了坚实而厚重的理论基础。

（二）西方美学史

西方美学流派甚多，对美的看法也言人人殊。主要看法有五种，这五种看法的演变大致顺着时代的次序，在发展中互相交叉影响。

1. 古典形式：美在物体形式　西方出现最早的关于美的看法是"美在物体形式"，这种思想流派发源于希腊，在很长时期内占统治地位。一般可理解为美只关"形象"，"形象"是由感官直接感受的，所以感官可感受的物体及其运动才称得上是美。古希腊人定义美只局限于造型艺术，未谈及文学，因为文字描述是经过理性思考后呈现出来的，不是凭感官直接感受的。美在物体形式，具体表现在整体与各部分的比例配合上，如平衡、对称、变化、整齐等。"寓变化于整齐"或"在杂多中见整一"，毕达哥拉斯学派将这一原理应用在建筑和雕刻上，想借此寻找物体的最美形式，发现了"黄金分割"。

亚里士多德的《诗学》中明确地提到美：一个有生命的东西或是任何由各部分组成的整体，如果要显得美，就不仅要在各部分的安排上见出秩序，而且还要有一定的体积大小，因为美就在于"体积大小和秩序"。体积大小合适，才可以作为由部分组成的整体，秩序是部分与整体，以及各部分彼此之间比例关系的和谐。到了罗马时代，西赛罗对美的定义做了一点补充："物体各部分的一种妥当的安排，配合到一种悦目的颜色上去，就叫作美。"到了文艺复兴时代，美学家达•芬奇和阿尔布雷希特•丢勒等艺术大师都穷尽毕生精力去探求最美的形式。英国画家威廉•荷加斯在《美的分析》中分析了物体形式，他认为蜿蜒的曲线是最美的，因为它最符合"寓变化于整齐"的原则。

2. 理性分析：美即完善　"美即完善"是在"美在物体形式"思想基础上的进一步认知。戈特弗里德•莱布尼茨把世界比作一座钟，里面的机器或零件各有各的功能，各有各的形式，具有一种"预定的和谐"，所以是美的。亚历山大•鲍姆嘉滕在《美学》里就提出："美学的对象就是感性认识的完善，这本身就是美"。例如人的五官端正、四肢周全，这就是"完善"，也就是"美"。这虽然是从物体形式着眼，强调美的感性与直接性，但它和"美在物体形式"有所不同，认为美的形象既有感性存在，又有理性基础。

3. 主观经验：美即愉快　"美即愉快"把美的研究转到对美感活动的生理学和心理学分析上。哲学家大卫•休谟提出："美不是事物本身的属性，只存在于观赏者的心里，每一个人心里见出不同的美。"认为对象的形式因素要适应人心的特殊构造，才能产生美感。经过进一步分析，他认为美感是一种同情感，例如人对物体平衡对称的喜爱就是同情感的表现；石柱要上细下粗，雕像要使人物保持平衡，这样才能引起安全感。美学家埃德蒙•伯克认为美是指物体中能引起爱或类似爱的某一性质，他把美感和快感等同起来，强调同情在审美中所起的作用。

4. 经典哲学：美的理性内容表现为感性形式　弗里德里希•席勒在《审美教育书简》里提出人有两种相反的要求：一种使理性形式获得感性内容，使潜能变为现实，这叫作"感性冲动"；另一种使感性内容获得理性形式，使千变万化的现实现象表现出秩序和规律，这叫作"理性冲动"。"感性冲动"和"理性冲动"的统一，才可以达成"美"。康德早期认为美只在形式上，不涉及概念、目的和利害计较，这种形式美才是"纯粹美"，丝毫不牵扯内容和意义，但在后期却主张"美是道德精神的象征"。

黑格尔在《美学》中指出，"理念"是感性与理性的统一体。在他的美学观念中，首先从"美的理念"出发，然后"美的理念"将自身外化为"自然美"，自然只处在自在阶段，还不自觉，所以自然美只是低级美。使自然显得美的是生命，生命能使杂多的部分成为有机整体。只有人才能创造美和欣赏美，最终成就"艺术美"。

叔本华在《作为意志和表象的世界》的开篇就表明自己的观点："世界是我的表象"。世界是相对于"表象者"作为一个表象才存在的，而这个"表象者"就是人自己。世界上的一切只有被"表象者"认识之后才能存在，因此叔本华认为"美"也是意志美的客体化。

5. 经验现实：美在生活 车尔尼雪夫斯基提出了"美是生活"这一重要命题。车尔尼雪夫斯基认为，应当把唯心主义所理解的现实世界和想象世界的关系颠倒过来。自然界绝不是由某种观念制造出来的，物质先于精神，不依赖于人的意识而客观存在；相反，人的观念和意识是物质的产物，最终要由物质所制约和决定。因此，美的事物和现象自身，在本质上就是一种客观存在；它存在于客观现实之中，存在于人们的实际生活中，并不依赖于人的观念，也不因人的意志而转移。

哲学家杜威把经验纳入美学，以"经验"作为核心概念，将"生活审美化"。有以"审美""美感"为培养目的的情感教育，以"美""美学"为内容的知识教育，以及以"美的规律"为基础发展的审美教育。无论人们从什么层面来理解美育，都是以获取审美经验为目的、与环境相互作用的经验活动。

二、美学的基本形态

美学是一种感受性理解，具有"只可意会不可言传"的特点，就像糖溶化在水里，虽感觉有甜味，却看不见糖的颗粒。美学的形式多种多样，一般来说，自然美偏重感知，理解的成分较少；科学美偏重理解，感知的成分较少；社会美和艺术美介于两者之间。

（一）自然美

大自然是人类文明诞生的摇篮、生活的源泉、栖息的环境。自然美是非人工创造的，它们的形态、质感、线条和颜色的天然感性特征，激发着人们的美感。人体就基本属性来说，仍具有自然属性，因为人体具有遗传学、生物学、生态学上的特点，是客观的不以人的意志为转移的自然物。达·芬奇说："人体是大自然最完美的造物"。所谓"人的自然素质""天生丽质"，实际上就是指人的自然美属性。自然美的特征：形式重于内容，具有多样性。

（二）社会美

社会美直接反映现实生活中社会事物的美。包括社会发展的本质规律、人们的理想愿望，以及精神愉悦的社会现象。社会美离不开人的社会实践活动，社会实践活动随着社会发展而变更，带有一定的社会制度色彩。社会美侧重于内容而不是形式。能促使人类向前发展，符合社会发展规律的实践类的内在善的品质，都是美。

（三）艺术美

艺术美是对现实美的提炼、概括和升华。如果说现实美属于社会存在范畴，是第一性的美，那么艺术美就属于社会意识范畴，是第二性的美，有独特的审美功能。艺术美的特征：形象性、情感性、时代性，源于生活又高于生活。

（四）科学美

科学美最能体现美的本质，是美的高级形式，是人类根据目的在更高层次上驾驭客观规律的伟大创造，人的本质力量越来越多地通过科学美反映和展现在人们面前。科学美的特征：理性的内在美，反映宇宙美的规律，以及真和美的统一。

医学美学

医学是研究人类生命过程及同疾病作斗争的一门科学体系,以保持和增进人类健康,预防和治疗疾病,延长寿命,提高劳动能力为实践内容。医学的最低目标是维持人的生存。医学的最高目标是满足人的生物、心理和社会适应的全方位需要,增强健美体质,提高生命质量,达到健康与美的高度和谐统一。

一、医学美学的概念和历史

(一)医学美学的概念

医学美学是一门以医学和美学原理为指导,运用医学手段和美学方式来研究、维护、修复和塑造人体美,以增进人的生命活力美感和提高生命质量为目的的科学,主要分为"自然之美"和"人工之美"两大类。

(二)医学美学产生的背景

1. 医学模式的转变 医学模式是对疾病和健康的基本看法与态度,直接反映了一定历史时期医学研究的对象、方法、范畴和基本对策。随着社会的进步,医学为社会健康服务的宗旨大体可分为3个阶段。

(1)自然哲学医学模式阶段:经验医学时期,认为患病是邪气侵入,治病以驱邪为上(古代医学)。

(2)生物医学模式阶段:实验医学时期,消灭生物学致病因素,以维持人的生存为目标(15世纪以来)。

(3)生物 - 心理 - 社会医学模式阶段:不仅使躯体没有病,还要消除心理社会致病因素,满足人的生物、心理和社会适应的全方位需要,以提高生命质量和增强健美体质(20世纪70年代以来)。

2. 健康概念的更新 随着医学模式的转变,医学除包括"救死扶伤、防病治病"的使命外,还需要将人的病态转为常态,常态转为美态,以期从更高层次上提高人的生物、心理和社会的完满状态。世界卫生组织宪章认为,健康是一种躯体上、心理上和社会上的完满状态,而不仅指没有疾病和衰弱现象。医学美学所认为的"人体美"概念,也毫不例外地要灌注"健康"新概念的内涵。

二、医学美学的研究内容与功能

(一)医学美学的研究内容

医学美的基本范畴包括人体美、医术美、医学环境美及医务工作者审美修养。人体美是医学美的核心。

1. 医学审美 医学审美是指人类在医学科学体系及实践活动的发展过程中，逐步形成和积累起来的审美的情感、认识和能力的总和，包括医学审美感受、医学审美趣味、医学审美能力、医学审美观念和医学审美理想等范畴。健美和长寿是医学审美的理想目标。

（1）医学审美关系：指在保障人体健美的活动中出现的关系，包括人与人、人与物两方面的关系。

（2）人与物的医学审美关系：指人与客观医学事物间的审美关系，即医务人员把医疗卫生机构基本设施、医院布局，以及将能影响人体健美的自然和社会环境等作为审美对象，在医学审美活动中出现的关系。

（3）医学审美关系的协调：指一个减少医学审美差异、协调医学审美关系，并使医师与患者的审美关系逐步趋于和谐统一的过程。通过协调医学审美关系，确立公认的医学审美评价标准，进行医学审美教育。一方面，使人群有正确的医学审美观点，讲究卫生、注重环保、锻炼身体、养生健美等；另一方面，加强医务工作者的医学审美修养、关心爱护服务对象、提高医疗技术水平，与服务对象一起把医学美提高到一个新的层次。

2. 人体美 一般人常说的人体美，如英俊、靓丽等词，主要指形体、容貌的形态美。广义的人体美不仅包括人的身材、相貌、五官、体态、装饰的美，还包括人的风度、举止、言谈所表现出来的精神风貌和内在气质的美。

人体美属于形式美、自然美范畴，但带有社会性。人体美的自然性因素来自先天的遗传禀赋，是自然美的最高形态。人体美要求人体线条挺拔，富于变化且匀称。人体形式上的美，除了社会意义，还包含了生物学和医学的意义，主要体现在：骨骼发育正常，身体各部分匀称；肤色红润晶莹，充满健康色彩与光泽，肌肤有弹性、体态丰满而不臃肿；眼睛大而有神，五官端正并与脸型相协调。

其中容貌美是人体审美的核心，是接受外界美感信息的重要部分，也是人类个体识别的主要依据。容貌结构形态美的基本特征，包括容貌的对称美、比例美、曲线美。人的容貌虽不完全由曲线构成，却处处蕴藏着曲线美的魅力。"三停五眼"是面容美学的主要特征，正面"三停"是指发际中点到颏下点的距离分为三等分，发际中点至眉间点、眉间点至鼻下点、鼻下点至颏下点各为一停，共"三停"。侧面"三停"，是以外耳道口为圆心，耳屏中点到鼻尖的距离为半径画弧，该圆弧正好经过发际中点、眉间点、鼻尖点和颏前点，再分别以这四个点到耳屏中点作4条线段，这时连线的侧面就会形成3个扇形，称为"侧三停"。

（二）医学美学的社会功能和意义

医学美学的社会功能包括改善人的健美体质，提高人的社会价值，增进人际关系的和谐和生活幸福，有助于人类自身的良性繁殖和延续。医学的社会职能是为人的健康服务，健康不仅包括躯体健康，还包括心理健康，在社会适应上使人有美感。

生命质量层次从初级生存质量观，经过中级生活质量观正向高层次生命质量观过渡。

医学服务已进入增强健美体质，提高生命质量阶段。实现生命质量的高要求，必须把医学人体美作为医学审美对象的核心，进行医学审美实施，评价医学实施质量。

对于疾病的治疗和预防，不论是药物还是技术手段，都不仅仅是一般意义上的消除病痛和强健身体，还有修复、重塑、维护和强化人体美，提高个体或群体生命质量的重要意义。随着医学美学学科体系的产生与发展，医学审美主体将在医学实践中以医学美、医学人体美为目标，以医学审美的观点为指导，评价医学事物与现象。从这个意义上说，现代医学模式全面准确地表述，应该是生物 - 心理 - 社会 - 美学医学模式。

第三节
口腔医学美学

随着社会经济与物质文化的不断发展，为了满足市场需求和学科发展的需要，口腔医学美学应运而生。作为口腔医学的一个分支学科，口腔医学美学是一门以美学基础理论为指导，应用口腔医学方法来维护和增进口腔健康和美的学科。口腔医学美学与其他口腔专业学科有着密切关系，如牙周疾病造成的牙周美学丧失，可以通过牙周治疗恢复牙龈粉美学；牙体缺损或牙列缺失造成的牙体美学丧失，可以通过口腔修复手段治疗；错𬌗畸形导致的颜面部美学缺失，可以通过正畸治疗矫治，恢复颜面美观，严重者还可以联合正颌外科等多学科进行治疗。

口腔健康不仅指没有口腔疾病，还应具备良好的功能和美观。牙颌面部的美是容貌美的重要组成部分，美学的实现以口腔功能修复为治疗基础，口腔整体美学为治疗目标，结合患者的主观美学需求和客观美学状况，综合运用口腔正畸学、口腔颌面外科学、牙周病学、口腔修复学、口腔种植学、牙体牙髓病学等多学科理论和技术，制订完善的治疗方案，最终完成以美学为目标的口腔诊疗。

一、口腔医学美学发展史

从旧石器时代山顶洞人利用兽牙制作女性的装饰物起，牙齿美学就已经存在。原始部落的人从大自然和动物身上得到启发，将兽牙钻孔穿绳挂在脖子上，制作人类最早的"牙型项链"，这也被认为是口腔美学最早的踪迹。在出土的新石器时代头骨中发现了一些涅齿的习俗（涅齿就是用某种黑色染料等将牙齿染成黑色的人工变色习俗），以表示美容、成年结婚或宗教仪式。锉齿是新石器时代将人类牙齿人工变形的习俗之一，玛雅人为了美观等目的，热衷于装饰牙齿，在牙齿表面镶嵌小块的玉石。我国古代诗文中有很多关于口腔美的诗句记载，如《诗经·国风·卫风·硕人》称赞女子庄姜的美貌，就以"齿如瓠犀"描写牙齿的整齐和洁白。《庄子·盗跖》篇道："唇如激丹，齿如齐贝"。贝是古人常用的装饰品，也是一种货币。以贝喻齿,可见当时人们把牙齿放在很重要的位置。《洛神赋》中"丹唇外朗,皓齿内鲜",也是对口唇和牙齿之美的描述。"齿居晋而黄"是我国最早关于氟牙症的记载;"齿黄黑候"是指慢性氟中毒引起的牙齿变色,即对氟牙症症状的描述。

达·芬奇从解剖学的绘图入手,研究人体各部分的构造。他在解剖图谱里展现了头骨的正面和上颌牙齿的四种类型,这是他第一次描绘和解释磨牙与前磨牙的不同解剖形态。口腔美学遵循黄金分割原则,具有严格的比例性、艺术性、和谐性,蕴藏着丰富的美学价值。比如进行美学修复时牙齿的长宽比为1:0.618的比例关系符合黄金分割率;正面观时中切牙、侧切牙和尖牙的牙冠宽度比例是1.618:1:0.618,这样的牙齿排列看上去最美观、最和谐。

牙缺失、缺损修复技术的发展可以追溯到几千年前,公元前400年人类就开始用义齿替代缺失牙;在出土的埃及墓穴中发现用金属丝结扎牙齿;我国常州也发现2颗明代带金属全冠修复的人类牙齿,为锤造后焊接而成;1788年,法国牙医Nicholas发表了专题论文《关于人工瓷牙义齿》,瓷牙就此诞生;1839年,美国人Goodyear发明硫化橡胶;1851年,Goodyear的弟弟将"硬质硫化橡胶"用作牙医制作全口义齿基托的材料,为全口义齿修复的发展奠定基础;1851年,著名牙医Thomas使用硬质硫化橡胶给患者制作了第一副全口义齿的"橡胶假牙";1937年,聚甲基丙烯酸甲酯研发成功,开始逐渐替代沿用近90年的硬质硫化橡胶义齿基托;1940年Woolson提出在金属上烧结陶瓷的想法,随后解决了金瓷匹配的问题,特别是真空烧结技术的运用使得烤瓷牙具有美观好和强度高的特点。1955年Buonocore提出了牙釉质粘接技术,产生了能够通过机械和化学力固位的牙体修复方法。1963年,美国学者Bowen发明了环氧树脂,开创了牙体充填材料的新纪元;随后材料的更新层出不穷,第四代纳米陶瓷复合树脂问世并广泛应用于临床;1952年瑞典学者Brånemark教授试图将钛合金的种植体植入骨头中,发现种植体与周围的骨组织牢固地结合在一起,而且没有发生任何炎症和组织排斥反应。1965年Brånemark实施了世界上第一例种植牙手术,种植义齿开始蓬勃发展。

早在公元1世纪,罗马医师Celsus就教人用手指矫治错位牙齿;19世纪末20世纪初近代口腔正畸学开始发展,美国学者Angle被称为"现代正畸学之父",他将口腔正畸学发展为口腔医学的分支学科。Angle从博物馆内储藏的颅骨中找到一个标准的头颅作为参考,其口腔内四个象限各有8颗牙齿,牙齿排列整齐、没有拥挤和扭转,咬合关系协调,上颌第一磨牙的近中颊尖咬在下颌第一磨牙的近中颊沟上,上下颌前牙覆𬌗、覆盖关系正常,他认为这个头颅具有最理想的咬合关系,将该头颅命名为古老头颅(old glory)。同时,Angle观察到位于上颌骨颧突根之下的上颌第一磨牙相对恒定、不易错位,是建立正常咬合关系的关键,而错𬌗畸形是上、下颌牙弓在近远中方向上的错位引起的。1899年Angle提出著名的Angle错𬌗分类法并沿用至今,1928年发明著名的方丝弓矫治器,确立了固定矫治器的矫治体系;1940年Tweed在Angle矫治体系的基础上提出Tweed矫治技术;1959年,我国口腔医学奠基人毛燮均教授提出症状、机制、矫治原则相结合的毛燮均错𬌗畸形分类法；1961 年 Begg 提出以差动力为理论基础的 Begg 细丝弓矫治技术；1976 年 Andrews 发表预成序列弯曲的直丝弓矫治技术。

口腔颌面外科疾病防治的实践有着悠久的历史。西晋时期（公元 265—317 年）记载了世界上第一例唇裂修复术。1848 年美国外科医师 Hullihen 首次采用手术矫治一例下颌前突伴开𬌗的患者，开启了手术矫正颌骨畸形并改善面容的时代；1953 年口腔颌面外科医师 Obwegeser 进行了第一例口内入路的下颌支矢状骨劈开术，被认为是现代正颌外科的开端。同一时期的法国医师 Tessier 进行了包括 Le Fort Ⅲ型骨切开术在内的颅颌面骨骼手术，用于矫正严重颅颌面综合征患者的功能及外形异常。美国威·比尔医师在二十世纪七八十年代用一系列动物实验证实颌骨截骨手术的安全性，使正颌外科进入标准化操作的时代。

二、我国现代口腔医学美学的发展

我国现代口腔医学美学的发展经历了三个主要时期。

（一）第一阶段（1987—1989 年）

1987 年，安徽医科大学口腔医学系为青年教师和学生举办了多期《美学与口腔医学》《容貌美学初探》《口腔修复临床中的审美物体》等专题讲座。1988 年，口腔医学与美学相结合的学术论文开始出现在专业期刊上。1989 年 4 月，孙少宣教授在合肥成立了安徽省医学美学研究会。

（二）第二阶段（1990—1999 年）

1990 年 11 月，中华医学会医学美学与美容学会口腔学组在武汉成立，使我国的口腔美学研究走上了有组织、有目标的规范化道路。1994 年 10 月，全国第一次中华医学会口腔医学美学美容学术大会召开，这是我国口腔界首次将口腔医学中的美与审美问题作为一个专题进行研讨。1991 年，我国第一部关于口腔美学的专著《美学与口腔医学美学》出版，随后《美容牙科与口腔粘结技术》《口腔颜面美容医学》《牙齿美容学》《美容牙医学》等专著相继出版。《中国口腔医学年鉴》从第七卷（1996 年）正式开设口腔医学美容专栏。

（三）第三阶段（2000 年至今）

在这一阶段，口腔医学美学的理论体系日渐清晰，美学界长期研究和积累的成果如黄金分割、形式美规律、视觉与视错觉原理、色彩学理论、个性审美原则、仿生修复艺术等广泛应用于全口义齿、烤瓷冠桥修复、口腔正畸治疗、牙体美学修复、牙周美容治疗和口腔颌面外科手术设计与操作之中。2001 年 10 月，中国加入国际美学牙医学联盟（International Federation of Esthetic Dentistry，IFED）。顺应我国口腔美学的发展需求，中华口腔医学会（Chinese Stomatological Association）于 2015 年 9 月在上海成立了专门的口腔美学学术组织——中华口腔医学会口腔美学专业委员会（Chinese Society of Esthetic Dentistry，CSED），以规范和引领我国口腔美学的发展。

第四节
口腔医学美学教育

口腔医学美学概念的提出对口腔医学的社会服务宗旨赋予了新的认识，口腔医学需要在维护口腔健康的基础上，进一步满足人类对口腔心理和社会适应的全方位需要，达到口腔健康与美的高度和谐统一。将口腔医学美学融入口腔医学教育，以正确的审美价值观，引导口腔医学和口腔医学美学向更高的水平发展。加强口腔医学美学教育，培养高雅的审美观，在临床实践操作中有效地创造美，是口腔医学教育的重要任务。

一、口腔医学美学的意义

随着社会发展、科技进步和文化传播的日新月异，患者的社会性需求逐步向口腔医学临床渗透，出现了对"美"的追求。一个人对自己微笑吸引力的满意度与自我认知和心理特征直接相关，最终影响整体的生理和心理健康。美观的颌面和有吸引力的微笑能够改变人们的认知和判断，提高个人在社交中的尊严感、满意度。因此在功能性治疗的基础上，运用现有的口腔医学手段，达到患者对颜面和微笑等口腔医学美学的合理期望，满足患者的社会性需求十分重要。

随着时代的进步与发展，患者对口腔美学的需求呈现个性化和多元化的趋势。口腔医务工作者必须掌握口腔医学审美观，在医疗实践中不断提高审美鉴赏能力，自觉去修复、重塑、维护和推动口腔医学美学的发展，提高口腔医学实践质量，达到口腔健康与美的目标。通过加强口腔医学美学教育，使口腔医师获得良好的审美素养和美学鉴赏能力，能够准确了解患者诉求，识别患者不切实际的要求，帮助患者将治疗的心理预期调整到合适的水平，避免沟通不当和审美观念不同导致的医疗纠纷和争执。因此，口腔医师需要掌握口腔医学美学的知识和原理，具备足够的审美素养，对患者作出正确的诊断、设计，并进行合理的治疗，最终取得令医患双方都满意的效果。

二、口腔医学美学的教学内容和目标

（一）概论

美学的理念和思想是口腔医学生学习口腔医学美学的重要基础，口腔医学生需要了解人类美学发展的主要历程和各阶段的特色。医学美学将自然科学属性的医学和人文科学的美学结合，为人类的健康与美丽保驾护航。口腔医学美学是医学美学在颌面部的聚焦。颌面部是人类最具辨识度的组织结构，也是人体美最集中的部位，微笑是人类传递、表达情感的重要方式。因此口腔医学生需要了解口腔医学美学的主要内容和发展历程。

（二）面部美学

面部美学在不同个体之间存在显著差异，但在这些差异表现中又有规律可循。面部美学通过测量面部软组织的形态来研究面部软组织的美学特征，如脸型、面部协调性和匀称性等。面部美学主要的美学评估指标有面部轮廓正面和侧面的比例、鼻部的形态和美学标志点、颏部的形态和美学标志等。第二章"面部美学"提出了面部美学的主要评价标准，为第三章"颌骨发育与面部美学"和第四章"颌面外科与面部美学"的美学缺陷治疗提供重要参考。口腔医学生学习第二章"面部美学"时需要掌握面部美学的整体评估手段、内容和方法，对面部美学的评价有全面客观的认识，从而更好地学习面部美学（图1-4-1）。

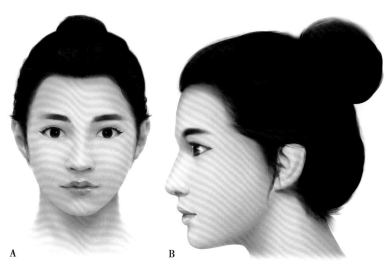

图1-4-1　面部整体轮廓
A．正面观；B．侧面观

（三）颌骨发育与面部美学

面部美学主要通过软组织呈现，但颌骨的发育对面部美学起决定性作用。第三章"颌骨发育与面部美学"主要阐述了颌面骨的发育和理想的三维位置关系。颌面骨形态是影响面部美学的内在因素，颌骨发育异常会引起口颌系统功能障碍与颜面形态畸形，正畸对颌骨的发育治疗是预防和治疗面部缺陷的重要手段。口腔医学生学习第三章"颌骨发育与面部美学"时应掌握如何从三维方向综合评估颌骨的发育，从而熟悉临床医师正畸治疗策略的制订。

（四）颌面外科与面部美学

在颌骨发育停止后，颌面外科成为面部美学缺陷的主要治疗方法之一。第四章"颌面外科与面部美学"参考第二章"面部美学"的评价标准，通过外科手术调整颌面骨的位置和形态，修复颌面骨缺陷，重建有效的咬合关系，从而恢复口腔颌面部的功能与美观。口腔医学生在学习第四章"颌面外科与面部美学"时，应熟悉各类畸形的面部骨骼形态特征对面部软组织轮廓的影响，熟悉颌面外科设计原则和治疗方法，了解口腔颌面外科治疗的手术适应证和治疗时机（图1-4-2）。

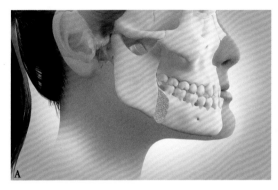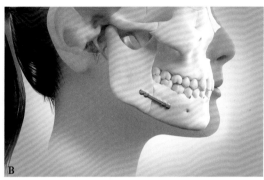

图1-4-2 正畸-正颌联合治疗
A. 下颌支矢状骨劈开；B. 术后钛板固定

（五）微笑美学

随着人们对美学需求的提高，"微笑美"作为一种重要的评价标志应用于口腔临床治疗中。微笑美学不同于面部美学的静态评判标准，是面部软硬组织动静结合的一种状态。本书第五章"微笑美学"的微笑分析，是第六章"牙列美学"、第七章"牙体美学"、第八章"牙周美学"、第九章"种植体周美学"的整体美学分析，主要为微笑时所展露的唇、齿、龈之间的关系。口腔医学生学习第五章"微笑美学"时应当了解微笑美学解剖基础，熟练掌握微笑分析方法，从而掌握微笑美学相关缺陷疾病的治疗方法，了解前牙美学设计六步法，以及正畸、修复和牙周等微笑美学治疗手段（图1-4-3）。

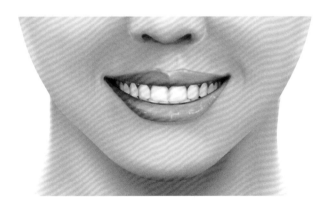

图1-4-3 微笑美学

（六）牙列美学

牙列美学是影响微笑美观直接的视觉因素之一，是"白美学"的重要组成部分。牙列缺损、牙列缺失、牙齿位置和排列异常都会严重影响患者面部的美观与功能。口腔医学生在学习第六章"牙列美学"时需要明晰牙列美学评价标准，系统全面地了解牙齿在三维方向的关系对牙列美学的影响，掌握各类常见牙列缺陷的治疗手段和方法，通过改善牙齿的位置和排列来实现牙、牙列、面部的协调统一。

（七）牙体美学

牙体美学是影响微笑美学的门户，是"白美学"的另一重要组成部分。由龋病、外伤、发育畸形等因素造成的牙齿形态、结构和功能异常，会影响患者面部的美观和咀嚼功能。临床上可采用直接法或间接法恢复牙齿的形态、结构、美观和功能。由各种病因导致的牙齿颜色异常也会影响患者牙齿的美观，这类牙体美学的缺陷主要包括死髓变色牙、牙面白垩斑样病损、四环素牙、氟牙症等。牙体颜色美学缺陷常与牙体形态美学缺陷同时发生。临床上可采用漂白技术、树脂贴面、全瓷贴面、全冠等治疗方法改善牙体的颜色并恢复形态。口腔医学生在学习第七章"牙体美学"时应了解天然牙的美学特征，掌握人工牙与天然牙色泽形态的特征，根据患者的个性化差异来设计牙体美学修复方案。

（八）牙周美学

牙周美学是微笑美学的重要基础，又称为"粉美学"。协调的"粉美学"和"白美学"是微笑动态美学构成的关键因素。牙周组织健康的形态与良好的色泽是"粉美学"的核心组成部分。临床上由各种病因导致的牙周软硬组织形态、颜色、功能等异常均可影响患者口腔美观。口腔医学生在学习第八章"牙周美学"时应掌握牙周组织的基本结构、生理功能及生物型，运用牙周美学的整体审美原则，通过牙周治疗改善膜龈形态和膜龈色泽来达到牙周美学效果，满足患者对美的需求，实现预期的美学效果。

（九）种植体周美学

种植体周美学是一项特殊的"粉美学"。种植体与天然牙周围的软组织结构存在差异，种植体周美学修复存在诸多挑战。种植体周美学渗透种植修复的方方面面，包括拔牙后的位点保存、软组织增量技术、修复阶段的软组织引导和塑形等。口腔医学生在学习第九章"种植体周美学"时应了解种植体周组织结构特点，明晰种植体周组织缺损的修复策略，学习修复体对软组织的塑形技术，把握美学种植方案设计，获得种植区域自然、美观、和谐的美学修复效果（图1-4-4）。

（十）口腔美学色彩

口腔美学色彩主要包括牙体色彩美学和牙龈色彩美学。随着美学的社会性需求逐步增长，牙体色彩的恢复在口腔美学修复中也变得越来越重要。修复体颜色的选择是提升口腔美学修复水平的关键因素，巧妙的色彩搭配可以引起不同的视觉和心理效果。合适的色彩会使修复体更具美感，与牙列、面部更加协调。不同个体之间牙体、牙周软硬组织的颜色各有差异，同一个体不同牙齿的色彩也有差异，这些差异的存在使得口腔修复材料的色彩搭配变得更加复杂。口腔医学生在学习第十章"口腔美学色彩"时需要了解色彩产生的原理，掌握色彩的影响因素，熟悉色彩的视觉和心理效应。在此基础上综合应用色彩学知识，制订合适的美学修复方案，创造内外协调美观的口腔视觉效果。

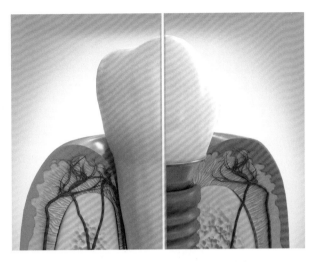

图 1-4-4　天然牙周围组织与种植体周组织对比

（十一）口腔美学材料

口腔美学材料是实现口腔医学美学临床应用的重要保障。随着口腔临床技术的快速发展和提高，单纯以恢复功能为主的口腔材料开始向美观和功能兼具的口腔美学材料发展。不断创新发展的材料科学为口腔美学修复提供基础，口腔医学工程技术的与时俱进也为口腔美学材料的应用提供保障。口腔医学生在学习第十一章"口腔美学材料"时应充分了解美学修复材料的种类、组成、作用原理、优缺点和适用范围，在兼顾经济成本和美学效益的基础上，为患者提供最优修复方案。

（十二）口腔美学摄影

口腔美学摄影在现代口腔诊疗过程中应用非常广泛，已经成为口腔美学临床治疗必不可少的技术。前后期完整的摄影可以记录和展现患者美学治疗过程，增加患者的信心，同时有利于病历资料的保存、医师之间的病例分享等。口腔医学生在学习第十二章"口腔美学摄影"时应熟练使用口腔美学摄影和数字化工具，根据需要调节拍摄过程中的各项参数，合理进行光线分析和构图，记录准确、清晰、完整的患者数字化影像资料。

（十三）口腔美学心理

口腔美学心理是口腔医师在面对患者时有意识地关注患者的心理状态和需求所必须具备的知识。美丽健康的口腔颌面部可以给人带来自信，相应的美学缺陷则会引起消极的社交心理。口腔美学在恢复功能和实现美观的同时，也可以在很大程度上修复患者的心理障碍。因此，口腔医学生在学习第十三章"口腔美学心理"时需要掌握一定的口腔美学心理学知识，评估患者的心理状态，培养认识和理解患者心理的能力，掌握医患双方的合作与交流技巧，使患者获得满意的治疗效果和良好的就诊体验。

（陈莉莉　张　贞）

参考文献

1. 龚怡. 口腔医学发展史：口腔医学的科学之源. 北京：人民卫生出版社，2021.
2. 聂振斌. 蔡元培美学思想研究. 北京：商务印书馆，2012.
3. 朱光潜. 西方美学史：全2册. 北京：中华书局，2013.
4. 赵志河. 口腔正畸学. 7版. 北京：人民卫生出版社，2020.
5. 赵铱民. 口腔修复学. 8版. 北京：人民卫生出版社，2020.
6. 宿玉成. 口腔种植学. 2版. 北京：人民卫生出版社，2014.
7. 孟焕新. 牙周病学. 5版. 北京：人民卫生出版社，2020.
8. 张志愿. 口腔颌面外科学. 8版. 北京：人民卫生出版社，2020.

面部美学

面部是人类最具辨识度的结构,面部各部分组织结构通过复杂而精细的补偿与协调,构成了面部的多样性。其中鼻、唇、口腔和颏等位于面下 2/3,构成精妙的相互协调关系,共同影响面部美学。这些部位及其相互协调关系受遗传、环境等多种因素的共同调控。面部美学缺陷的防治可针对这些因素进行干预,或通过正畸、正颌手术改善面部美观。本章主要对面下 2/3 的美学常用评价标准、面部美学缺陷的原因及防治手段展开介绍。

第一节
面部软组织美学评价标准

俗话说"千人千面",世界上没有长得一模一样的两个人。个体生长发育过程中,起调控作用的遗传因素和环境因素是独一无二的,致使每个人的相貌有所差异。尽管如此,人们对长相的美丑大体上具有相似的感受,面部美学评价标准也具有一定的共性及规律。一个人的相貌由颅骨、颌骨、肌肉、皮肤、牙齿等多种结构共同组成,最终呈现在面部软组织形态上。在口腔医学的诊疗中,面部软组织的美学设计对治疗效果起重要作用,需要特别关注。因此,掌握好面部软组织美学的规律,才能保障面部美学缺陷防治的效果。本节主要介绍面下 2/3 软组织美学评价标准。

一、常用的软组织美学评价指标

（一）正面参考线（图 2-1-1）

1. 面中线 平分左右面部的垂线。通常情况下,软组织眉间点、鼻尖点、上唇凹点、下

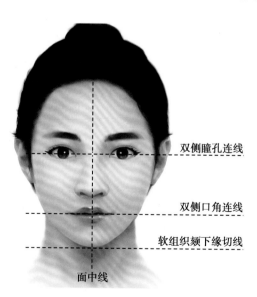

图 2-1-1 正面参考线

唇凹点、颏部中点大致位于面中线上。左右眉、眼、耳、鼻翼、口角等组织结构以此线为基准对称分布。

2. 水平平面 正常情况下,双侧瞳孔连线、双侧口角连线、双侧上颌尖牙牙尖连线、双侧下颌尖牙牙尖连线、软组织颏下缘切线等线条应互相平行,且与地平面平行。临床上常借此判断软组织、颌骨、牙弓等偏斜情况。

(二)侧面参考线(图2-1-2)

1. 审美平面 又称E线(esthetic plane),临床中最为常用,由通过鼻尖点及颏部最凸点的切线构成,用以评价上下唇的突度。据统计,中国人恒牙初期上下唇在E线前者占76%,而美貌成年人的双唇通常位于审美平面后方,上唇相对靠前,下唇相对靠后。

2. GALL线(goal anterior-limit line,GALL线) 由Andrews提出的一条额面垂线。在自然头位时,GALL线为引自个体前额外形中部(额点),与头部冠状面平行的垂直参考线,代表上颌理想前界。当上颌中切牙冠中点(facial-axis point,FA)落在GALL线上时,上颌切牙位置与颜面间具有良好的平衡协调关系。在确定额点时还应根据不同个体额形的倾斜度差异进行修正。

(三)侧面角度

1. 侧面凸角

(1)软组织面突角(Ns-Sn-Pos):软组织鼻根点(nasion of soft tissue,Ns)、鼻下点(subnasale,Sn)的连线与鼻下点、软组织颏前点(pogonion of soft tissue,Pos)连线的交角,又称面型角。中国美貌人群的面突角为170°左右。

(2)鼻突角(Ns-Prn-Pos):软组织鼻根点(Ns)、鼻尖点(pronasale,Prn)、软组织颏前点(Pos)连线的交角。

2. Z角(Z Angle) 由软组织颏前点至最前突唇(上唇或下唇)最前点间切线与眶耳平面所构成的内下交角。理想侧貌时,该切线应与上唇相切,而下唇与此线相切或在该线微后。

3. 鼻唇角 为鼻下缘与上唇前缘间交角,常用于评估侧面唇位及上颌前牙的突度及变化。该角的定义为从鼻下点(Sn)分别向鼻轮廓线下缘及上唇外轮廓线前缘所引切线间的夹角。鼻唇角的正常值范围因人种与性别的不同而存在差异,据研究,中国成人正常殆的鼻唇角均值在95°~100°,且男性鼻唇角略大于女性。

鼻唇角在临床上易观察判断,是面部美学评价的重要指标,可用此角度判断上唇是否前突,并以此来指导口腔治疗方案设计及评估预后和审美。在口腔正畸治疗中,如果在治疗前鼻唇角小,拔牙治疗后,随前牙内收,上唇后移,将使鼻唇角增大,原前突唇形可得到改善;但如果治疗前鼻唇角大,此时内收上颌前牙,导致上唇后移,则可能造成上唇内陷,这一点在口腔临床治疗中应特别注意。

4. 颏唇沟角 由颏唇沟最凹点分别向下唇软组织外轮廓前缘及颏部软组织外轮廓前

缘做切线所构成的夹角。中国成人正常𬌗的颏唇沟角随年龄增长逐渐变小，成年美貌人群的颏唇沟角约为130°，且男性较女性稍小。

颏唇沟角可辅助判断面下比例、颏发育及下唇的形态及紧张度。如Ⅱ类2分类深覆𬌗患者，由于面下高度不足可造成下唇外翻、颏唇沟加深、颏唇沟角变锐；而对于下颌支不足、下颌后缩的患者，可造成颏唇沟角变钝，颏形不明显。

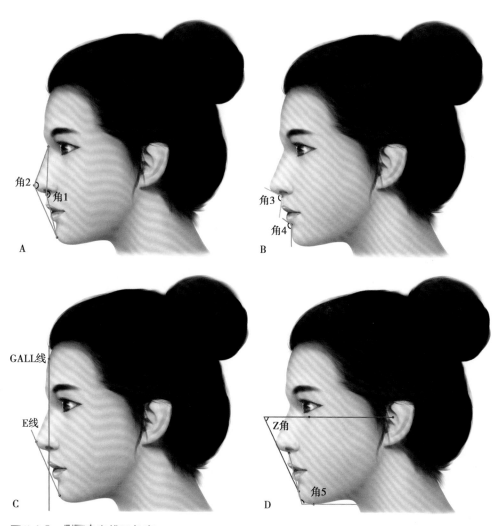

图2-1-2　侧面参考线及角度

A. 角1为软组织面突角（Ns-Sn-Pos），角2为鼻突角（Ns-Prn-Pos）；B. 角3鼻唇角，为鼻下缘与上唇前缘间交角；角4颏唇沟角，由颏唇沟最凹点分别向下唇软组织外轮廓前缘及颏部软组织外轮廓前缘做切线所构成的夹角；C.E线为鼻尖点及颏部最凸点的切线；GALL线为自然头位时，引自个体前额外形中部，与头部冠状面平行的垂直参考线；D. 角5颏颈角，由鼻下点（Sn）至软组织颏前点（Pos）连线的延长线与软组织颏下点（Mes）至软组织颈点（Cs）连线的延长线相交所构成的夹角；Z角为软组织颏前点至最前突唇最前点间切线与眶耳平面所构成的内下交角

5. 颏颈角 由鼻下点（Sn）至软组织颏前点（Pos）连线的延长线与软组织颏下点（menton of soft tissue，Mes）至软组织颈点（cervical point of soft tissue，Cs）连线的延长线相交所构成的夹角。该角可显示颏部的位置、发育状态及生长趋势。当颏位后缩、颏发育差、下颌向后下旋转生长时，颏颈角将变大。偏大的颏颈角在容貌上的表现是较差的。颏颈角可以通过促进颏部的发育，或者前移下颌位置进行改善。中国成人正常𬌗的颏颈角随年龄增加略有减小，均值范围为 100°～120°。

二、面部比例及面型

比例匀称、对称均衡是形式美的重要内容，也是面部美学评价的重要标准。和谐美观的面部以面中线为轴左右对称，即眉间点、鼻尖点、上唇最凹点、颏部中点基本位于正中矢状面上，以此中线为轴，颜面左右对称。面型的划分依据是不同面部比例及面部关键标志点矢状向的位置关系，即正常人面部垂直向均衡为三等分，面高与面宽相协调，根据面高与面宽比值分为三种正面型，根据侧貌软组织标记点前后位置关系分为三种不同侧面型。

（一）面部比例

从正面观看，正常的面部高度及宽度有较为和谐、标准的比例。我国古代资料中的"三停五眼"简明地概括了国人面部五官分布的一般规律，至今仍具有参考和实用价值，是最广为人知的审美标准之一。

1. 面部水平比例 指面部长度的比例，即"三停"，又分为"大三停""小三停""侧三停"。

（1）"大三停"：指面部高度应为均衡的三等分，在处于自然头位、面部肌肉自然放松情况下，发际中点—眉间点、眉间点—鼻下点、鼻下点—颏下点这三部分的长度基本相等，且这三部分分别称为面上 1/3、面中 1/3、面下 1/3。眼、鼻位于面中 1/3，口腔位于面下 1/3。口腔疾病及相应治疗主要涉及面中 1/3 及面下 1/3，特别是面下 1/3。

（2）"小三停"：面下 1/3 又可分为均衡的三部分，分别为鼻下点—口裂点（口裂正中点）、口裂点—颏上点（颏唇沟正中点）、颏上点—颏下点三部分。其中上 1/3 为上唇高度，下 2/3 为下唇及颏的高度。

（3）"侧三停"：以外耳道口为顶点，分别向发际中点、眉间点、鼻尖点和颏前点做连线，若形成的 3 个夹角差小于 10°，则颜面较美观。

2. 面部垂直比例 指面部正面宽度，即面部从一侧耳廓到另一侧耳廓间均衡的比例，沿两眼内外眦做垂线，可将面部水平分为五等分，每一等分大约为眼裂的宽度，即两眼内眦间距，称为"五眼"。正常眼裂宽度平均为 3.5cm，两外眦之间的距离平均为 9.5cm。

3. 面部黄金比 黄金比又称黄金分割，是古希腊哲学家、数学家毕达哥拉斯发现并由美学家柏拉图命名的比例关系，即短段：长段 = 1：1.618 时最美，这一比例在欧洲广泛应用于建筑、生活等各种领域。头面部各部分也存在这种关系，如颏 - 眼外眦距比颏 - 发际距、颏 - 口裂距比颏 - 鼻翼间距、口裂宽度比眼外眦间距、鼻底宽比口裂宽度等。

（二）面型

1. 正面型 根据面高与面宽比值的变化，正畸临床上将正面观的面型大致分为三种。

（1）平均面型：面部上中下三部分比例均等，面高与面宽协调，软组织对称协调。

（2）长面型：呈垂直生长型，面型窄长，常由上颌骨和颏部垂直发育高度过度所致，多见于骨性开𬌗和下颌前突患者。

（3）短面型：呈水平生长型，面型方短，常由上下颌垂直发育不足所致，有些患者还伴有咬肌肥大，多见于骨性深覆𬌗和宽面畸形的患者。

2. 侧面型 根据软组织额点、鼻下点、颏前点三者的相互关系，可将侧面型分为三种。

（1）直面型：软组织额点、鼻下点、颏前点基本在一条直线上，上下颌骨前后关系协调，最为美观。

（2）凸面型：鼻下点在额点、颏前点连线的前方，常提示骨性Ⅱ类错𬌗畸形的存在，可能是上颌前突或下颌后缩。

（3）凹面型：鼻下点在额点、颏前点连线的后方，常提示骨性Ⅲ类错𬌗畸形的存在，可能是下颌前突或上颌发育不足。

额、鼻、唇、颏等各部分的变化均会影响侧面的观察分析，如较高的鼻子和较好的颏部将掩盖较突的上唇，侧面观唇前突不明显。另外，面型存在种族差异，同一种族基本相似，如正常白种人一般为直面型，黄种人以一定程度的凸面型多见，黑种人凸面型更为突出。

和谐与统一，对称与协调，是我们评价面部美学的重要原则。"协调"指的是面部整体与局部之间、局部与局部之间各因素配合适当、和谐的关系，面部各项评价指标都集中体现在协调的比例关系上，可见其在颜面美观中的重要性。

三、颧部美学

颧部由颧骨颧弓支撑，是面部美学的重要影响因素。颧突度是颧部美学的重要评价内容，可通过正面观和侧面观进行综合评价。

（一）颧部常用分析指标

1. 测量标记点

（1）额颧点：位于眉弓外上方，手指触及骨性隆起，隆起最靠近中线处即为额颧点。

（2）颧骨点：位于外眦外下方，为颧骨额蝶突后面的垂直缘与颧骨颞突上面的水平缘所组成夹角的顶点，沿眶外侧缘向下触及一凹陷即为此点。

（3）颧颌点：颧上颌缝的最下点，于鼻唇沟外上方所能触及的骨性结构的最下端。

（4）颧突点：在45°斜侧面观时，该点为前面部最突出之处，此点恰为颧骨点和颧颌点连线的中点，可反映颧部突出情况。

（5）耳点：位于耳屏上切迹处。

2. 线性指标

（1）前面宽：正面观两颧突点间水平距离。

（2）额骨最小宽：正面观两颧颞点之间直线距离。

（3）眶耳径：侧面观额颧点与耳点间直线距离。

（4）颧耳径：侧面观颧骨点与耳点间直线距离。

（5）颌耳径：侧面观颧颌点与耳点间直线距离。

（6）鼻下耳径：侧面观鼻下点与耳点间直线距离。

（7）鼻下颧突径：侧面观鼻下点与颧突点间直线距离。

（8）颧突耳径：侧面观颧突点与耳点间直线距离。

（二）颧部的美学评价

1. 正位颧突指数 也称前面宽指数，为前面宽除以额骨最小宽。该指数反映前面部的相对宽度，数值越大代表正面观颧部越向两侧突出。

2. 侧位颧突指数 为颧突耳径与眶耳径、颧耳径和颌耳径三者平均数之比。该指数反映从侧面观颧部向前突出的程度，数值越大则侧面颧部向前突出越明显。

3. 颧突相对高度 颧突耳径及鼻下耳径组成一个以鼻下耳径为底的三角形，该三角形的高即为颧突点向前外侧突出的相对高度，三角形的高越大颧突点越向前外侧突出。

4. F线 Frey 定义通过眼球最突点与眶耳平面做垂线（F 线）衡量颧突度，软组织颧部最突点在该线以前为正，以后为负。研究发现，中国人审美更偏爱较平的颧突度（-2mm），而白种人认为 +4mm 颧突度最为美观。侧面颧突度还会影响唇突度的美学评价，当颧部较突时，普通人群喜爱侧面更为凹陷的唇位置。

四、鼻部美学

鼻位于面中部最显著的位置，在面部五官中尤为引人注目，无论从正面还是侧面看，鼻都处于"三停"的中间一停，是平衡面部外观的重要结构之一，对面部美学起到举足轻重的作用。理想的鼻部外形与口、眼等周围其他器官及脸型相协调，呈现出面部的立体美感及整体的美观效果，而异常的鼻部外形会在不同程度上影响颜面局部及整体的美观。

（一）外鼻形态的常用分析指标（图 2-1-3）

1. 外鼻软组织的测量标记点 下列标记点参考 Farkas 所定义的头面部软组织测量标记点。

（1）内眦点：眼在正常开度时，上下眼睑内侧端的交点。

（2）鼻根点：鼻额缝与正中矢状面的交点。

（3）鼻梁点：在鼻根下方处，鼻梁在正中矢状面上的最凹点。

（4）鼻尖点：头部保持眶耳平面与水平面平行时，鼻尖最向前突出的一点。

（5）鼻下点：鼻小柱下缘与上唇皮肤所成角的顶点。

（6）鼻翼点：鼻翼最外侧点。

（7）鼻翼曲线最外点：鼻翼基底曲线的最外侧点。

（8）鼻小柱最高点：双侧鼻孔前点连线与鼻小柱长轴的交点，鼻小柱的最高点。

2. 外鼻形态的线性测量指标　下列测量项目参考邵象清定义及 Farkas 定义的测量项目。

（1）鼻高：鼻根点至鼻下点的距离。

（2）鼻长：鼻根点至鼻尖点的距离。

（3）鼻深：鼻下点至鼻尖点的距离。

（4）内眦间距：两侧内眦点之间的距离。

（5）鼻宽：两侧鼻翼点之间的距离。

（6）鼻翼基底宽：两侧鼻翼曲线最外点之间的距离。

（7）鼻小柱高度：鼻小柱最高点至鼻下点的距离。

3. 角度测量项目　参考 Farkas 定义的测量项目。

（1）鼻唇角：鼻小柱线及鼻下点与上唇外轮廓线前缘所引切线的夹角。

（2）鼻尖角：鼻背线与鼻小柱线的夹角。

（3）鼻额角：鼻背线与前额至鼻根的斜面的夹角。

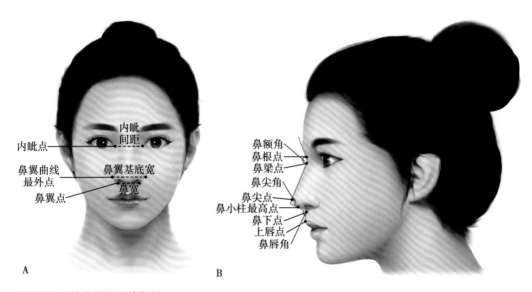

图 2-1-3　外鼻美学评价指标

A. 外鼻形态的线性测量指标；B. 外鼻软组织的测量标记点及角度测量项目

（二）鼻的美学评价

1. 正面观

（1）鼻长：鼻长度指从鼻根点到鼻尖的距离，理想的鼻长度应该是鼻根点到颏下点的 43% 左右，我国青年女性多为 43.35mm±3.47mm。

（2）鼻宽：鼻部宽度可通过鼻背宽度及鼻基底宽度评价。Gunter 和 Hackney 认为鼻翼基底部的宽度应与内眦间距相近，大概为"一眼"的宽度。鼻背宽度应该小于鼻翼基底宽度的 75%。

2. 侧面观

（1）鼻背高度：鼻背高度从鼻根至鼻尖应该逐渐增高，其连线与垂直面成 30°～40°角。

（2）鼻尖突出度：鼻尖突出度的评价方法较多，其中之一是判断鼻尖突出度是否等于鼻翼基底宽度。如果鼻长度合适的话，鼻长度与鼻尖突出度的比例应该接近于 1：0.67。同理，也可以通过与理想鼻长度的关系来确定鼻尖突出度：理想鼻尖突出度＝0.67×理想鼻长。

（3）鼻小柱 - 上唇角：即鼻唇角，由鼻小柱切线和唇切线相交于鼻下点形成，是非常重要的解剖美学标志。该角度在女性约为 105°，男性约为 100°，大于上述角度即可认为是鼻尖上翘。另外，还须考虑上颌骨、上颌前牙突度对上唇的显著影响。

五、唇部美学

口唇作为五官之一，对颜面美学有着重要影响。影响唇部美学的因素较多，包括唇部的体积、角度、突度，唇自身比例及与面部的比例，唇部及唇周结构的直线距离和曲面长度等。唇部美学评价同样应从多维度进行。

1. 常用直线参数

（1）唇宽：两口角点间的水平距离。

（2）上唇高：鼻下点至口裂点间的垂直距离。

（3）下唇高：口裂点与唇下点（颏唇沟中点）间的垂直距离。

（4）正中上红唇高：上唇点与口裂点间的垂直距离。

（5）下红唇高：口裂点与下唇点间的垂直距离。

2. 唇自身比例、唇与面部比例

（1）唇自身比例：唇的自身比例反映唇部独立的美学协调性，美学评价参数主要包括红唇高度与宽度比、上下红唇高度比。对 35 个国家的调查结果显示，上下红唇的理想高度比例为 1：1。

（2）唇与面部的比例：唇与面部的比例可评估唇在整个面部五官分布的协调性，相关参数包括鼻基底与唇宽之比、唇宽与面下部宽度之比、外眦间距与唇宽之比等。研究显示，当鼻基底为唇宽的 1/2、唇宽占面下部宽度的 40%、外眦间距是唇宽度的 1.6 倍时较理想。

3. 唇角度 唇角度相关参数除侧面观的鼻唇角、颏唇角外，还包括正面观唇左右丘比特弓角、中间丘比特弓角、上唇角、下唇角。研究发现，中国女性唇左右丘比特弓角、中间丘比特弓角较小，而高加索女性中间丘比特弓角较大。

4. 唇突度 唇突度是唇部美学评价中的重要内容，对面部美学的影响较大，多种审美评价标准及指数均具有唇突度评价参数。有学者认为连接颏前点和鼻下点做一条虚拟直线,当下唇突出此线 2.2mm、上唇突出此线 3.5mm 时较理想,同时侧面观中上唇比下唇突出 2.0~3.0mm。审美平面(E 线)也是评价唇突度的重要方法。有学者认为高加索人种的理想唇突度,上唇应在 E 线后 4.0mm,下唇应在 E 线后 2.0mm。当然,唇突度审美标准也根据种族、性别等有所不同:研究发现,韩国人喜欢唇突度较凹陷的侧貌,而白种人喜欢唇突度较凸的侧貌;女性更喜欢唇部相对后缩的侧貌,而男性则对唇突度接受范围更广。总体而言,中国大众审美更偏好较后缩的唇部,偏凹陷的唇突度最受大众喜爱。

5. 唇微笑美学评价 微笑可分为姿势性微笑和自发性微笑,由于姿势性微笑具有维持性好、可重复性的特点,大多关于唇微笑美学的评价基于姿势性微笑。唇微笑美学评价不仅关注唇软组织,还涉及唇、齿、龈的相互关系,常用评价指标包括七种。

(1)上唇长度:鼻下点到上唇下缘最低点的垂直距离。

(2)上唇厚度:上唇唇峰最高点到上唇唇珠最下缘的垂直距离。

(3)微笑线:微笑时上唇下缘的位置,根据牙冠暴露量分为高、中、低位。

(4)微笑弧:上颌前牙切端的弧度与下唇上缘的关系,分为平行、平坦及反向三种。

(5)上唇曲度:口角与上唇下边界的横向关系,分为向上、笔直、向下三种。

(6)上颌中切牙暴露量:上颌中切牙牙体长轴上,微笑时显露的最高点到切缘最低点的垂直距离。

(7)颊廊:牙列颊面与口角之间形成的黑色间隙。

唇部美学评价为面部美学评价中的重要部分,是口腔正畸、修复、正颌外科等治疗方案设计时的重要考量内容。同时,唇部动作丰富,因此唇的美学评价应全面考虑静态、动态美学,相关内容详见第五章。

六、颏部美学

颏部是人类的特征之一,在灵长类中只有人类才具有颏部。在面部美学评价中,颏部对面下部及面部整体轮廓外观起重要作用。颏部的形态、大小,颏唇沟深度,颏角的形态,以及同鼻唇的相对位置关系,共同影响着颏部的美学评价。

相较于单独强调颏形态,颏部与鼻、唇、颈的协调关系在面部审美评价中更为重要。颏部构成了面下 1/3 极为重要的轮廓线,侧面观颏部突度的大小极大程度上影响了侧面美学评价。在中国传统的美学"三停"定义中,"侧三停"指以外耳道口为圆心,到鼻尖距离为半径,形成圆形弧,再分别连接外耳道口与发际中点、眉间点、鼻尖点、颏前点形成四条直线,将侧面基本分为相等三份。其中,三个夹角的度数差值在 10° 以内被认为是符合审美标准的,而"美容颏"则定义为恰巧落在弧线上的位置。Richett 分析法中将颏前点与鼻尖点连线定义为审美平面,认为当软组织下唇点在此连线上时,面下 1/3 轮廓最为和谐。

除了颏突度,颏唇沟也影响侧面美观。除前面提到的颏唇沟角以外,还可通过颏唇沟深度进行评价,颏唇沟深度是指颏唇沟点至下唇突点及颏前点连线的距离。颏部形态可分为深颏型、浅颏型和正常型三种。自然状态下颏唇沟深度在 4mm 左右较协调。但颏唇沟深度的审美同样与性别等特征紧密相关，男性较女性而言，颏唇沟角更大、颏唇沟更平坦时更受大众的喜爱；而对于女性，相对较小的颏唇沟角，也就是更明显的颏唇沟形态则更符合大众的审美取向。

第二节
面部美学缺陷

开展面部美学防治的前提是清晰认知面部美学缺陷形成的原因和临床表现。本节阐述造成面部美学缺陷的遗传、环境因素，并介绍典型的面下 2/3 美学缺陷。该部分内容有助于读者清晰判别各类面部美学缺陷，全面认识面部美学缺陷的形成和发展规律，严格把控各类面部美学缺陷的适应证和治疗限度，形成时空序列化防治的整体思维，从而实现对不同类型面部美学缺陷的准确诊断与有效防治。

一、面部美学缺陷的原因

面部美学缺陷的形成因素和机制错综复杂，可能是单一因素所致，也可能是多种因素共同作用的结果。面部美学缺陷的原因大致可分为遗传因素和环境因素。

（一）遗传因素

基因是产生一条多肽链或功能 RNA 所需的全部核苷酸序列，支持生命的基本构造和性能，储存生命的种族、生长、凋亡等过程的全部信息。生物体的生长、发育、繁殖、衰老、死亡等一切生命现象都与基因有关。随着基因研究的不断深入，其在面部美学缺陷形成中发挥的作用得到证实。

唇腭裂是胎儿颜面部最常见的先天性畸形，造成面部美学缺陷。唇腭裂不仅有软组织畸形，还可伴有不同程度的颌骨组织畸形。唇腭裂引起的颌骨生长发育障碍可导致面中部塌陷，严重者呈碟形脸，影响患者口腔健康相关生存治疗。

造成面部美学缺陷的遗传病还包括半侧颜面发育不全、Crouzon 综合征、颅骨锁骨发育不全综合征、唐氏综合征等。以唐氏综合征（Down syndrome, DS）为例，这是一种遗传性疾病，特征是在配对 21 号染色体中部分或全部存在额外的染色体，也称为 21 三体综合征。DS 患者不仅具有一些特殊的全身症状，包括肌肉张力降低、免疫系统受损和智力受损，也会产生面部畸形，造成美学缺陷。DS 患者的面部特征是头颅短缩，前颅底变小，上颌骨和下颌骨变小，口咽变窄。在 DS 患者中可经常观察到的其他症状，包括面中部偏小、假性前突、高腭部。DS 患者较常见的颌骨缺陷包括颌弓发育不全和下颌前突。此外，DS 患者常见的并发症如牙齿发育推迟，牙根变短，会影响垂直向高度，影响侧貌。

颌骨的形态、大小及位置的相互关系也受到遗传因素的影响，例如一些错颌畸形常具有家族遗传性。此外，长面型被认为是另一种具有家族遗传性，易发生于家族成员间的面部畸形特征。

（二）环境因素

1. 全身因素

（1）母体妊娠期疾病：胎儿面部的生长发育与妊娠期间母体的营养和健康状况密切相关。如果母体在妊娠期间营养不良，缺乏摄入胎儿生长发育所必需的维生素和矿物质，就会影响胎儿面部的生长发育，从而造成胎儿面部的美学缺陷。此外，母体在妊娠期间患病，如梅毒、内分泌失调、风疹等，也会影响胎儿骨质的钙化程度、颅面部骨缝的闭合，从而引起胎儿的颅面部畸形。

（2）全身性疾病：一些急慢性疾病及遗传病不仅影响全身的健康，也会对面部的美观产生影响。急性疾病包括儿童时期侵犯上皮系统的急性传染病，如麻疹、水痘，这类疾病会影响骨骼系统的正常发育，从而影响面部美观。影响面部美学的慢性疾病，主要包括慢性消耗性疾病、内分泌异常及营养不良。这几类疾病的作用机制主要是通过影响面部生长发育，从而影响面部美观。

2. 局部因素

（1）口腔不良习惯：儿童口腔的不良习惯常导致错颌畸形的产生，进而引发面部美学缺陷。常见的口腔不良习惯，包括口呼吸、吮指习惯、舌习惯、唇习惯、偏侧咀嚼、咬物习惯等。口腔不良习惯可导致牙列拥挤、牙弓狭窄、开唇露齿、上颌前突、下颌后缩、下颌偏斜等，早期破除口腔不良习惯对面部的正常发育至关重要。

（2）外伤、炎症和肿瘤：颅面部的创伤、骨折、颞下颌关节病变及肿瘤，均会产生面部的不对称，从而造成面部的美学缺陷。例如，口唇处若受到外伤，不仅会因瘢痕形成、软组织挛缩而影响面部美观，还会使牙齿因缺少唇侧压力、受到对侧舌肌的压力而向外倾斜，使牙齿整体向唇侧移动，加重面部的不美观。

二、面部美学缺陷的表现

面部的美观是一种主观感受，受到历史、文化、种族、性别等因素的影响，具有个体差异性，但面部的审美标准存在共性。研究发现，面部的美观与和谐既体现在整体，如正侧面貌、颌骨间的位置，又体现在局部，例如人的五官。面下 1/3 影响着颜面美学及鼻、唇、颏关系的和谐，是容貌美的重要标志之一。因此，我们从正侧面型、颌骨位置、鼻、唇、颏等方面，代表性地介绍面部美学缺陷的表现。

（一）正面观美学缺陷

1. 面部的对称性　面部的对称性是人正面部吸引力的影响因素之一，是评价面部美观的重要内容。受生长发育因素、环境因素影响，人的面部没有绝对的双侧对称。研究表明，不对称率小于 3% 或双侧相差小于 3mm 的轻微不对称不影响面部美观,而严重的不对称不仅会对患者的颜貌产生影响,甚至对患者的心理造成伤害。

面部不对称的临床表现较为复杂,按形成因素可分为骨性、肌肉性、功能性及牙性不对称。骨性不对称常见的临床表现为患者因发育、骨折或外伤、颞下颌关节感染或强直、颅面部的病变及肿瘤等,形成涉及单一骨结构或多数骨结构的不对称。肌肉性不对称常见的临床表现为偏侧咀嚼或偏侧睡眠等不良习惯导致一侧骨骼肌功能相对另一侧强化,长此以往造成患者面部软组织的不对称。功能性不对称常由上下颌牙弓宽度不匹配导致,面部表现为下颌偏斜或口角偏斜,最大牙尖交错𬌗为单侧后牙反𬌗或锁𬌗(图 2-2-1)。功能性不对称若不及时干预往往发展为骨性不对称。牙性不对称可由乳牙早失、先天性缺牙、左右侧同名牙牙冠大小差异等造成。

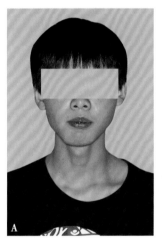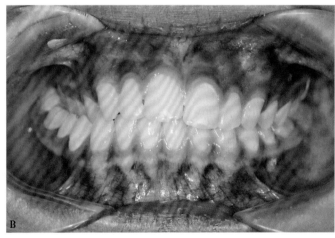

图 2-2-1 下颌偏斜
A. 治疗前正面像;B. 治疗前口内正面观

此外,唇齿的对称性亦是影响面下 1/3 美学的重要因素。静态观,牙齿不对称可表现为双侧牙弓不对称,中线不齐,双侧牙齿的大小、形态、数目不对称等。动态观,唇齿间的不对称体现为微笑不对称。微笑不对称的表现为双侧牙齿、牙龈的暴露量不等,口角连线和瞳孔连线不平行。

2. 颧骨突度及软组织丰满度 这一类型的美学缺陷与正畸治疗密切相关,常见于宽面型伴颧骨突出但需要通过拔牙解决双颌前突的正畸患者。该类患者的宽面型及颧骨突出,使得颊部和颞部太阳穴存在凹陷和不饱满的问题,正畸治疗后该面部美学的不足被放大和暴露。同时,正畸患者在治疗过程中由于疼痛、长期进软食等,造成咀嚼肌力下降,咀嚼肌萎缩,也使这一面部美学不足加重(图 2-2-2)。

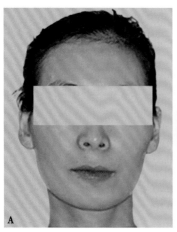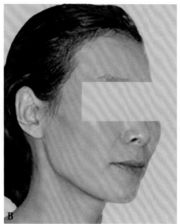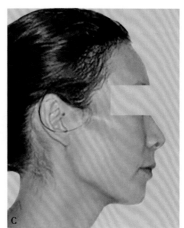

图2-2-2 治疗后颊部凹陷

A. 正面像；B. 45°侧面像；C. 侧面像

（二）侧面观美学缺陷

Andrews 在 2000 年提出了口颌面协调的六个要素，将口腔颌面部美学限定在牙齿、颌骨、软组织之间的相互位置关系上。其中颌骨对面部美学影响最大，六要素中颌骨的理想位置包括颌骨前后向位置关系、颌骨水平向位置关系、颌骨垂直向位置关系。其中，颌骨的前后向位置关系是面部侧貌美学平衡的关键。

按上下颌骨的相对位置关系划分，面部的美学缺陷可表现为下颌后缩（图 2-2-3）、下颌前突（图 2-2-4）、上颌发育不足（图 2-2-5）、上颌前突（图 2-2-6）、双颌前突（图 2-2-7）等。

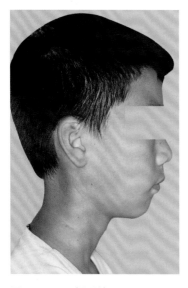

图2-2-3 下颌后缩

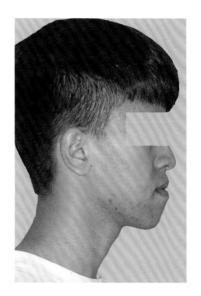

图2-2-4 下颌前突

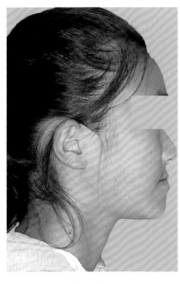
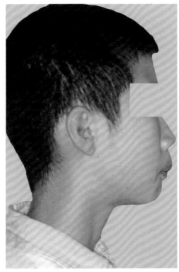
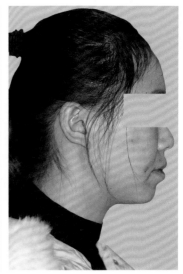

图 2-2-5　上颌发育不足　　　图 2-2-6　上颌前突　　　　图 2-2-7　双颌前突

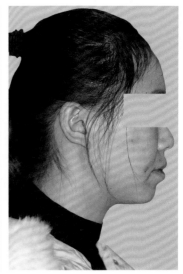

（三）鼻部美学缺陷

　　理想的鼻部外形与口、眼等周围其他器官及脸型相协调，呈现出面部的立体美感及整体的美观效果。而异常的鼻部外形会在不同程度上影响颜面局部及整体的美观。根据不同的分类标准可将异常鼻部外形分为多种类型。其中较为常见且对颜面部美观影响较大的一类鼻部异常外形为鼻孔外翻。鼻孔外翻具有一系列显著的特征：鼻背短，鼻尖显著上翘，鼻小柱与水平面之间的角度偏大，鼻孔能见度大等。鼻唇角可以在一定程度上反映鼻与嘴唇之间的形态位置关系，国人正常鼻唇角为 90°～105°，鼻孔外翻患者由于鼻背短及鼻尖显著上翘，常表现为鼻唇角偏大（图 2-2-8）。

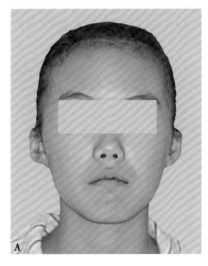
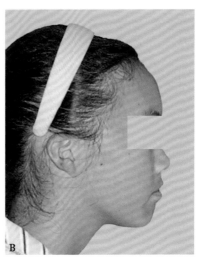

图 2-2-8　鼻孔外翻
A. 正面像；B. 侧面像

（四）唇部美学缺陷

唇部美学缺陷主要表现为上唇高度不足、唇外翻及微笑缺陷等。年轻女性上唇高度的正常值为 20～22mm，年轻男性的正常值为 22～24mm，随着年龄的增长，上唇高度略增加。上唇高度不足会导致露龈微笑，影响患者的颜面美观，严重的露龈微笑会影响患者的生活质量。唇外翻可为上下颌前牙前突、上下颌骨前突、深覆盖等错𬌗畸形的唇部表现，也可由瘢痕、唇腭裂等引起。唇部的美学不仅体现在静态，也体现在动态，即微笑美学。常见的微笑缺陷包括微笑不对称、微笑线不佳、露龈微笑，以及双侧颊廊区面积 / 微笑区面积比率不佳等。相关内容详见第五章。

（五）颏部美学缺陷

颏部美学缺陷主要表现为颏部不对称、颏后缩或前突，以及颏唇沟深度异常。正面观颏部中点应位于面中线上，颏部不对称表现为颏部中点较面中线过度左偏或右偏，可损害正面观的对称性。侧面观颏突度可通过零子午线、Will 平面等进行评价，颏突度异常表现为颏后缩或前突。同时，自然状态下颏唇沟在 4mm 左右较美观，低角下颌后缩深覆𬌗患者常伴有颏唇沟深、下唇外翻，而高角下颌后缩或前突均可造成颏唇沟角变钝，颏形不明显。

第三节
面部美学缺陷的防治

面部美学缺陷的预防应贯穿从妊娠期至面部基本发育完成的全过程，如注意妊娠期营养、定期检查婴幼儿口腔情况，以及破除不良习惯等。面部美学缺陷的治疗则可以在先天及后天的面部美学缺陷出现时开始进行，与预防措施相辅相成，阻断其向更严重的方向发展。得益于当今口腔正畸学及医疗美容技术的快速发展，对于已经出现的面部美学缺陷，医师可以使用不同治疗方法在人类生命周期的各个阶段加以干预与治疗。本节简要介绍不同生长发育时期的面部美学缺陷的防治方法，并对常用的面部医疗美容技术加以概述。

一、一般正畸治疗中应关注的面部美学问题

（一）面中份不足

1. 产生机制　在出生以前，上颌骨由第一鳃弓发育而来，由上颌突、中鼻突、侧鼻突等面突的生长分化及相互联合融合而成。出生以后，上颌骨通过颅底生长推上颌向前的被动移位、自身的主动生长两种方式，在三维方向上不断生长。上述生长发育过程由遗传、环境两方面因素控制，这两方面因素的异常可能导致唇腭裂畸形、上颌骨生长发育被抑制等情况的发生，从而引起面中份发育不足。

2. 正畸治疗注意点　在正畸治疗过程中，对于面中份发育不足的患者，无论是处于发育期还是发育后期，都应予以注意。

（1）发育期：发育期患者上颌骨仍存在生长潜力，可通过适当的功能矫形装置破除抑制上颌发育的不利因素，同时对上颌骨施加向前的牵引力量，从而促进面中份的发育。

（2）发育后期：若存在轻度面中份发育不足，可采取掩饰治疗的方式，对于该类患者，在设计治疗方案时应注意，由于上颌骨发育不足，患者唇的位置相对审美线可能是正常的，但同时唇显得较突，应通过拔牙矫治使唇的位置位于审美线之后，从而与发育不足的面中份相协调。

（二）颊部凹陷

颊部凹陷造成的面部美学缺陷主要表现为"两凹一突"，即颊部及太阳穴凹陷，颧骨突出，使得面部轮廓不丰满，法令纹明显而呈现老态。本身颧骨较宽较高、宽短面型或脸部偏瘦的成年女性患者，正畸治疗后颊部凹陷出现的风险会更高。

1. 颊部凹陷的产生原因　颊部凹陷产生的原因仍没有明确的结论，相关研究主要着眼于正畸治疗后颊部凹陷的特征性软组织改变、发生率及好发人群，具体机制鲜有探究。可以明确的是，正畸治疗只能通过牙齿移动来对牙槽骨进行相应的改建，无法影响到其他区域的骨质情况。因此，正畸治疗后出现的"两凹一突"的外形变化只能来自相应部位的肌肉、脂肪等软组织的改变。既往一些研究指出，正畸后颊部凹陷的原因可能涉及以下三点。

（1）肌肉萎缩：正畸治疗期间，由于牙齿移位、正畸痛、进食食物种类及咀嚼习惯的变化，患者咀嚼运动减弱，相应地，参与咀嚼运动的颞肌、咬肌、颊肌等出现不同程度的萎缩，进而引起太阳穴、颊部等位置的凹陷。太阳穴和颊部位置的凹陷会使得位于两者之间的颧骨相对更突。

（2）增龄性变化：对于成年人来说，即使不进行正畸治疗，随着年龄的增长，面颊部脂肪会出现流失，肌肉也会出现不同程度的增龄性萎缩。这些增龄性变化同样是造成颊部凹陷的重要因素。

（3）垂直向高度增加：正畸治疗过程中，某些患者需要升高咬合，从而导致面下 1/3 垂直高度的增加。在软组织总量不变的情况下，垂直向高度的增加可能会造成面颊部软组织因拉伸而变得凹陷。因此，对于需要升高咬合的患者，应特别注意垂直向高度变化对治疗后面型的影响。成年女性正畸过程中应注意避免使用过多打开咬合的矫治工具或技术（如平导、𬌗垫等），若必须使用应提前告知面部软组织消瘦及可能出现颊部凹陷的风险。

2. 颊部凹陷的预防及治疗方法

（1）预防方法：颊部凹陷的发生会给患者心理带来不同程度的影响，因此对于这一现象的发生，正畸诊疗中应以预防为主。首先，正畸医师应尽量施加轻力，减轻患者疼痛，患者在避免托槽脱落的前提下可咀嚼硬度适中的食物或进行适当的肌功能训练，防止肌肉在正畸治疗期间过度萎缩；其次，针对增龄性变化引起的脂肪流失，需要在治疗过程中均衡饮食，保持健康的身体及心理状态；最后，对于需要升高咬合的患者，医师应注意垂直方向上的控制，避免对面型造成过大的不利影响。

（2）治疗方法：对于正畸治疗后已经出现了明显颊部凹陷的患者，可以通过适当的肌肉功能训练来恢复已经部分萎缩的颊面部肌肉，或者直接通过颊面部凹陷处注射治疗等医学美容治疗方法来改善丰满度。

（三）鼻唇角偏大

鼻孔外翻这类鼻部外形是正畸治疗方案设计及治疗过程中需要关注的重要问题。正畸治疗前的颜面部检查中，鼻唇角可以在一定程度上反映鼻与嘴唇之间的形态位置关系，国人正常鼻唇角为 90°～105°，鼻孔外翻患者由于鼻背短及鼻尖显著上翘，常表现为鼻唇角偏大。在对这类患者进行正畸治疗方案设计时，需要尤其注意考虑鼻唇关系。若患者上唇相对审美线前突，则需要采用拔牙矫治方案内收前牙，而拔牙内收可能造成治疗后鼻唇角进一步增大，鼻孔外翻这一鼻部异常外形将更加明显，因此在治疗前应与患者及家属充分沟通，在患者及家属知情同意的情况下进行正畸治疗。

二、正畸－正颌联合治疗

当面部美学缺陷涉及颌骨大小和位置异常时，轻中度骨性畸形可以通过正畸掩饰治疗，重度骨性畸形则需要正畸－正颌联合治疗。正畸－正颌联合治疗可治疗各种严重的骨性牙颌面畸形，包括各种先天畸形、发育畸形及外伤引起的牙颌面畸形。正畸－正颌联合治疗一般包括三个阶段：术前正畸在三维方向上充分去代偿、正颌手术、术后正畸进一步进行牙列精细调整及保持。

（一）正畸－正颌联合治疗的时机

正畸－正颌联合治疗的时机一般在生长发育完成（约 18 岁）之后进行。以下情形可考虑提前进行手术治疗。

1. 生长发育不足的患者。

2. 先天畸形影响正常生长发育的患者。

3. 一些生长过度，但严重影响心理健康和社会行为的患者。

（二）术前正畸去代偿要点

正畸－正颌联合治疗中，术前正畸治疗的目的是通过牙齿移动，去除牙齿代偿，以便于正颌手术过程中移动骨块，同时为正颌术后建立良好的咬合关系做准备。

（1）骨性Ⅱ类：对于骨性Ⅱ类下颌后缩、上颌前突患者，上颌牙齿往往代偿性舌倾，下颌前牙代偿性唇倾，术前正畸去代偿应唇向移动上颌前牙，舌向移动下颌前牙，增大覆盖。

（2）骨性Ⅲ类：对于骨性Ⅲ下颌前突、上颌后缩患者，上颌牙齿往往代偿性唇倾，下颌前牙代偿性舌倾，术前正畸去代偿应舌向移动上颌前牙，唇向移动下颌前牙，增大反覆盖。

（3）骨性偏颌：骨性偏颌患者上下𬌗平面及弓形不对称、不协调较明显，是术前正畸的难点。术前正畸要点是牙的去代偿，排齐整平牙列，协调上下颌牙弓形态大小，复原牙弓对称性，为正颌术后咬合平衡做准备。

（赵志河　张　博）

参考文献

1. 陈扬熙. 口腔正畸学：基础、技术与临床. 北京：人民卫生出版社，2012.

2. 赵美英，罗颂椒，陈扬熙. 牙颌面畸形功能矫形. 北京：科学技术文献出版社，2016.

3. PARKS S，WIESCHAUS E. The drosophila gastrulation gene concertina encodes a G alpha-like protein. Cell，1991，64（2）：447-458.

4. 张珂，白丁. Andrews 口颌面协调六要素在侧貌美学中的应用. 国际口腔医学杂志，2010，37（2）：236-239.

5. 赵志河，房兵. 口腔力学生物学. 上海：上海交通大学出版社，2017.

6. ANDREWS L F. The 6-elements orthodontic philosophy：treatment goals，classification，and rules for treating. Am J Orthod Dentofacial Orthop，2015，148（6）：883-887.

7. PECK H，PECK S. A concept of facial esthetics. Angle Orthod，1970，40（4）：284-318.

8. 董婷，叶年嵩，袁玲君，等. 额部突度改变对面部美学的影响. 上海口腔医学，2019，28（5）：518-522.

颌骨发育与面部美学

颌骨支撑着面部软组织，因此颌骨形态很大程度上可以决定面部的外貌特征，颌骨发育程度和大小比例可直接影响面部美学。口腔医学美学受多种因素综合影响，其中颌骨生长发育是口腔美学的重要一环。掌握颌骨的生长发育、测量分析有利于从颌骨角度评估面部美学，并对颌骨美学缺陷进行正确干预和治疗，从而改善面部美观。本章主要对颌骨的美学评价标准、颌骨的美学缺陷、颌骨美学缺陷的治疗策略展开介绍。

第一节
颌骨的美学评价标准

一、颌骨的生长发育

（一）上颌骨的生长发育

上颌区域的生长机制由两部分构成：①上颌骨的被动移位，指由于上颌骨紧邻颅底，颅底长度的增加将其推向前方。6 岁之前，颅底生长是上颌骨向前生长的主要来源。7 岁时颅底软骨结合关闭，上颌骨的被动移位变得不太重要。②上颌骨的主动生长，包括颅骨或颅底骨之间骨缝的骨沉积和表面骨改建。

上颌骨的主要生长区包括鼻中隔、骨缝、上颌结节区、硬腭、上牙槽区。上颌骨存在 4 条近似平行的骨缝：额颌缝、颧颌缝、颧颞缝、翼腭缝（图 3-1-1）。骨缝的生长、骨缝的性质和特点决定了其在外力作用下可以发生改建，这是上颌骨矫形治疗的生物学和解剖学基础。上颌骨长度的增长主要通过四条骨缝骨质沉积、颌骨唇侧新骨沉积和舌侧陈骨吸收、上颌结节区新骨生成来完成；宽度的增长主要通过腭、额、上颌前部的骨表面增生新骨和骨缝骨质沉积来完成。上颌骨的宽度增长较慢，从婴儿到成人，宽度增长仅 1.6 倍。上颌骨高

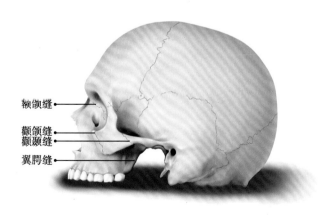

图 3-1-1　上颌骨骨缝
包括额颌缝、颧颌缝、颧颞缝、翼腭缝

度的增长部分是牙齿的萌出和牙槽骨的表面增生新骨所致。在儿童与青少年时期，面中部向前移位，上颌结节后缘出现代偿性的骨沉积，从而使上颌骨与上颌牙弓长度增长；面中部高度的增加是下方骨皮质位移与向下移动的综合效果，以及牙列与牙槽骨发育的共同影响（图3-1-2）。

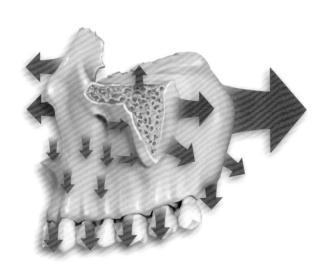

图 3-1-2　上颌骨生长发育方向

（二）下颌骨的生长发育

下颌骨有两种生长方式，软骨成骨和骨的表面增生。下颌骨是颅面部出生后生长潜力最大的骨骼。下颌骨相对颅底向下、向前移动，但是髁突的生长方向是向上、向后的，是出生后下颌骨生长的主要驱动力。下颌骨长度的增长主要靠下颌支前缘吸收陈骨，后缘增生新骨。女性下颌长度的快速增长期比男性早1年。但在青春期，男性下颌骨加速生长。下颌骨长度的增长以磨牙区最多，从第二乳磨牙至下颌角的距离，在新生儿约为10mm，6岁时约为20mm，成人时则为45～50mm。下颌骨宽度的增长主要通过颌骨外侧面沉积新骨，内侧面吸收陈骨。下颌骨前部在乳牙萌出后，宽度增加较少，下颌尖牙间宽度在11岁以后几乎无增加。在高度方面，婴儿出生时，下颌支很短小。下颌支高度的生长主要是靠下颌髁突新骨的生长；同时，下颌支喙突的生长也使下颌骨的高度增加。下颌体高度的增加主要是靠下颌牙齿萌出时牙槽突的增高及下颌体下缘少量增生的新骨（图3-1-3）。

颏部形状随年龄而改变，在第二性征出现时其变化更为显著。颏部外形突出主要是由于下颌体后部骨生长增加下颌长度，升支后缘和髁突软骨生长增加下颌长度和高度，而使下颌骨整体向前、向下移位，颏部亦随之向前下移位，同时颏上区是一骨吸收区，牙槽部骨吸收使颏部外形凸现出来。颏部的外形与突度对患者的侧貌有较大影响，正畸治疗设计时应予以关注。

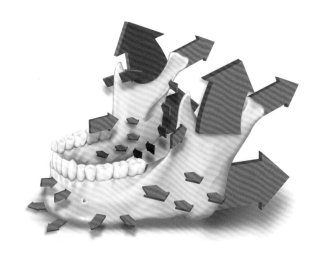

图 3-1-3　下颌骨生长发育方向

（三）颌骨三维方向的生长时间

上下颌骨长度、宽度、高度的三维方向生长是按照一定时间顺序完成的,首先完成宽度生长,其次为长度生长,最后为高度生长。上下颌骨宽度一般在青春迸发期前完成。上下颌骨的长度在青春迸发期持续生长,女性一般在 14～15 岁停止,男性一般在 18 岁停止。颌骨的高度生长持续时间最长,面部高度的增加伴随着牙齿的萌出会持续终生,但至成人时（女性 17～18 岁,男性 20 岁左右）会减慢增长。

（四）颅颌面生长发育的特定规律

颅颌面生长发育有特定规律:①面部的生长型在儿童发育的最早期即已确定,以后的增长基本上按定型的轮廓而扩大;②在增长过程中,头部的各点均按直线方向推进;③鼻腔底、牙弓面、下颌体下缘与 Bolton 平面保持恒定不变的角度;④由蝶鞍中心通过上颌第一磨牙到颏部所画的直线,可以代表面部向前、向下增长的综合方向;⑤上颌第一磨牙的位置较面部其他部分变异较少而固定。

（五）颌面部软硬组织的增龄性变化

面部从出生到 5～6 岁时生长最快,此后,生长速度明显减慢,直至青春期前。青春期时面部生长速度再次加快形成青春高峰期,之后生长速度又下降,直至生长停滞。女性一般在 16 岁左右面部发育基本完成;男性则到 25 岁面部发育才基本完成。

1. 颌面部的增长　经历四个快速期。

（1）第一快速期:3 周～7 个月至乳牙萌出。

（2）第二快速期:4～7 岁至第一恒磨牙萌出。

（3）第三快速期:11～13 岁至第二恒磨牙萌出。

（4）第四快速期:16～19 岁至第三恒磨牙萌出。

在快速期之间为生长缓慢期。颌面部生长发育,既有个体差异,也有性别差异。一般而言,女性的快速生长期较男性早。第二、第三快速期在正畸临床上具有重要价值。

2. 面部的生长发育　出生时面部以宽度最大,但出生后的增长量则是以高度最大,长度次之,宽度再次之,并依据面部的宽度、高度和长度这一顺序完成增长。

(1)面宽的发育:出生时面部的宽度和成人各相应部分接近,因此其生长在最初阶段就完成了大部分。①上面宽(颧弓间距):2岁时已完成成人的70%,10岁时完成90%;②下面宽(下颌角间距):主要在出生后5年内形成,在第一恒磨牙萌出时已完成85%。上面宽与上颌牙弓宽度之间,下面宽与下颌牙弓宽度之间并无关系,即窄的面孔不一定牙弓窄,反之亦然。

(2)面高的发育:相较面宽和面长,出生后面高的增长量最大,大多数男性面高增长量大于女性。面高与面长一样,对颅颌面生长有较大的影响,主要靠牙萌出和牙槽生长实现。面高3岁时大约已完成了生长量的73%;5~6岁到青春期之间为缓慢期,生长量约为16%。一般在接受正畸治疗的10岁左右,面高的生长发育已完成了85%~90%,但后面高在7岁时只占全面高的42%,在接近成人时,增长量可达46%,即面高的增长量后部比前部大。由于后面高增长大于前面高,因此生长过程中下颌有向前倾的趋势。

(3)面长的发育:面长对颅颌面生长发育的影响较大,较多的错𬌗畸形都存在着前后方向的畸形,如安氏Ⅱ、Ⅲ类畸形。面部长度一般可通过面上部、面中部及面下部来观察:①面上部,3岁时已完成80%,5~14岁增加15%;②面中部,3岁时已完成77%,5~14岁增加18%;③面下部,3岁时已完成69%,5~14岁增加22%。5~14岁这一生长时期,面下部的长度比面中部的增长较多,面中部又比面上部增长较多,这是面部生长发育的一个重要规律。

一般认为,面下部长度增加1mm时,相对的面中部长度增加0.6mm。面下部比面中部较快地向下前方生长发育,面中部又较面上部生长发育快。因此,儿童阶段侧面呈较突的外形,青春期后随着面下部发育明显,则形成较直的侧面外形。和面宽相比,面高变化较大,使面部变长。同时,鼻高度亦较鼻宽度增长更快,从而助长了面部变长。对口腔正畸学来讲,大部分接受治疗的儿童,面部各方向生长发育大体上已完成了总体的85%~90%。

正畸治疗中,在关注颌骨生长发育的增龄性变化的同时,也应关注面部软组织的变化,因为这对面部美学有较大影响。成年后面部软组织的改变较硬组织更为明显,唇及面部软组织随着年龄的增长会出现下垂,静息及微笑时上颌切牙暴露减少,下颌切牙暴露增加。随着年龄的增长,唇组织会进一步变薄,唇红暴露减少。由于微笑时上颌切牙及少量牙龈暴露是一种年轻的表现,因此在青少年正畸治疗过程中,上颌切牙的暴露稍多于成年人理想的唇齿关系是必要的。

二、与生长发育有关的测量项目

颌骨关系异常的正畸治疗,往往需要借助患者的生长潜力,通过X线头影测量对患者生长型进行预测,帮助判断患者是否需要早期进行生长改良。

鞍角（N-S-Ar）：用以辅助判断髁突的位置。如果存在下颌后缩，则鞍角偏大，关节窝为后上位置；如果存在下颌前突，则鞍角偏小，关节窝靠前，属于骨性畸形。

关节角（S-Ar-Go）：反映下颌的位置。下颌后缩时，此角偏大；下颌前突时，此角偏小。通过功能矫形可改变关节角的大小，从而改变下颌的位置。

下颌角（Ar-Go-Me）：反映下颌形态和生长方向。

以上三角之和大于 396°，下颌呈顺时针旋转趋势；反之，呈逆时针旋转趋势。

后前面高比（后面高 / 前面高）：用以判断面部生长型及生长趋势。0.62～0.65 为平均生长型；<0.62 为垂直生长型；>0.65 为水平生长型。

颅底长度的变化（S-N、S-Ar）：前颅底长度约与 Go-Me 相等，为平均生长型；后颅底较长，为水平生长型；后颅底较短，为垂直生长型。

腭平面 - 下颌平面（PP-MP）：反映上下颌间的垂直位置关系及上下颌骨的旋转趋势。

Y 轴角：评价下颌骨颏部的水平和垂直位置及生长方向。

下颌长 - 上颌长：Ar-Gn 减去 Ar-A，评价下颌相对于上颌的前后位置及旋转。如果下颌有朝前上旋转生长趋势，此差值随年龄逐渐增大；反之，有向后下旋转趋势，此差值随年龄逐渐减小。

三、颌骨的美学相关测量指标

为了描述具有一定特征的颌骨硬组织形态，方便医师交流，正畸医师经过实践，提出了多套用于评价患者颌骨形态并进行定量判断的指标。目前为止，使用最广泛、最成熟的是 1931 年由美国 Broadbent 和德国 Hofrath 医师提出的 X 线头影测量技术。在 X 线头影测量中，颌骨美学特点主要通过头影测量标志点间的线距和角度来量化。头影测量标志点（cephalometric landmarks）是用来构成一些平面及测量内容的点。理想的标志点应该是容易定位的解剖标志点，在生长发育过程中相对稳定。

（一）X 线头影测量侧位片

1. 头影测量标志点（图 3-1-4）

鼻根点（nasion，N）：鼻额缝的最前点。有一定向前生长的潜力，受鼻额部突度的影响。

前鼻棘点（anterior nasal spine，ANS）：上颌腭骨的最前端，前鼻棘的最前点，容易受整形力或矫形力的影响。从矢状方向看，前鼻棘点可以反映面中部的骨性突度，但由于此处有鼻小柱和鼻尖等突出的软组织，实际对侧貌的影响有限。

上牙槽座点（subspinale，A）：前鼻棘与上牙槽缘点间的骨部最凹点。上牙槽座点是一个重要的标志点，正畸医师把它视为上颌骨矢状向突缩程度的参考点。如果上牙槽座点靠前，下颌正常，则侧貌轮廓就可能形成骨性Ⅱ类上颌前突面容。

下牙槽座点（supramental，B）：下牙槽缘点与颏前点间的骨部最凹点。同理，下牙槽座点被视为反映下颌矢状向突缩程度的标志点。如果下牙槽座点靠前，上颌正常，则侧貌轮廓就可能形成骨性Ⅲ类下颌前突面容。

颏前点（pogonion，Po）：颏部的最前点。颏部的突度和形态常常是患者关注的重点，颏前点能在矢状向对颏部美学形态进行评价。

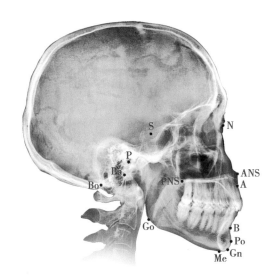

图 3-1-4　X线头影测量侧位片标志点
Bo. Bolton 点；Ba. 颅底点；P. 耳点；S. 蝶鞍中心点；N. 鼻根点；O. 眶点；
ANS. 前鼻棘点；A. 上牙槽座点；B. 下牙槽座点；Po. 颏前点；Gn. 颏顶点；
Me. 颏下点；Go. 下颌角点；PNS. 后鼻棘点

2. 头影测量常用测量项目（图 3-1-5）

SNA 角：由蝶鞍中心、鼻根点及上牙槽座点所构成的角。反映上颌相对颅部的前后位置关系。当此角过大时，上颌前突、面部侧貌呈凸面型；反之，上颌后缩、面部侧貌呈凹面型。

SNB 角：由蝶鞍中心、鼻根点及下牙槽座点所构成的角。反映下颌相对颅部的前后位置关系。当此角过大时，下颌前突；反之，下颌后缩。

面角（NP-FH）：面平面（facial plane，NP）与眶耳平面（Frankfort horizontal plane，FH）相交之后下角。反映下颌的突缩程度。此角越大时，下颌越向前突；反之，则表示下颌后缩。

下颌平面角（MP-FH）：下颌平面（mandibular plane，MP）与眶耳平面（FH）的前下交角。代表下颌体的陡度，也反映面下部的高度。

前面高（anterior facial height，N-Me）：从鼻根点至颏下点的实际距离。

前上面高（upper anterior facial height，N-ANS）：从鼻根点至前鼻棘点的垂直距离，代表面中部高度。

前下面高（lower anterior facial height，ANS-Me）：从前鼻棘点到颏下点的垂直距离，代表面下部高度。

后面高（posterior facial height）：从蝶鞍点至下颌角点的实际距离，后面高的生长跟下颌支生长的长度和方向密切相关。

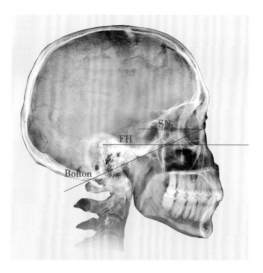

图 3-1-5　X 线头影测量侧位片基准平面

SN. 前颅底平面；FH. 眶耳平面；Bolton. Bolton 平面

（二）X 线头影测量正位片（图 3-1-6）

额宽距（Mf-Mf）：额骨的两侧额突之间的最短距离。

眶横距（Lo-Lo）：两侧 Lo 点之间的距离，Lo 指眶侧壁与蝶骨大翼之间的交点。

颧弓横距（Zyg-Zyg）：两侧颧弓最侧点之间的距离。

鼻宽距（Bm-Bm）：两侧鼻孔侧壁之间的最大距离。

上颌宽距（Mx-Mx）：两侧上颌点之间的距离，为水平参考平面。

下颌角宽距（Go-Go）：两侧下颌角点之间的距离，为水平参考平面。

正中参考线：理想为平分左右侧面部的中线，为垂直参考平面。

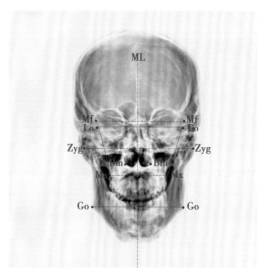

图 3-1-6　X 线头影测量正位片常用测量项目及基准平面

Mf-Mf. 额宽距；Lo-Lo. 眶横距；Zyg-Zyg. 颧弓横距；Bm-Bm. 鼻宽距；
Mx-Mx. 上颌宽距；Go-Go. 下颌角宽距；ML. 正中参考线（红色虚线示）

四、美学相关头影测量分析法

不同人种的面部特点不同，测量项目的均值和标准差也不尽相同。自从 Downs 在 1956 年提出第一个 X 线头影测量分析法至今，学者们相继提出了很多头影测量分析法。以下介绍与颌骨美学密切相关的几种分析法。

1. Tweed 分析法 由 Tweed 提出，主要测量由眶耳平面、下颌平面、下颌中切牙牙体长轴所组成的"Tweed 三角"（图 3-1-7）。通过在美国白种人正常骀儿童中的测量，Tweed 认为下颌中切牙-眶耳平面角（Frankfort-mandibular incisor angle，FMIA）为 65° 是面型美观的重要条件。当不满足此条件时，需要改变下颌中切牙的位置和倾斜度。由于种族差异，Tweed 分析法的数值并不完全适合中国儿童，但 FMIA 作为评价面下部美学的一个指标仍然值得借鉴。

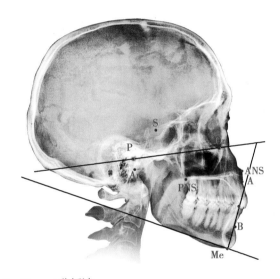

图 3-1-7　Tweed 分析法
P. 耳点；S. 蝶鞍中心点；O. 眶点；ANS. 前鼻棘点；A. 上牙槽座点；
B. 下牙槽座点；Me. 颏下点；PNS. 后鼻棘点；Ar. 关节点

2. Wits 分析法 由 Jacobson 提出，该分析法主要评价上颌骨和下颌骨的相对位置关系。具体方法：从上牙槽座点（A）和下牙槽座点（B）分别向功能骀平面做垂线，垂足分别为 Ao 和 Bo，测量 Ao 和 Bo 之间的距离，并规定 Ao 在 Bo 前方时为正（图 3-1-8）。Jacobson 从 21 个正常骀个体测量得出女性 Wits 值的均值为 0mm，男性 Wits 值的均值为 −1mm。当数值过大时，表示上颌相对下颌前突；数值过小时，表示下颌相对上颌前突。

3. ODI、APDI 分析法 由 Kim 医师于 1974 年、1978 年分别提出。垂直向不调指数（overbite depth indicator，ODI）反映上下颌骨的垂直向关系，ODI = AB 平面与下颌平面夹角 ± 腭平面与眶耳平面夹角。当腭平面斜向下前方时两者相加，当腭平面斜向上前方时两者相减。中国成人的均值为 72.8°，标准差为 5.2°，ODI 值越大，越有深覆骀倾向。前后向不调指数（anteroposterior dysphasia indicator，APDI）反映上下颌骨水平向关系，由面角、腭

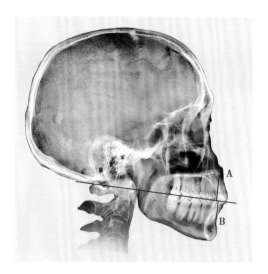

图 3-1-8 Wits 分析法
A. 上牙槽座点；B. 下牙槽座点

平面角和 AB 平面角（上下牙槽座点与面平面的上交角）相加而得，中国人均值为 81.1°，标准差为 4.0°。APDI 偏大提示Ⅲ类骨面型趋势。

目前为止，X 线头影测量是颌骨形态定量描述的最常用方法。随着计算机辅助软件的普及，头影测量的定点和测算变得更加简便。但 X 线头影测量头位角度敏感、左右侧放大率不同、仅显示二维的影像等，是其一直存在的问题。随着辅助诊断手段的发展，CBCT、3D 面部扫描都是评价颌骨形态的有效辅助技术，准确、可靠、自动化的三维评价方法是未来颌骨形态定量描述方法的发展方向。借助计算机和图像处理技术，CBCT 可重建出清晰、立体、真实的头颅解剖结构，所提供的三维结构信息丰富了对颅颌面解剖结构的测量分析，使正畸医师掌握更多检查信息，有利于准确地诊断、治疗和疗效评估。

五、从三维角度审视颌骨

颌骨形态与正畸息息相关，正畸医师应从三维方向观察患者的颌骨，包括观察上下颌之间的前后关系、凹面型或凸面型的骨骼面型、面部对称性、下颌角和下颌体长度等。以下从三维方向具体说明。

1. 矢状向 在矢状向关系上，根据上下颌骨发育情况及前后向相对位置，骨骼关系主要分为三类。

（1）第Ⅰ类：中性骨骼关系，上下颌基骨近远中关系相对正常，ANB 角在 0°～5° 之间，上下颌骨相对位置关系正常。

（2）第Ⅱ类：远中骨骼关系，下颌基骨相对上颌基骨处于后缩位置，ANB 角大于 5°，凸面型。可由下颌后缩或上颌前突，或两者兼有而形成。

（3）第Ⅲ类：近中骨骼关系，下颌基骨相对上颌基骨处于前突位置，ANB 角小于 0°，凹面型。可由下颌前突或上颌后缩，或两者兼有而形成。

对于矢状骨型异常的患者，还应当分析上颌和下颌相对颅底的位置，以进一步确定矢状不调的主要原因。由于ANB角受到前颅底的长短、殆平面旋转的影响，ANB值有时不能完全反映真实的上下颌骨位置关系。A、B点在功能性殆平面的垂直距离即Wits值，被认为是真正反映上下颌骨位置关系的测量项目，常与ANB角一起作为分析患者矢状向关系的测量项目。

2. 垂直向　在垂直向关系上，颌骨面型通常需要检查整个面高，以及下面高相对上面高的比例。通常根据下颌平面角与前颅底平面或眶耳平面的夹角分为三种类型：均角型、低角型、高角型（图3-1-9）。

（1）均角型：面高比例协调，中国人恒牙初期前颅底与下颌平面成角（SN-MP角）为$34.5° \pm 5°$，眶耳平面与下颌平面成角（FH-MP角）平均为$27.2° \pm 4.7°$。

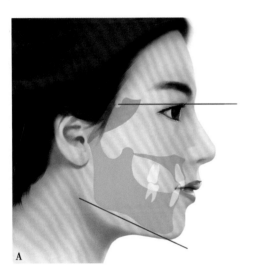
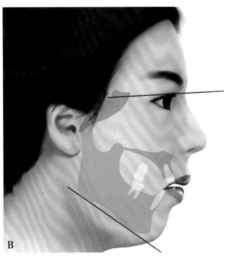
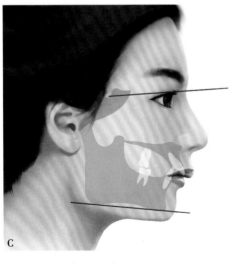

图3-1-9　垂直骨面型
A. 均角型；B. 高角型；C. 低角型

（2）低角型：下面高过短，下颌平面低平。SN-MP角小于29°，FH-MP角小于22°。

（3）高角型：下面高过长，下颌平面高陡。SN-MP角大于40°，FH-MP角大于32°。

3. 水平向　在水平向关系上，面部对称性也需要纳入美学设计的考虑范围，检查有无颜面不对称现象，并判断颜面不对称是牙源性还是骨源性。对于面部严重不对称的患者，需要对病因进行评估后设计相应的治疗方案。

六、Andrews 口颌面协调六要素中的颌骨美学

Andrews 提出正常𬌗的六个标准后，在 1980—1990 年期间的研究发现，要兼顾面部美观和口颌系统的健康，不仅要着眼于牙的排列和关系，还应考虑牙、颌骨和颜面的协调，提出 Andrews 口颌面协调的六个要素。1990—2011 年归纳引申为 Andrews 正畸基本原理的六要素，代表了牙、牙弓和颌骨最理想的治疗目标。理想的颌骨前后向位置关系、理想的颌骨水平向位置关系、理想的颌骨垂直向位置关系和理想的颏部突度（要素二～要素五），与颌骨美学密切相关。

要素二是理想的颌骨前后向位置关系。这是颜貌协调的关键。Andrews 认为上颌中切牙牙冠唇面中心点（FA 点）落在 GALL 线上。FA 点为牙冠唇颊面中心点。前额临床中心点（FFA 点）可通过前额部最下点与前额部上点的中点确定。FA 点应与 FFA 点在前后向的位置一致。GALL 线是指一条由前额部外轮廓引出的与头部冠状面平行且代表上颌理想前界的垂线，当前额的倾斜度≤7°，此线通过前额临床中心点（FFA 点）；如果前额的倾斜度＞7°，则此线位于前额临床中心点前方，每增加 1°，此线向前移动 0.6mm，但此线不应该超过眉间点（G 点）。研究显示，多数中国人的目标前界线 GALL 线是经过眉间点的，因此，为简化临床操作，在临床实际应用中，可以将 GALL 线定位为通过眉间点的铅垂线（图 3-1-10）。

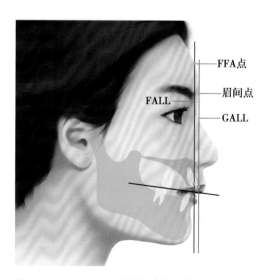

图 3-1-10　Andrews 要素二（理想的颌骨前后向位置关系）

要素三是理想的颌骨水平向位置关系。上颌骨存在可以改建的骨缝，而下颌骨没有，所以下颌基骨的宽度决定上颌基骨的宽度。当上下颌第一磨牙位于基骨中央，同时转矩角正常时，上颌第一磨牙的近中舌尖咬合于下颌第一磨牙的中央窝即为上下颌骨宽度匹配。以下颌第一磨牙FA点之间的距离作为下颌骨基骨宽度，上颌比下颌宽2～4mm（图3-1-11）。

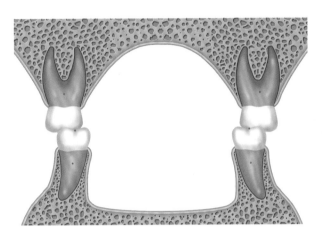

图 3-1-11　Andrews 要素三（理想的颌骨水平向位置关系）

要素四是理想的颌骨垂直向位置关系。在前方，发际点至眉间点、眉间点至鼻下点、鼻下点至颏下点的距离应相等，鼻下点至位置正常的上颌中切牙临床冠面轴点的长度应为整个面下部高度的1/3。在后方，若在通过耳点且平行于额平面的垂线上测量，耳点到下颌点的距离应该等于前面高的1/3。

要素五是理想的颏部突度。理想的颏部硬组织突度是颏前点位于PALL线（颏前界限）上。PALL是下颌正中矢状面上的一条线，垂直于咬合面（此时𬌗平面的倾斜度相对横断面的头部平面为2°～10°），并穿过下颌中切牙的FA点（图3-1-12）。

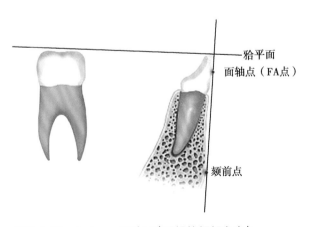

图 3-1-12　Andrews 要素五（理想的颏部突度）

七、影响颌骨美学的关键部位及因素

（一）颧骨颧突-面中部美学

颧骨颧突-面中部区域轮廓的形态可影响整体面部形态的协调性。颧骨形成了脸颊的突出部分，是决定正面视图上理想的椭圆形脸型和倾斜轮廓特征的最重要部分。颧骨下方的倒颧下三角颊脂垫（buccal fat pad）与颧骨相互呼应，强化或弱化颧骨的凸度。骨性凸起发育过度的颧骨，常需要行削颧术；而由倒颧下三角颊脂垫的流失凹陷所造成的假性凸出，给人以老化之感，这时需要进行颧下三角甚至包括颧骨在内的假体充填或脂肪移植，以弥补面中部容积不足。与西方人相比，亚洲人通常具有宽阔的面中部和突出的颧骨区。

（二）颏部美学

评价面部软组织形态时，面下 1/3 是关注的重点，其中颏部的形态和位置更是占据重要地位。

研究显示，软组织颏前点位于零子午线时美学评分最高，颏部前突及后缩均会破坏面部美学，超过 6mm 的后缩或前突的美观评价较低。研究发现，颏后退或突出小于 4mm，基本上不易察觉；大于 6mm 的前突和大于 10mm 的后缩需要手术，后缩或突出程度越大，美观评价就越低，手术矫正的愿望就越强烈，后缩比前突更容易被接受。

在正畸设计中，医师需要关注患者颏部是否偏斜，针对下颌姿势位时颏部偏斜情况，找出面部不对称的机制，即功能性颏部偏斜在下颌姿势位时不偏斜；骨性颏部偏斜在下颌姿势位时仍表现出偏斜。

（三）下颌角

脸型的大小通常由两侧颧骨、下颌骨来决定，其中下颌骨占了人脸的 1/4，它的形状、大小决定了脸型下半部的形状，由此产生"国字脸""瓜子脸""鹅蛋脸""V 字脸"等不同的脸型，所以下颌骨发育的大小在脸型美态中有着举足轻重的作用。从侧面看，转折点越高，面下 1/3 越轻盈精致，反之厚重沉稳。因此男性的审美往往是偏好稳重的方脸，而女性则是柔和的鹅蛋脸。

（四）颌骨对称性

关于颌骨对称性的研究争议较大，根据古希腊哲学对美的定义，对称性让人的容貌看起来更美丽。但有研究认为左右两侧脸完全对称看起来较死板，适度的不对称会显得更有吸引力。正常人容貌的左右两部分形态是存在差异的，男性面部的不对称性要比女性更明显。

以往研究对受试者的牙列中线偏移程度进行调查，发现当牙列中线偏移程度超过 2mm 时，易引起受试者的察觉。受试者所能忍受的牙列中线不对称的最大限度约 2.5mm。针对牙列中线偏移容忍度的研究很多，但不同研究结果不尽相同，这可能与调查中模型选择、计分方式，以及受试群体的种族和社会文化差异有关。

第二节
颌骨的美学缺陷

一、水平向不调

水平向不调，是指上颌牙弓与下颌牙弓宽度不调，或者上颌骨与下颌骨宽度不调。水平向不调在错𬌗畸形中常与其他牙颌畸形同时存在。当上颌牙弓宽度大于下颌牙弓时，后牙表现为锁𬌗；当上颌牙弓宽度小于下颌牙弓时，后牙表现为反𬌗或反锁𬌗。后牙锁𬌗或反𬌗对患者咀嚼功能、颅颌面生长发育、颞下颌关节均有影响。从美学角度考虑，水平向不调可能导致面部偏斜，即出现面部不对称。除了偏斜问题，上下颌骨宽度不协调在面型上也具有明显的美学缺陷。

（一）后牙反𬌗的骨性因素

由于上下颌骨间宽度发育的不协调，上颌发育过窄、下颌过宽造成后牙反𬌗。例如唇腭裂患者，上颌及上颌牙弓宽度发育不足，常有双侧后牙反𬌗。长期口呼吸患者双侧颊部压力增大，上颌牙弓逐渐变窄，可引起双侧多数后牙反𬌗。单侧多数后牙反𬌗合并前牙反𬌗者，前颌骨发育不足，颜面呈现凹面型。双侧多数后牙反𬌗由于上颌牙弓及上颌骨宽度发育多受限制，上颌牙弓狭窄，面部表现为狭长。

（二）后牙锁𬌗的骨性因素

双侧多数后牙的正锁𬌗常由上下颌骨间严重的宽度不调造成。单侧多数后牙正锁𬌗常伴有下颌相关肌肉的异常动力平衡，形成下颌骨左右发育不对称和颜面不对称畸形。双侧后牙正锁𬌗则常伴有下颌骨偏下畸形、下颌骨后缩或上颌骨巨大，严重影响面部美观。

二、矢状向不调

颌骨的矢状向不调是临床上常见的错𬌗畸形，主要包括上颌前突和/或下颌后缩引起的骨性Ⅱ类关系、上颌后缩和/或下颌前突引起的骨性Ⅲ类关系。

（一）骨性Ⅱ类关系

骨性Ⅱ类关系的原因是上颌发育过度、长度过大，上颌位置前突或下颌发育不足、长度过小，下颌位置偏后，或二者均有。国内外的研究表明，由下颌后缩导致的远中错𬌗远多于上颌前突，约占50%以上。许多因素可以造成骨性Ⅱ类关系，其中遗传因素占比较大。一些不良习惯，如吮指习惯、咬下唇习惯，以及不良功能如口呼吸等，破坏了口腔内外动力平衡而导致牙弓狭窄、下颌后缩。一些呼吸道疾病，如慢性鼻炎、扁桃体及腺样体肥大影响了正常的气道通气，导致口呼吸。口呼吸的长期存在会影响颌骨的正常发育，产生远中错𬌗表现。上颌前突的患者常表现出鼻唇角减小，下颌后缩的患者表现出颏唇沟的加深，常表现为凸面型，上下唇常位于审美平面的前方。同时，骨性Ⅱ类关系的患者常表现出面部垂直关系的异常，这些对面部美学造成了很大的影响。

（二）骨性Ⅲ类关系

骨性Ⅲ类关系的原因是上颌发育不足、上颌位置靠后或下颌发育过度、下颌位置偏前，或二者均有。造成骨性Ⅲ类关系的原因很多，其中下颌骨的生长受遗传控制比较明显，下颌前突患者常有明显的家族史。一些先天和后天的疾病也会影响颌骨的发育。在先天性唇腭裂中，多次手术对上颌骨的创伤及腭部瘢痕等因素会影响上颌发育，常表现为骨性Ⅲ类。先天愚型、颅骨 - 锁骨发育不全综合征、克鲁宗综合征（Crouzon syndrome）等常表现为骨性Ⅲ类。一些不良习惯如伸舌、咬唇、吮指及伸下颌习惯，都可以导致下颌的前移和上颌的发育受限，从而表现为骨性Ⅲ类。上颌前突的患者常表现出鼻唇角减小，下颌后缩的患者表现出颏唇沟的加深，骨性Ⅲ类常表现为上颌前牙唇倾、下颌切牙舌倾的牙齿代偿。虽然软组织存在一定程度的代偿，但患者一般会表现出面中部凹陷的Ⅲ类面型。

三、垂直向不调

垂直向不调，是上下颌牙弓、颌骨垂直向发育异常所致，最常见的表现为前牙开𬌗和前牙深覆𬌗。

（一）前牙开𬌗畸形的骨性因素

下颌后旋转生长型，导致下颌支发育不足，前面高增加，后面高减小，而上下颌前牙对颌骨类型代偿不足，没有咬合接触而出现开𬌗畸形，此为骨性开𬌗畸形。长面综合征畸形表现为骨性开𬌗畸形。骨关节病导致髁突吸收，从而导致下颌支变短，下颌后下旋转，进而导致前面高增加，后面高减小，也会造成开𬌗畸形。临床表现为上颌形态正常或宽度发育不足，腭盖高拱，其位置向前、上旋转；下颌骨发育不足，下颌支短，下颌角大，角前切迹深，下颌体向前、下倾斜度增大，下颌骨向下、后旋转。下颌平面角增大，呈高角畸形，具有较大的面部高度，表现出脸型较长、下颌角较大。

（二）前牙深覆𬌗畸形的骨性因素

下颌前旋转生长型，导致前面高减小，面下 1/3 高度减小，上下颌前牙咬合过深而出现前牙深覆𬌗畸形，此为骨性前牙深覆𬌗畸形。上颌形态可能正常或前突，或伴有宽度发育不足；下颌骨发育不足，下颌后缩，下颌角可能较小，下颌骨向前上旋转。下颌平面角减小，呈低角畸形。

第三节

颌骨美学缺陷的治疗策略

"三维正畸＋生长发育"的四维正畸模式可以帮助正畸医师更好地改善面部美观。纠正颌骨关系不调、达到颌骨美学目标的最佳方法是对患者的颌骨进行生长改良。但需要考虑患者的生长改良可被激发到什么程度，什么时间进行生长改良效果最好。对于婴幼儿，要重视早期预防；对于有不良习惯的儿童，要进行阻断性矫治；对于出现骨性问题的青少年，要进行早期生长控制和颌骨矫形治疗；对生长发育期已过的成人患者，可采用正畸掩饰治疗；畸形严重者有时需要配合正颌外科手术治疗。

一、早期预防及预防性治疗

（一）早期预防

1. 胎儿期　孕妇应保持健康良好的心理状态，身心愉悦。妊娠期营养的摄入需要均衡，保障胎儿在母体内的生长发育。妊娠期要尽量避免病毒性高热疾病和性病。研究证明，在妊娠早期感染此类病毒，有 15%～20% 的胎儿会出现牙发育不全、牙缺损、唇腭裂等疾病，影响胎儿的面、颌部的生长发育。还要避免接受过量辐射，否则会导致胎儿畸形，甚至死亡和流产。避免摄入烟酒、化学物品和毒品。

2. 婴儿期　采用正确的喂养方式，45°斜卧式或半卧位，每次约半小时的喂养时间。注意婴儿正确的睡眠姿势，避免长期使用同一姿势挤压头部继而影响口腔颌面部的正常生长。及早发现婴儿口腔不良习惯并干预。

3. 儿童期

（1）饮食习惯：养成良好的饮食习惯，避免挑食、长期食用精细食物。

（2）防治疾病：防治影响生长发育的急性、慢性病，特别是呼吸道疾病，避免由呼吸道疾病导致口呼吸习惯，影响牙及颌骨发育。

（3）防龋：龋病是儿童牙颌畸形的重要原因，乳牙列时期推荐使用含氟牙膏、氟片及含漱液，养成儿童良好的刷牙习惯和口腔卫生习惯；第一恒磨牙萌出后应及时进行窝沟封闭治疗，避免龋坏的发生。如已发生龋坏，应及时治疗，恢复乳牙冠的正常外形，保持牙弓长度，保障后续恒牙萌出并顺利建𬌗。

（4）关注儿童心理：婴幼儿缺乏亲人爱抚，会影响身心及智力发育，表现出胆小、孤独、迟钝等。饥饿、疲倦、不安全感、身体不适等均可导致幼儿吮指等不良习惯。另外，年龄稍大的儿童依然有类似行为，可能会引起同学的嘲笑和家长的责骂，造成儿童的心理负担和伤害。因此，家长纠正不良习惯时不能单纯采取责备、打骂的方法，要联合老师、医师给予正确的心理指导和恰当的治疗，才能获得良好的效果。

（二）预防性矫治

预防性矫治主要包括牙弓内缺隙保持、助萌、阻萌，去除咬合干扰，矫治异常的唇、舌系带等。临床发现乳牙或恒牙早失、乳牙滞留、恒牙萌出异常及系带异常时，应进行预防性矫治。

二、阻断性矫治

（一）早期消除不良习惯

习惯是一定间隔时间内有意识或无意识地反复或重复某一项活动，并持续不断的行为。口腔不良习惯是错𬌗畸形的重要原因之一，常见的口腔不良习惯包括吮指习惯、咬物习惯、舌习惯、唇习惯、偏侧咀嚼等，早期破除口腔不良习惯对面部的正常发育、面部美学缺陷的防治至关重要。

1. 口呼吸习惯　除了在运动等特定的生理情况下，人通常使用鼻进行呼吸，这样的呼吸方式是面部正常发育的重要保证。当儿童患有慢性鼻炎、腺样体肥大、鼻部肿瘤等鼻呼吸受阻的疾病时，长期被迫用口呼吸，导致错𬌗畸形的发生。通常情况下口呼吸患者的畸形主要表现为上颌牙弓狭窄、上颌牙列拥挤、上颌前突、下颌后缩、腭盖高拱等，但扁桃体肥大的患者需要前伸下颌来扩大咽腔，常表现为下颌前突。对于口呼吸患者，除了治疗引起口呼吸的原发疾病和加强教育，还可以采用口腔前庭盾纠正口呼吸习惯。

2. 吮指　儿童在 3 岁前出现吮指行为可以视为正常现象，随着年龄增大吮指习惯会逐渐消失。如果 6 岁以后仍然存在吮指行为，则可能导致错𬌗畸形的发生，应予以早期干预。吮指习惯造成的错𬌗畸形形式多样，主要与吮指的部位、强度、持续时间、频率有关，如将大拇指放在上下颌前牙之间，会造成前牙楔状开𬌗畸形，而长期把手指放在硬腭部位则影响鼻腔的向下发育。不仅如此，吮吸习惯还会使颊肌收缩引起上颌牙弓狭窄、上颌前突、开唇露齿、后牙反𬌗等畸形。吮指习惯可采用在手指上涂小檗碱或戴指套来阻断。

3. 舌习惯　舌习惯一般包括吐舌、伸舌、舔牙等，其中吐舌、伸舌习惯抑制了前牙的垂直向生长，易造成前牙开𬌗。同时，值得注意的是，吐舌造成的开𬌗易伴有吮指、口呼吸习惯，而舔前牙的习惯则可能导致前牙唇向倾斜或上下颌牙弓前突。吐舌习惯可以采用腭刺阻断，同时也要进行正常吞咽习惯的训练。

4. 唇习惯　唇习惯可分为咬上唇、咬下唇及覆盖下唇习惯。其中咬下唇习惯常导致上颌前牙前突、唇倾，下颌后缩、下颌前牙拥挤，以及开唇露齿等。相反，咬上唇习惯则可导致上颌发育受限、前牙反𬌗等错𬌗畸形。覆盖下唇习惯是指休息状态时下唇处于上下颌前牙之间且为上颌前牙所覆盖，此时上颌前牙会更加唇向倾斜，下颌会更加后缩。对于不良唇习惯，可采用唇挡进行纠正。

5. 咬物　常为咬指甲或铅笔，长期的咬物习惯容易导致局部小开𬌗的发生。

6. 吮颊　长期吮颊将导致颊肌力量的增强，造成上颌牙弓狭窄、后牙开𬌗等，可采用颊屏纠正。

7. 偏侧咀嚼习惯 偏侧咀嚼常由龋病、尖牙磨耗不足，或多数乳磨牙的早失导致。偏侧咀嚼时咀嚼侧长期受到咀嚼刺激，颌骨发育良好，有较好的自洁状态。失用侧则缺乏相应的刺激，发育较差。因此咀嚼侧相对失用侧更加丰满。同时下颌长期的偏侧运动可能导致两侧磨牙关系不一致。针对偏侧咀嚼习惯，首先应该弄清楚病因，尽早去除病因，并注重练习双侧咀嚼。

8. 异常吞咽习惯 异常吞咽的患者依然保持使用婴儿型吞咽动作，即吞咽时伸舌置于上下颌龈垫之间，唇、颊收缩同时吞咽。异常吞咽会造成两种错𬌗畸形，第一种是双颌牙弓前突的水平生长型，第二种是前牙开𬌗的垂直生长型。异常吞咽患者需要纠正异常吞咽习惯，训练正确的吞咽方式，必要时可以采取腭刺、腭网破除。

9. 身体姿势异常 如长期托腮可能会造成面部的不对称发育。

（二）早期纠正影响生长发育的局部错𬌗畸形

局部错𬌗畸形所导致的咬合障碍可能导致牙颌面功能运动的异常，长期可能导致骨性畸形，严重影响面部美观。早期矫治局部错𬌗畸形可阻断畸形的发展，引导牙颌面正常生长，预防面部美学缺陷。

三、早期生长控制和颌骨矫形治疗

（一）水平向不调

水平向不调的常用矫治方法是扩弓治疗。像颅面部其他骨缝一样，腭中缝随年龄增长变得更加弯曲，并逐渐融合。颌骨畸形的早期矫形治疗，应根据全身骨龄判断，在生长高峰期前及生长高峰期进行，一般在青春生长高峰期前 1～3 年，10～12 岁前（男性高峰期晚于女性 2 年左右）进行。上颌基骨宽度的扩大，应在腭中缝完全融合前进行，一般不应大于 15～17 岁，否则牙弓的扩大主要为后牙的颊向倾斜。随着年龄增加，腭中缝骨缝交叉融合越发紧密而无法扩展，只能依靠手术。

对于上颌牙弓发育不足的青少年患者，8～9 岁时，可使用牙支持式扩弓器（如 W-arch、Quad Helix）打开腭中缝；10 岁以上上颌牙弓狭窄的患儿通常需要使用螺旋扩弓器造成局部微骨折以打开腭中缝。种植体支持式扩弓是用骨钉植入上颌骨作为暂时性骨性附着体，扩弓力量可由此直接作用于上颌骨，避免牙齿颊倾，又可为锁𬌗患者提供最大程度的骨性改建。宽度改良后面部美学得到提升，扩弓产生间隙，帮助拥挤的牙列排齐或前突的牙列内收，减少牙列拥挤或牙弓前突带来的面部美学影响；同时，扩弓可改善颊廊宽度，利于微笑美学；牙弓关系的协调还可以改善一些由咬合干扰造成的面部偏斜。

（二）矢状向不调

1. 骨性Ⅱ类 骨性Ⅱ类患者的两种主要生长改良方式，包括：①借助口外力进行牵引；②功能矫治器，例如 Twin-Block、Bionator、CICE- 下颌前移器、Herbst 矫治器等。青春期前使用头帽牵引可以限制上颌骨向前生长，允许下颌骨生长以协调颌骨关系。同时，功能矫治器对上颌骨有一定的抑制作用，骨性Ⅱ类的矫治很大一部分是通过牙槽骨而不是骨骼的变化来实现的（图3-3-1，图3-3-2）。

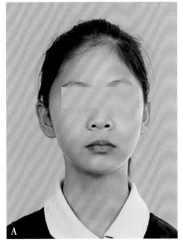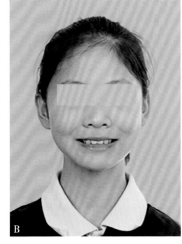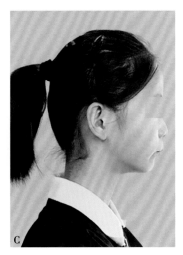

图3-3-1　骨性Ⅱ类患者矫治前面像
A. 正面像；B. 正面微笑像；C. 侧面像

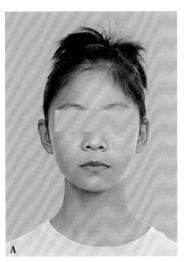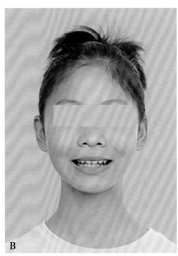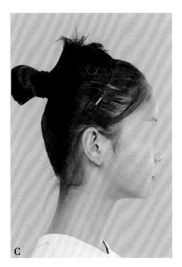

图3-3-2　骨性Ⅱ类患者矫治后面像
A. 正面像；B. 正面微笑像；C. 侧面像

2. 骨性Ⅲ类　骨性Ⅲ类患者生长改良治疗的主要方法是上颌前方牵引、颏兜和基于骨性支抗的Ⅲ类弹性牵引。对上颌骨发育不足的患者（图3-3-3）应使用上颌前方牵引，可有效促进上颌骨向前、向下生长（图3-3-4）。近年来，基于骨性支抗的弹性牵引得到越来越多的关注。将微钛板植入上颌颧牙槽嵴和下颌尖牙区，使用Ⅲ类弹性牵引，改良Ⅲ类骨性生长。使用该方式进行干预的适宜时机为11岁以上，此时植入骨性支抗较为安全，不会影响未萌出的牙胚。这种方法可以促进上颌生长，同时最大程度地减少如牙槽骨变化和下颌骨向后旋转的不良反应。快速扩弓联合种植体支抗前牵可以产生明显的上颌前下方增量和较小的下颌顺时针旋转。骨性Ⅲ类错𬌗畸形有随着生长发育加重的可能，并且预测困难。一些患者可能在乳牙或替牙期进行过正畸治疗，但随着青春迸发期生长发育的加速，前牙反𬌗及近远中关系的不调再度出现，甚至进一步加重，这常使治疗变得复杂。

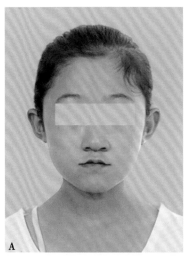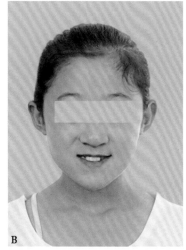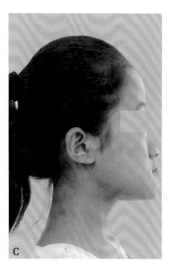

图 3-3-3　骨性Ⅲ类患者矫治前面像
A. 正面像；B. 正面微笑像；C. 侧面像

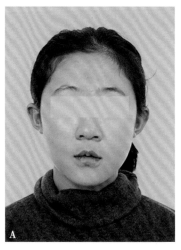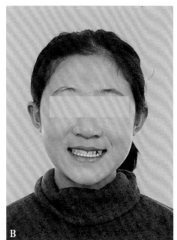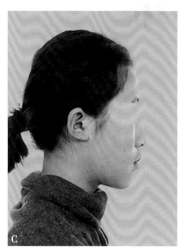

图 3-3-4　骨性Ⅲ类患者矫治后面像
A. 正面像；B. 正面微笑像；C. 侧面像

（三）垂直向不调

1. 深覆𬌗　一些儿童表现为深覆𬌗是因为下颌发育不足，这些患者常表现为下颌平面角过小，下颌支过长。下颌常向前生长，具有向上、向前旋转的趋势。解决这些问题主要通过刺激后牙及后牙槽高度的生长,使下颌向下、向后旋转。

对于有深覆𬌗趋势的青少年患者,生长改良治疗的目的是通过伸长后牙促进牙槽骨的垂直向改建。对于Ⅱ类错𬌗患者,可使用颈牵口外弓,利用位于牙齿和上颌阻抗中心下方的口外力使牙齿伸长。平面导板可以打开咬合,在没有后牙咬合接触的情况下,上下颌牙都可以萌出。功能矫治器也可在抑制上颌后牙萌出的同时允许下颌后牙自由萌出。肌激动器或生物调节器,在前牙区放置平导打开后牙咬合关系,促使上下颌磨牙萌出,这种垂直向的变化可以改善较短的面下部高度。

2. 开𬌗　对于有开𬌗趋势的青少年患者,生长改良治疗较困难。从理论上讲,可以使用头帽进行高位牵引来限制上颌骨的向下生长,并通过后牙咬合导板抑制牙齿萌出使下颌骨向前旋转,从而改变长面型患者的生长发育方向。但是,这类患者面下1/3长度过大,下颌支短,下颌角钝,下颌平面角大,生长改良治疗效果很有限。研究表明,在垂直生长型患者的上颌骨和下颌骨植入微螺钉种植体,应用链状圈直接施加压入力,可以有效压低磨牙,减小下颌平面角并改善面部突度。由此可见,微种植体为垂直向不调的青少年患者提供了不同于传统生长改良治疗的新思路。

四、正畸掩饰性矫治

对于错过生长改良最佳时期的患者,则可以考虑正畸掩饰性矫治。掩饰性治疗通常用于存在水平向、矢状向和垂直向问题的患者。

(一)水平向不调

水平向不调常与其他牙颌畸形同时存在,例如后牙的反𬌗常与牙列的拥挤及前牙的反𬌗同时存在,后牙的锁𬌗一般与后牙段的拥挤有关。一般的矫治原则是首先解决横向不调的问题,然后进行其他畸形的矫治。在临床治疗中一般首先进行牙弓狭窄或过宽、后牙锁𬌗的处理,然后解决牙列拥挤及矢状向、垂直向的问题。

对于单纯的一侧后牙反𬌗,可以使用健侧后牙𬌗垫加上反𬌗侧后牙区舌簧的活动矫治器。一侧后牙反𬌗伴随其他较复杂因素时,可应用固定矫治器:①在矫治弓丝上弯制曲,起到颊向扩展上颌牙弓或缩窄下颌牙弓的目的;②上下颌间交互牵引矫治后牙反𬌗;③配合使用各类上颌扩弓矫治器调整上颌牙弓宽度,解除后牙的反𬌗。

存在双侧后牙反𬌗的患者,多数是由颌骨的发育异常所致。对于生长发育期的患者,可以采用腭开展的方法,通过打开腭中缝增加上颌的骨量,增加上颌的宽度。

此外,还可以使用牙弓开展的方法,如分裂基托矫治器、四眼圈簧等调整上颌牙弓的宽度。对于反𬌗不严重者,可以在使用固定矫治器的同时使用颊侧的扩弓辅弓装置。在扩弓的同时应注意,加力后容易造成后牙舌尖的下垂,需要予以控制;也可以在扩弓治疗后使用颊侧矫治器时,在方弓丝上加后牙根颊向的转矩以抬高上颌磨牙的舌尖。必要时也可适当调磨早接触的未经磨耗的牙尖。

（二）矢状向不调

对于双颌前突患者，可拔除第一前磨牙，使用强支抗内收上下颌前牙。对于双颌前突但上下颌切牙较直立的患者，需要关注切牙的转矩，防止骨开窗、骨开裂。

对于多数骨性Ⅱ类患者的正畸掩饰性治疗，一般通过腭向移动上颌前牙和唇向移动下颌牙齿完成矫治，通常选择拔牙矫治来实现尖牙与磨牙关系的调整及前牙覆𬌗、覆盖的改善。拔牙后利用拔牙间隙远中移动上颌牙列，近中移动下颌磨牙，减小前牙的覆𬌗、覆盖，调整尖牙远中关系至中性关系。综合患者的牙列拥挤度、牙弓突度、前牙倾斜度、下颌切牙位置和 Spee 曲线曲度等因素选择不同的拔牙方式，如拔除 4 颗第一前磨牙，拔除上颌第一前磨牙、下颌第二前磨牙，拔除上颌第一前磨牙，拔除上颌第二磨牙等。骨性Ⅱ类畸形的颅面类型繁多，口内表现复杂，掩饰性治疗时选用何种拔牙模式，应视具体情况综合考虑而定。骨性Ⅱ类患者矫治时若过多地远中移动前牙来掩盖严重的骨骼畸形，而正畸医师又不能很好地控制前牙的转矩时，可能发生牙根吸收、骨开裂和骨开窗等并发症。同时，过度内收前牙会出现唇突度减小、鼻唇角增大，导致上唇弧线变为直线，甚至反向弧形，鼻唇沟加深，致面部容貌老年化而影响面容美观。

对于骨性Ⅲ类患者的正畸掩饰性治疗，一般通过唇向移动上颌前牙和舌向移动下颌牙齿完成矫治。但上颌前牙向近中移动是有一定限度的，过度唇向移动或唇倾上颌切牙，会造成矫治效果不稳定、牙周组织的损害或矫治失败。一些牙列拥挤不显著、颌骨畸形较轻、牙齿代偿不重的骨性Ⅲ类患者，一般不需要拔牙矫治；而严重拥挤和骨性畸形严重却不接受手术治疗的患者，需要拔牙矫治。综合患者的牙列拥挤度、牙弓突度、前牙倾斜度等因素选择不同的拔牙方式，如拔除 4 颗第一前磨牙，拔除下颌第一前磨牙、上颌第二前磨牙等。

（三）垂直向不调

1. 深覆𬌗　对成年深覆𬌗患者的治疗原则是压低前牙和升高后牙。后部牙槽发育不足形成的深覆𬌗，一般可采用平面导板，配合固定矫治器升高后牙，必要时可以结合后牙垂直牵引。利用隐形矫治器推磨牙向后同样可以增加面高（图 3-3-5～图 3-3-8）。一般情况下，磨牙区伸长 1mm，前牙区咬合打开 2～5mm。磨牙伸长适用于下颌平面角较小的患者，对下颌平面角正常者慎用，下颌平面角过大者则要避免伸长后牙。前部牙槽过度发育形成的深覆𬌗病例一般选用压低前牙的方式。上下颌前牙的压低一般通过固定矫治器的摇椅弓、多用途弓或压低辅弓来实现。下颌前牙的压低常常需要配合使用平面导板。上颌垂直向发育过度常常伴随露龈微笑，微种植体支抗钉是治疗成人露龈微笑的常见方法，前牙过长伴有露龈微笑患者植入微种植体支抗可显著改善露龈微笑，压低效果较好。微种植体相对传统治疗方法而言，植入方法简单、体积小、舒适度高、患者依从性要求低，可有效实现上颌前牙压低、改善前牙唇齿关系，从而改善露龈微笑。

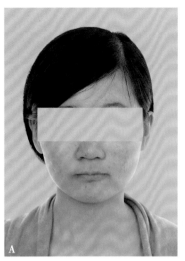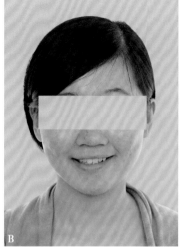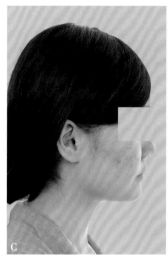

图3-3-5 深覆𬌗患者矫治前面像
A. 正面像；B. 正面微笑像；C. 侧面像

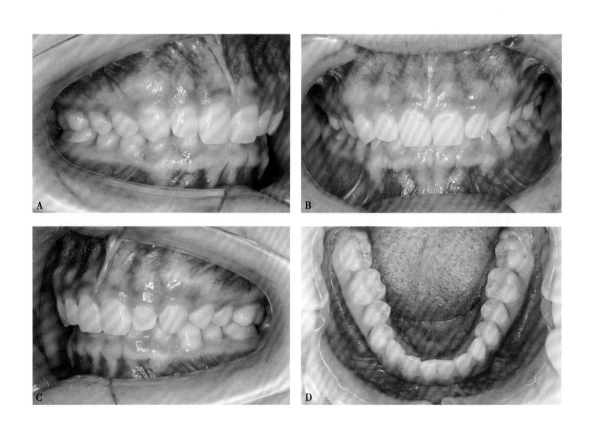

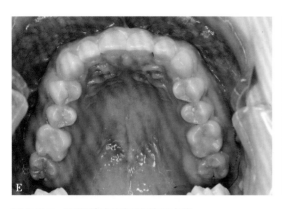
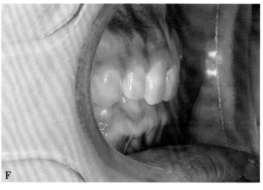

图3-3-6 深覆𬌗患者矫治前口内像
A. 右侧面观；B. 正面观；C. 左侧面观；D. 下颌𬌗面观；E. 上颌𬌗面观；F. 覆𬌗、覆盖观

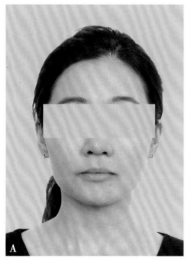
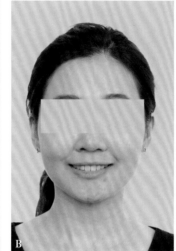
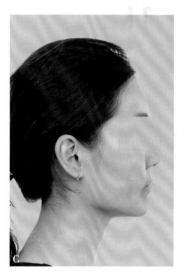

图3-3-7 深覆𬌗患者矫治后面像
A. 正面像；B. 正面微笑像；C. 侧面像

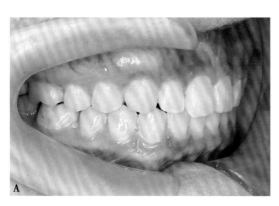
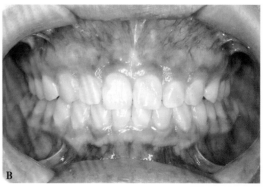

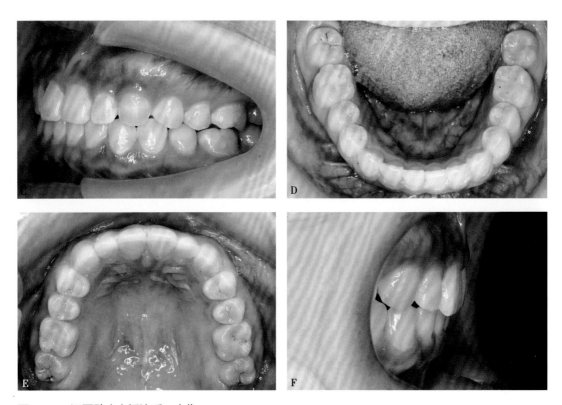

图 3-3-8 深覆𬌗患者矫治后口内像
A. 右侧面观；B. 正面观；C. 左侧面观；D. 下颌𬌗面观；E. 上颌𬌗面观；F. 覆𬌗、覆盖观

2. 开𬌗 对成年开𬌗患者的治疗原则是压低磨牙、伸长或直立前牙。前部牙槽发育不足且垂直开𬌗距离 2～3mm 的开𬌗畸形，可以通过伸长上下颌前牙，使上下颌前牙建立正常的咬合关系来矫治。对于上下颌后牙萌出过度或后部牙槽发育过度的开𬌗畸形，可以通过压低磨牙来治疗。另外，可以采用上颌横腭杆、口外弓高位头帽牵引和𬌗垫进行后牙的垂直向控制。无论是使用微种植体还是磨牙𬌗垫，都可以对后部牙槽发育过度的恒牙期开𬌗患者达到较好的治疗效果。

应该强调的是，成年患者牙齿移动的范围有限，超过正常限度的牙齿移动会造成骨开窗、骨开裂、牙根吸收、牙龈退缩等一系列问题，因此对于严重骨性错𬌗的患者，已出现明显的牙齿代偿，无法通过单纯的正畸治疗来掩饰颌面部的畸形，应考虑正畸 - 正颌联合治疗。同时，对于正畸与正畸 - 正颌的临界病例，要充分考虑患者的意愿采取相应的治疗方法。

（刘 燕 陈丽媛 贾玉林）

参考文献

1. 林久祥，李巍然. 现代口腔正畸学：口腔颌面正畸学：健康、科学、艺术的统一. 5版. 北京：北京大学医学出版社，2021.

2. 陈扬熙. 口腔正畸学：基础、技术与临床. 北京：人民卫生出版社，2012.

3. 郭丛丛，周晨，全春天，等. 正畸患者对牙列中线偏移的审美认知评价. 中华口腔正畸学杂志，2011，18（4）：204-205.

4. 吕婴，张学军. 中国人颜面侧貌审美的调查分析. 中华口腔医学杂志，2000，35（3）：224-226.

5. 金作林. 颅面部生长发育与早期生长改良. 国际口腔医学杂志，2021，48（1）：7-11.

6. 刘铃，王春玲，吕涛，等. 成人与青少年对女性侧貌审美观点的差异. 中华口腔正畸学杂志，2011，18（3）：161-163.

7. HUANG P，CAI B，ZHOU C，et al. Contribution of the mandible position to the facial profile perception of a female facial profile：an eye-tracking study. Am J Orthod Dentofacial Orthop，2019，156（5）：641-652.

8. 张珂，白丁. Andrews口颌面协调六要素在侧貌美学中的应用. 国际口腔医学杂志，2010，37（2）：236-239.

9. 周林曦，房兵，张桂荣. 口外弓支抗对青少年骨性Ⅱ类错𬌗畸形患者软组织侧貌改善效果评价. 中国实用口腔科杂志，2021，14（2）：196-198.

10. 王兴，张震康，王洪君. 中国美貌人群颜面结构相互关系的三维测量分析. 中华口腔医学杂志，1991，26（2）：67-69.

颌面外科与面部美学

牙颌面的发育异常可以只影响"殆",也可以影响"颌",进而影响覆盖于颌骨表面的软组织轮廓,产生形态各异的面部容貌。因此,牙颌面畸形不但可以影响患者的咬合功能、咀嚼功能、语言功能,还会影响患者面容外貌,严重者可产生各种心理障碍。

发育期牙颌面畸形的治疗已在第三章介绍。患者骨骼发育停止之后,生长诱导治疗对骨性牙颌面畸形已基本无效。对于一部分畸形程度较轻的患者,掩饰性治疗可能达到咬合功能改善的目标,但对面型的改善非常有限。大部分的骨性牙颌面畸形患者,最佳治疗方案是进行正畸-正颌联合治疗,既纠正颌骨畸形,又改善咬合功能,从而达到牙、殆、颌、面的协调统一。本章主要介绍正颌外科与面部美学的关系。此外,颌面肿瘤外科、颌面部创伤等导致的组织缺损,其整复外科与面部美学亦有一定关系,本章作简要介绍。

第一节

颌骨相关面部美学缺陷分类

面部美学相关软组织评价标准已在第二章介绍。颌骨位于面部软组织深面,形态可对面部美学产生较大影响;同时,面部美学又受其他因素影响,如软组织厚度、皮肤色泽、神态等。颌骨的形态分析主要依靠 X 线头影测量进行,相关标志点及评价标准已在第三章介绍。本节重点阐述颌骨相关面部美学缺陷的分类与临床表现。

一、颧骨颧弓畸形

颧骨左右对称,位于面中部两侧,较突起,是面部坚硬的骨骼之一,外形似四边形,外凸内凹,有三个面和三个突起,分别与颞骨、额骨、上颌骨、蝶骨相连接,其中颞突向后与颞骨颧突相连,形成颧弓。颧骨颧弓的形态,对维持面部宽度与突度有重要的作用。

当颧骨体大小适宜,并略突出于面部的前外侧,较圆滑、柔和时,可使面部呈现柔美感。当颧骨体肥大,较高地突出于面部,尤其是同时出现颞部及颧弓下方软组织凹陷时,可使面部轮廓生硬,破坏面部的自然美感。当颧骨颧弓发育不良时,可出现面中部水平向狭窄,以及面部垂直向狭长等面容。

(一)颧骨颧弓肥大畸形

颧骨颧弓肥大者,面型多呈圆形,如伴有双侧下颌角肥大,则呈方形;面部轮廓特征包括颧突过高、颧弓肥大、面中 1/3 过宽、双侧眶外侧缘间距过短、颞窝不丰满等,面部往往显得粗犷。受种族、地域及文化等影响,颧骨颧弓肥大畸形的诊断尚无客观的统一标准,主要测量指标为骨性面型宽度比值,即以两侧额骨颧突外侧缘和眶上缘连线交点之间的距离,表示骨性面上 1/3 的宽度,也称额面宽。以两侧颧弓最高点之间的距离,表示骨性面中 1/3 的宽度,也称颧面宽(图 4-1-1)。

骨性面型宽度比值＝骨性面上 1/3 宽度∶骨性面中 1/3 宽度

国外学者认为颧面宽大于额面宽不超过 10% 为正常,国内祁佐良等提出将骨性面型宽度比值低于 0.75 为颧骨颧弓肥大的诊断标准。在实际应用中,必须结合面部轮廓的诸多客观指标进行综合评价。

颧骨颧弓肥大在临床上可分为三型:①真性肥大,即颧面宽过大,额面宽正常;②假性肥大,即颧面宽正常,而额面宽过小,颞部凹陷;③混合性肥大,同时存在颧面宽过大和额面宽过小(图 4-1-2,图 4-1-3)。

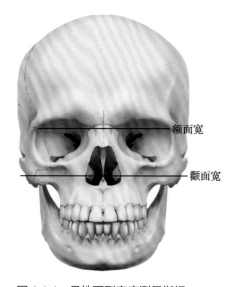

图 4-1-1　骨性面型宽度测量指标

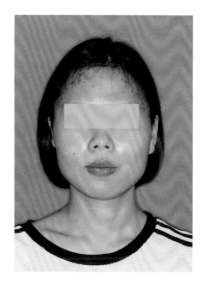

图 4-1-2　颧骨颧弓肥大患者正面像

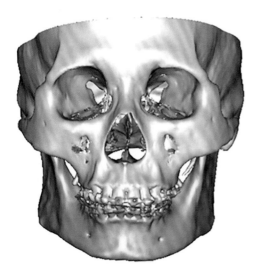

图 4-1-3　颧骨颧弓肥大

（二）颧骨颧弓窄小畸形

大多数学者将骨性面型宽度比值大于 0.9 作为颧骨颧弓窄小的诊断标准。颧骨颧弓窄小畸形在亚洲人群中较少见，但可见于各类颅颌面先天性综合征，如特雷彻·柯林斯综合征（Treacher Collins syndrome）、克鲁宗综合征（Crouzon syndrome）等。西方人群的面中 1/3 缺乏明显的标志性突出点，虽不能称为颧骨颧弓窄小畸形，但有一部分求美者为求面型生动，要求行颧弓扩大整形手术。

二、上颌骨畸形

上颌骨位于面部中心，三维形态和相对位置作用于表面附着的颌面软组织，是影响面型的重要因素之一。上颌骨发育异常可对外观造成明显影响，表现为上颌前突或后缩、严重露龈微笑、深覆𬌗、开𬌗等。上颌骨自身存在异常，如在上颌骨垂直向发育过度时，会影响下颌骨的位置，导致下颌后下旋，面下 1/3 变长，颏部后缩，呈长面型。颅底的发育情况也会影响上颌骨垂直向、矢状向的位置（图 4-1-4）。

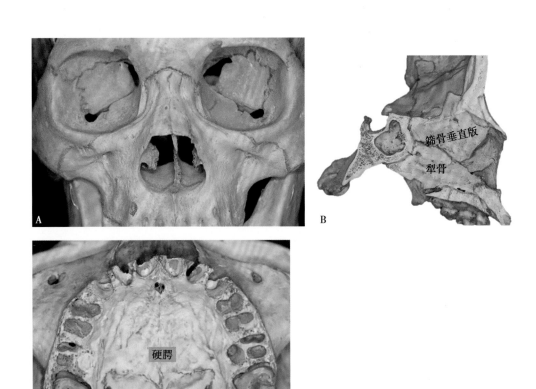

图 4-1-4　上颌骨解剖
A. 正面观；B. 内侧面观；C. 颅底面观

1. 上颌骨水平向发育异常

（1）上颌骨水平向发育过度：常见临床特征为后牙正锁𬌗、上颌牙弓过宽、微笑时颊廊过小等（图4-1-5-A），面中份过宽。

（2）上颌骨水平向发育不足：常见临床特征为后牙反𬌗、上颌牙弓狭窄、微笑时颊廊过大等（图4-1-5-B），因颊部软组织代偿，面容可能无明显异常。

通过临床表现和影像学检查（图4-1-6）可以判断上颌骨水平向发育情况。因为能改变下颌宽度的治疗方法并不多，所以常将下颌基骨宽度作为参考，以此来判断上颌骨宽度需要改变的量，从而获得上下颌的协调关系。

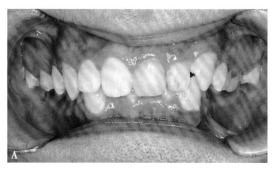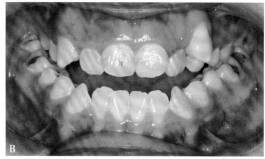

图4-1-5 上颌骨水平向发育异常
A. 上颌骨水平向发育过度；B. 上颌骨水平向发育不足

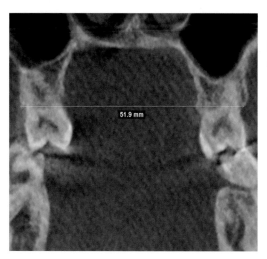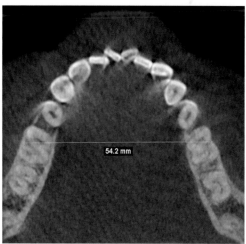

图4-1-6 通过CBCT分析上下颌牙弓基骨宽度是否存在异常

2. 上颌骨垂直向发育异常 上颌骨的垂直向位置和大小主要影响面高及𬌗平面角度。通常临床上通过正面观，结合X线头影测量，综合分析上颌骨的垂直向发育情况。

（1）上颌骨垂直向发育过度：常见临床特征包括三点。①若前牙区垂直向发育过度，常表现为开唇露齿、露龈微笑、深覆𬌗（图4-1-7）；②若后牙区垂直向发育过度，常表现为前牙区开𬌗、高角等；③面容表现为全面高增加，下颌向下向后旋转，面下 1/3 高度增加。

（2）上颌骨垂直向发育不足：常见临床特征包括三点。①若前牙区垂直向发育不足，常表现为静态露齿量少、微笑时露龈量不足、开𬌗；②若后牙区垂直向发育不足，常表现为后牙区开𬌗、低角等；③面容表现为上颌切牙露齿较少，面中 1/3 高度比例减小，短方脸型，下颌闭合时口角向下（图 4-1-8）。

前牙区牙槽高度需要通过临床检查来判断是否存在异常，要与周围软组织协调，从而达到美学标准。静态露齿为 2.5mm±1.5mm，微笑时上唇红缘应位于龈缘上或露龈不超过 2mm。上唇长度一般约为 21mm，应该是面下 1/3 长度的 1/3。当上唇较短或较长时，影响上颌骨前牙垂直向位置的判定，要区分静态露齿量过多是上唇长度短引起的，还是前牙区垂直向发育过度引起的。此外，还需要注意临床牙冠长度及覆𬌗情况。

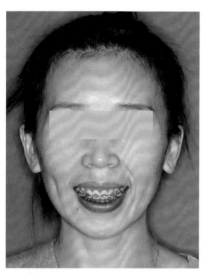

图 4-1-7　上颌骨垂直向发育过度患者正面微笑像

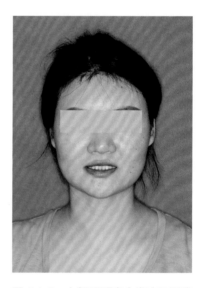

图 4-1-8　上颌骨垂直向发育不足患者正面微笑像

3. 上颌骨矢状向发育异常　上颌骨的矢状向位置和大小主要影响面型的突度，通常临床上通过侧面观，结合 X 线头影测量，综合分析判断上颌骨的矢状向发育情况。

（1）上颌骨矢状向发育过度：常见临床特征为凸面型、上唇前突、鼻唇角呈锐角、开唇露齿、前牙深覆盖、磨牙远中关系等；侧面观表现为面中 1/3 前突，鼻梁隆起，上唇通常短而外翻，唇闭合不足等（图 4-1-9）；正面观表现为面中部前突，下唇位于上颌切牙下方，颏唇沟较深。

（2）上颌骨矢状向发育不足：常见临床特征为凹面型、鼻唇角呈钝角、前牙反覆盖、磨牙近中关系等；侧面观表现为上唇后缩或扁平外形（图 4-1-10）；正面观鼻旁区扁平，上唇唇红暴露少，部分患者虹膜下方巩膜暴露。

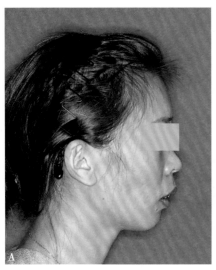

图 4-1-9　上颌骨矢状向发育过度患者
A. 侧面像；B. 覆𬌗、覆盖观

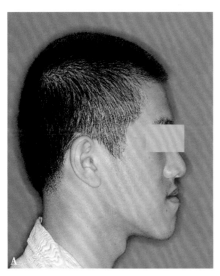
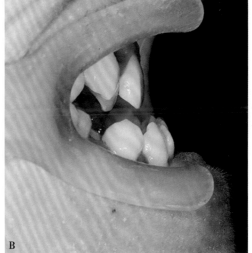

图 4-1-10　上颌骨矢状向发育不足患者
A. 侧面像；B. 覆𬌗、覆盖观

三、下颌骨畸形

　　下颌骨分为一体两支，两侧体部于正中联合，整体呈弓状，有上、下两缘及前、后两面。其前方正中突向前，为颏隆突，前外侧面有颏孔，下颌支后上方有两个骨性突起，前方称喙突，后方称髁突，两者之间的凹缘称为下颌切迹。髁突与颞骨的关节窝构成颞下颌关节，下颌支后缘与下颌体下缘相交处称为下颌角（图 4-1-11）。下颌骨骨面上有大量咀嚼肌附着，其中咬肌影响面下 1/3 宽度。下颌骨畸形（mandibular deformity）在临床上较为常见，常表现为下颌前突、下颌后缩、宽面畸形,以及各种获得性畸形等。

下颌骨是支持面部轮廓的重要骨性支架,也是颌面部唯一可活动的骨骼,面部有许多肌肉附着其上。下颌骨的大小、形状及位置对面部能否具有协调美观的面型起到重要的作用。若下颌骨出现大小、形状、位置的异常,将严重影响面下 1/3 的美观。下面将从水平向、矢状向和垂直向三个方向讲述下颌骨畸形对面部及牙列的影响。

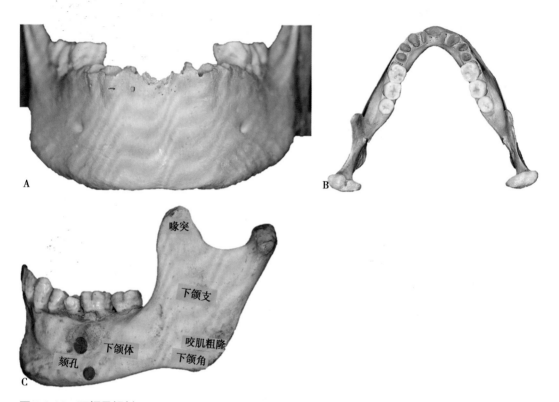

图 4-1-11　下颌骨解剖
A. 正面观;B. 殆面观;C. 侧面观

1. 下颌骨水平向发育异常

(1)下颌骨水平向发育不足:常见临床表现为后牙正锁殆,下颌牙弓狭窄,牙列拥挤。

(2)下颌骨水平向发育过度:常见临床表现为后牙反殆,下颌牙弓过宽,牙列稀疏。

一般单纯的下颌骨水平向发育异常较少见,通常都会伴有上颌骨发育异常的情况。

2. 下颌骨垂直向发育异常

(1)临床表现

1)下颌骨垂直向发育过度:常见临床特征包括两点。①若前牙区下颌骨牙槽发育过度,常表现为深覆殆;②若后牙区牙槽发育过度,常表现为前牙区开殆、高角等。

2)下颌骨垂直向发育不足:常见临床特征包括两点。①若前牙区下颌骨牙槽发育不足,常表现为开殆;②若后牙区下颌骨牙槽发育不足,常表现为前牙区深覆殆、低角等。

（2）影像学检查：在 X 线头影测量项目中，L1-MP 和 L6-MP 能够反映下颌骨前、后牙槽的高度，其余指标可测量下颌骨垂直方向上对面高的影响。

1）下颌前牙牙槽高（L1-MP）：下颌中切牙切缘到下颌平面的垂直距离，正常值为42.0mm±4.0mm。

2）下颌后牙牙槽高（L6-MP）：下颌第一磨牙近中颊尖点到下颌平面的垂直距离。

3. 下颌骨矢状向发育异常

（1）下颌骨矢状向发育不足（小颌畸形）：临床上下颌后缩畸形常表现为面下 1/3 后缩，面部垂直距离降低，正面观示下颌后缩，面下 1/3 较正常人短，常有"双下巴"的表现；侧面观示下颌后缩患者特征为"鸟面型"，上颌相对前牙突出，颏部后缩，颏颈距离短，颏颈角圆钝，颏唇沟明显（图 4-1-12）。口内可见前牙深覆𬌗和深覆盖，后牙呈安氏Ⅱ类错𬌗畸形。

（2）下颌骨矢状向发育过度（下颌前突）：临床上下颌前突畸形常表现为面下 1/3 前突，上唇较长，下唇外翻，偶有病例可出现闭口不全。正面观示下颌突出，面下 1/3 较正常人宽，面中部凹陷或后缩，鼻翼鼻基底部较窄，上唇唇红暴露减少，同时可伴有颏唇沟变浅或消失，部分患者可出现两侧不对称。侧面观示下颌前突或伴有颏前突，下颌角较钝，颏颈角锐（图 4-1-13）。口内常见前牙反𬌗或开𬌗，后牙呈安氏Ⅲ类错𬌗畸形。

通过 CBCT、X 线头影测量正侧位片等影像学检查对下颌骨水平向、垂直向、矢状向发育异常的分析，可以判断患者出现的畸形是由骨性引起还是由牙性引起，或是两者兼有，对患者进行诊断，并结合患者对面型的要求等，进一步制订合适的个性化治疗方案，以确保实现患者对面部美观的要求及恢复口内咬合功能。

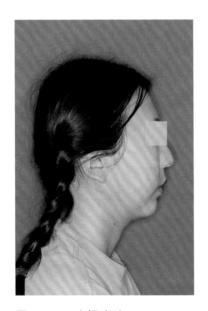

图 4-1-12　小颌畸形

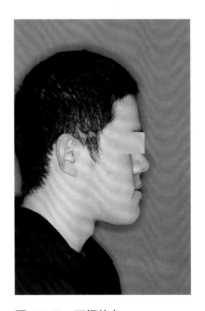

图 4-1-13　下颌前突

四、颏部畸形

颏位于下颌骨的最前端,有两个骨性突起,称为"颏结节"。在两个颏结节之间有个三角隆起,称为"颏隆突",即颏部。颏部位于下颌体中央,两侧颏孔之前,包括正中联合、颏结节、骨性联合、颏上棘、颏下棘,是一个立体结构范围。从面部软组织来看,颏部是面下 1/3位于颏唇沟下方的部分。颏唇沟的位置与深度对颏部的形态和面下 1/3 的协调美观有一定影响,理想的颏唇沟应该位于上唇上缘与颏下缘的 1/2 处附近(图 4-1-14)。颏部大小和形态变化可以影响其他软组织的位置和形态,甚至影响整个侧貌的协调和平衡。

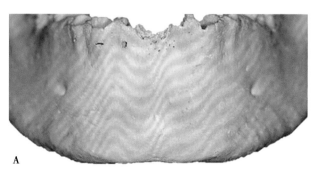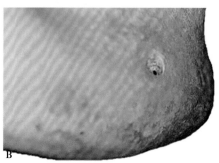

图 4-1-14 颏部
A. 正面观;B. 侧面观

(一)颏部凸度的分析

颏部作为整个面部美学的重要组成部分,诊断评估需要在三维方向上对颏部进行分析,同时充分考虑颏部本身的大小、位置、形态和结构等。

临床中,利用侧位面型的检查对颏部矢状向进行诊断至关重要。利用侧位面型分析颏部凸度的方法如下。

(1)Ricketts 审美平面:自软组织鼻根点做眶耳平面的垂线,软组织颏前点应位于或在这条垂线后 2mm 以内。以连接鼻尖和颏前点构成的 Ricketts 审美平面来评价鼻唇颏关系,上下唇位于此审美平面后方 1~2mm,但这种方法受鼻尖与唇部位置变化的影响。

(2)自然头位(nature head position,NHP):人体在现实生活中的头部位置的真正反映。在正畸治疗中,该头位作为评估面部外形的优先参考位置,NHP 位的确定与颏部密切相关,以 NHP 位上过鼻底点的垂线为参考轴,矢状向发育正常的颏部其最前点位于此轴线后0~4mm。

(二)颏部畸形的分类及临床表现

颏部畸形的临床分类可分为七组,每组具有特定的特征。

第一组:大颏症(macrogenia),指颏部过大。根据维度可以进一步分为三类:①水平,颏部过度向前突出。②垂直,颏部在垂直方向上延长。③组合,颏部同时在水平和垂直方向上扩大。

第二组：小颏症（microgenia），涉及颏部大小减小。可以按维度分为三类：①水平，颏部后缩。②垂直，颏部在垂直方向上短缩。③组合，颏部水平后缩和垂直短缩。

第三组：小颏症和大颏症的组合（双平面缺陷），患者同时具有颏部过大和过小特征的缺陷。包括两类：①垂直过长和水平缺陷，颏在垂直方向上延长，但在水平方向上后缩。②垂直缺陷和水平过度，颏在垂直方向上短缩，但在水平方向上突出。

第四组：不对称颏部，指颏部不对称。根据下颌前部的下颌高度可以进一步分为三类：①正常的前下颌高度，颏部不对称但具有正常的下颌高度。②短的前下颌高度，颏部不对称且下颌高度减少。③长的前下颌高度，颏部不对称且下颌高度增加。

第五组：假性大颏症（pseudomacrogenia），指周围软组织而非骨结构因素，使颏部看起来过大。

第六组：假性小颏症（pseudomicrogenia），指周围软组织而非骨结构因素，使颏部看起来尺寸减小。

第七组：女巫颏畸形（witch's chin deformity），指颏部畸形特征为下垂的软组织垫，使颏部呈现下垂的外观。

五、下颌角畸形

下颌支呈四边形，有内外两面，上下前后四边及喙突、髁突，其中下颌角位于下颌体下缘和下颌支后缘之间，其角度和宽度决定了下颌角的形态。男性下颌角平均约为118.1°，女性平均约为126.7°。下颌角宽度是指双侧下颌角间距离，男性平均约为130mm，女性平均约为116mm。

对于下颌角的形态，东西方的审美观点有所不同。东方人群，尤其是东方女性偏好卵圆形脸庞，而下颌角肥大会使下颌部呈方形。另外，下颌角肥大是一个相对概念，与相邻的位置有关，必须同时考虑与头部长度和宽度、面中部宽度、面下部宽度的相对比例。下颌角肥大目前尚无统一的诊断标准，严格意义上来说，该类人群应该称为"求美者"，而不是"患者"。

六、双颌畸形

上下颌骨三维方向的畸形极少单一发生，在个体中往往形成相互交叉的复合类型。基于上下颌骨的解剖形态及X线头影测量参考数据，下面概述五类临床常见双颌畸形的美学特征。

（一）上颌后缩伴下颌前突

20世纪70年代前，大多数医师认为，骨性Ⅲ类错𬌗畸形主要由下颌矢状向发育过度造成。然而，后期研究表明单纯下颌发育过度只占20%～25%，75%骨性Ⅲ类错𬌗畸形同时存在不同程度的上颌矢状向发育不足、下颌矢状向发育过度。只有通过颜貌分析、口内咬合检查及 X 线头影测量分析综合评价,明确诊断错𬌗畸形的主要问题所在,才能制订准确的正畸 - 正颌联合治疗计划,使患者面容及咬合得到显著改善。

1. 正面观

(1) 鼻旁及眶下区扁平。

(2) 鼻基底窄。

(3) 静态露齿量正常或不足。

(4) 上唇唇红暴露少。

2. 侧面观

(1) 下唇位置明显突出于上唇。

(2) 颏部前突,颏唇沟浅。

(3) 上颌骨相对颅底位置后缩,下颌骨相对颅底位置靠前,整体侧貌表现为典型的凹面型。

3. 口内情况

(1) 前牙反𬌗或对刃𬌗。

(2) 上颌前牙唇倾度增大代偿上颌骨后缩,下颌前牙舌倾代偿下颌骨前突。

(3) 第一磨牙为安氏Ⅲ类关系。

4. X 线头影测量分析

(1) ANB 角为负值,SNA 角小于正常值,SNB 角大于正常值。

(2) 可综合上下颌骨骨体长度(ANS-Ptm 距,Co-Po 距)及位置(S-Ptm 距,S-Co 距)的正常值,评估上下颌骨矢状向的发育畸形是来自颌骨长度发育异常,还是颌骨位置异常。

(3) 颏部矢状向上头影测量指标(Np-Po 距、NB-Po 距)偏大。

(4) 上颌切牙唇倾度(U1-SN 角)大于正常值,下颌切牙唇倾度(L1-MP 角)小于正常值。

(二)上颌前突伴下颌后缩

骨性Ⅱ类错𬌗畸形是牙颌面畸形中常见的类型,上颌前突和下颌后缩是该类患者的主要求诊原因。

1. 正面观

(1) 面中部突出。

(2) 唇闭合不全。

(3) 静态露齿量大于正常。

2. 侧面观

(1) 鼻唇角为锐角。

(2) 上颌前牙突出导致下唇外翻,颏唇沟明显。

(3) 颏部后缩。

(4) 上颌骨相对颅底位置前突,下颌骨相对颅底位置后缩,侧貌表现为典型的凸面型。

3. 口内情况

（1）上颌牙槽骨饱满。

（2）深覆盖。

（3）上颌前牙舌倾代偿上颌骨前突，部分患者也可伴有上颌前牙牙性前突，下颌前牙唇倾代偿下颌骨后缩。

（4）第一磨牙为安氏Ⅱ类关系。

4. X线头影测量分析

（1）ANB角大于5°，SNA角大于正常值，SNB角小于正常值。

（2）可综合上下颌骨骨体的长度（ANS-Ptm距，Co-Po距）及位置（S-Ptm距，S-Co距）的正常值，评估上下颌骨矢状向的发育畸形是来自颌骨长度发育异常，还是颌骨位置异常。

（3）颏部矢状向上头影测量指标（Np-Po距、NB-Po距）偏小。

（4）上颌切牙唇倾度（U1-SN角）小于正常值，下颌切牙唇倾度（L1-MP角）大于正常值。

（三）双颌前突

双颌前突，可分为牙性畸形和骨性畸形两类。牙性双颌前突主要由牙齿唇倾及牙槽骨发育过度引起，可通过单纯正畸矫治；骨性双颌前突，则是上下颌骨矢状向发育过度造成，需要借助正畸 - 正颌联合治疗改善颌骨发育畸形。本部分主要介绍骨性双颌前突的临床特征。

1. 正面观

（1）闭唇费力或开唇露齿。

（2）面中部明显突出。

2. 侧面观

（1）鼻唇角为锐角。

（2）凸面型。

3. 口内情况

（1）牙齿排列整齐或轻度拥挤。

（2）上下颌前牙唇倾度基本正常或稍大于正常值。

（3）第一磨牙为安氏Ⅰ类关系。

4. X线头影测量分析

（1）ANB角在0°～5°之间，SNA角及SNB角均大于正常值。

（2）上下颌切牙凸度（U1-NP距，L1-NP距）及上下唇凸度（UL-E线距离，LL-E线距离）大于正常值，上下颌切牙唇倾度（U1-SN角，L1-MP角）在正常值范围内。

（四）上颌垂直向发育过度伴下颌后缩

临床上，该类患者又称为长面畸形，由于上颌骨垂直向发育过度，下颌骨倾向于向后下方旋转，加重了下颌后缩的表现。

1. 正面观

（1）开唇露齿，唇肌松弛。

（2）长面型，面下 1/3 长。

（3）可伴有两颊凹陷。

（4）静态露齿量大于正常值，微笑时露龈明显。

2. 侧面观

（1）下颌后下旋。

（2）凸面型。

（3）颏部后缩。

3. 口内情况

（1）可伴有牙列拥挤，上颌牙弓狭窄，开𬌗倾向。

（2）由于长期开唇露齿，牙龈受外部刺激，出现上颌前牙牙龈红肿。

4. X 线头影测量分析

（1）ANB 角小于正常值，SNA 角在正常值范围内，SNB 角小于正常值。

（2）下面部高度（N-Me）、下面高 / 全面高比值（ANS-Me/N-Me）、下颌平面角（MP-FH）大于正常值。

（3）上颌矢状牙槽垂直向高度（U1-PP 距离，U6-PP 距离）大于正常值。

（4）颏部矢状向上头影测量指标（Np-Po 距，NB-Po 距）偏小。

（五）上颌垂直向发育不足伴下颌前突

上颌垂直向发育不足患者由于下颌过度前伸咬合，造成假性前突，加重下颌矢状向发育过度的临床表现，应仔细鉴别。其临床表现与上颌后缩伴下颌前突的骨性Ⅲ类错𬌗畸形相似，但有以下特征。

1. 正面观

（1）方形脸，咬肌强壮有力。

（2）面下 1/3 减小。

（3）鼻唇角为锐角。

（4）静态露齿量为负数，微笑露齿少。

（5）下颌闭合时，口角向下，口裂皮肤出现褶皱。

2. 侧面观

（1）下颌姿势位时侧貌改善。

（2）由于下颌咬合过度，颏部前突明显。

（3）凹面型。

3. 口内情况

（1）前牙反𬌗。

（2）第一磨牙为安氏Ⅲ类关系。

（3）由于咀嚼肌力量大，可出现牙齿咬合面的明显磨耗。

（4）息止𬌗间隙增大。

4. X 线头影测量分析

（1）ANB 角为负值，SNA 角在正常值范围内，SNB 角大于正常值。

（2）面部高度（N-Me）、下面高 / 全面高比值（ANS-Me/N-Me）、下颌平面角（MP-FH）小于正常值。

（3）上颌矢状牙槽垂直向高度（U1-PP 距离，U6-PP 距离）小于正常值。

（4）颏部矢状向上头影测量指标（Np-Po 距，NB-Po 距）偏大。

七、颌骨不对称畸形

颌骨不对称畸形是颌骨畸形中极为常见的一类，主要表现为颌骨不对称，伴有咬合紊乱、单侧后牙反𬌗等。

（一）颌骨不对称畸形的临床特征

1. 水平向不对称

（1）临床特征：颌骨不对称畸形最常见的临床特征是水平向不对称，可表现为上下颌牙弓宽度不调、中线不齐等。

（2）分析方法：观察中线不齐时，应区分是上颌中线还是下颌中线，以及中线偏移是牙性、骨性还是功能性问题。

在检查过程中，患者的头位是非常重要的，因为一些患者会习惯性将头部保持在异常位置以掩盖不对称畸形。临床常使用 NHP 位对头部进行再定位，嘱患者处端坐或自然直立位，两眼平视前方，头颈部自然放松，使眶耳平面与地面平行，在该状态下观察上下颌牙列中线与面中线的关系，以此了解牙列中线的偏斜情况。

2. 垂直向不对称

（1）临床特征：颌骨垂直向不对称最主要的表现为𬌗平面倾斜（图 4-1-15）。当上颌骨两侧高度、下颌支或髁突的垂直向生长不一致时，可导致𬌗平面倾斜与口角偏斜。颞下颌关节双侧形态、高度等不一致也可能导致下颌骨两侧高度不对称。

（2）分析方法：临床医师可选择压舌板等横置于上下颌尖牙或第一磨牙区之间，以确定𬌗平面相对瞳孔平面的倾斜度。同时，可以借助直尺等测量从压舌板到瞳孔连线的垂直距离，从而获得两侧颌骨的垂直差异量。

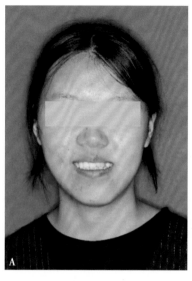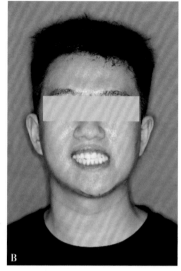

图4-1-15　殆平面倾斜患者正面微笑像

A. 水平向不对称,牙体长轴倾斜代偿明显,牙中线不齐,殆平面倾斜不明显;B. 垂直向不对称,牙体长轴倾斜代偿不明显,牙中线可基本对齐,殆平面倾斜明显

（二）颌骨不对称畸形的影像学检查

1. X线检查

（1）全口牙位曲面体层片分析:借助全口牙位曲面体层片可以了解上下颌牙齿与颌骨的总体状态,同时对两侧下颌支和髁突的形状进行大体比较。但由于几何形变较明显,且不同区域间的变形率各不相同,仅适合颌骨不对称畸形的定性观察。

（2）X线头影测量正位片分析:X线头影测量正位片主要用于对称性及宽度的分析。X线头影测量正位片分析方法很多,这里仅介绍X线头影测量正位片Sassauni对称性分析法。

通过鸡冠点做Lo-Lo平面的垂线,以该垂线为面中轴,评价面中部、面下部、牙位置,以及颏部的对称性。理想个体的眶上平面（Ro-Ro）、眶缘平面（Lo-Lo）、颧平面（Zyg-Zyg）、乳突平面（Ms-Ms）大致平行,如果不平行,可参照其中三个最接近平行的平面找到平均平面作为基准平面,通过基准平面的中点做垂线,以评价两侧的牙、骨及颏点的对称性。

2. 头颅CT与三维重建　通过对患者CT数据的三维重建,实现颌骨水平向、矢状向及垂直向的全方位分析,使偏颌畸形的检查与诊断更直观。在三维头颅及颌骨上确定参考点和参考平面,从而对双侧眶上缘、眶下缘、殆平面、颏孔、下颌角等不同解剖部位的偏移程度进行直接的测量及对比,从而确定颅颌面部骨骼的不对称程度。

成人颌骨美学缺陷的治疗

现代正颌外科手术与口腔正畸相结合,可有效治疗依靠代偿正畸或单纯手术治疗均难达到满意效果的牙颌面畸形,实现医学与艺术相融合。除发育异常导致的牙颌面畸形外,口腔颌面部严重创伤、肿瘤切除等可造成组织缺损,严重影响面部容貌,且常常伴随咬合、语言、咀嚼、吞咽等功能障碍,以及心理创伤等,治疗应考虑尽可能恢复患者的面部美学特征。

一、正畸 – 正颌联合治疗

流行病学调查显示,约 40% 以上的人群存在错𬌗畸形(malocclusion),其中约 5% 是颌骨发育异常引起的骨性牙颌面畸形。骨性牙颌面畸形严重影响了患者的外形和功能,明显降低了患者的生活质量。正畸 - 正颌联合治疗是治疗牙颌面畸形的主要手段,适用于矫治多种牙颌面畸形。

(一)正畸 – 正颌联合治疗的常规流程

牙颌面畸形的常规治疗过程主要包括六个阶段:①诊断及治疗方案的制订;②术前正畸治疗;③正颌手术;④术后正畸治疗;⑤保持及功能训练;⑥随访观察。术后稳定的咬合和美观的容貌是评价治疗效果的重要指标。本节重点讲解正颌手术,正畸治疗详见第三章。

(二)正颌手术的术前准备工作

正颌手术是正畸 - 正颌联合治疗流程中的手术阶段,在明确主诉和诊断、制订完善的治疗计划、完成术前正畸的基础上,通过正颌手术来完成颌骨的截骨、移动与再固定。

正颌手术术前需要完成术前设计并充分与患者沟通,并做好应对突发情况的准备。正颌手术的术前设计主要包括以下三个步骤。

1. 通过临床表现、X 线头影测量及模型分析明确诊断后,根据畸形的分类和程度制订出初步手术方案。

2. 术前预测分析,包括模拟手术与治疗结果预测。

3. 制作手术导板。模型外科是术前设计的主体部分,根据模型外科制作的𬌗板(手术导板)是正颌手术能够精确实施的重要参考物。

手术方案最终决定后,医师应与患者(包括患者配偶或家长)进行一次细心诚恳的谈话,耐心听取患者要求,告知畸形部位、手术方式及术后容貌变化。手术前排除手术及麻醉禁忌证,并提前准备相应内固定材料及手术器械。

(三)正颌手术的常用术式

正颌手术是通过颌骨切开、移动再固定来改变颌骨外形,进而改变咬合关系及面部软组织外形的手术,是目前治疗颌骨美学缺陷的手段之一。正颌手术的常用手术方式主要包括上颌骨 Le Fort Ⅰ型骨切开术、上颌前部骨切开术、下颌支矢状骨劈开术、下颌支垂直骨切开术、下颌体截骨术、下颌前部根尖下骨切开术、颏成形术。下面将按照上颌骨手术、下颌骨手术、颏部手术的顺序简单介绍术式、适应证和手术要点。

1. 上颌骨手术

（1）上颌骨 Le Fort Ⅰ型骨切开术（Le Fort Ⅰ osteotomy）：按照上颌骨 Le Fort 骨折分类的Ⅰ型骨折线的走向和部位（梨状孔外侧斜向外下，经过牙槽突上方，延伸至双侧上颌翼突缝），切开上颌骨各壁，保留腭侧黏骨膜软组织蒂，使离断的上颌骨段能够向目标方向移动的手术术式。该术式适用于矫治不同类型的上颌骨畸形，通过平移、旋转或分块移动等方法改变上颌骨外形，并常与下颌骨的正颌手术配合矫治各种复杂牙颌面畸形。

Le Fort Ⅰ型骨切开术可以改变患者面中份高度、鼻唇角、上唇突度、静态及微笑露齿、鼻翼及鼻旁区软组织形态。例如针对上颌后缩患者，向前移动上颌骨牙槽突骨块时可同时前移上唇，从而减小鼻唇角、增加上唇突度、增加静态及微笑露齿，并让原本凹陷的鼻旁区软组织变得丰满。反之对于上颌前突患者，可以向后移动上颌骨进而后移上唇并增大鼻唇角。对于静态及微笑露齿异常的患者，可以在术中在垂直方向移动上颌游离骨块将静态及微笑露齿量调整到满意的程度。对于𬌗平面歪斜或上颌不对称畸形的患者，术中将游离骨块进行水平方向移动或以矢状轴旋转纠正不对称畸形，此时软组织畸形也可一并改善，但是软组织外形改变程度一般不及硬组织（图 4-2-1）。

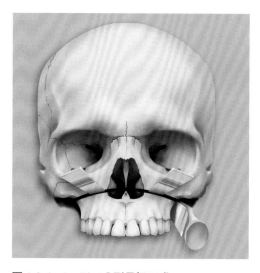

图 4-2-1　Le Fort Ⅰ型骨切开术

（2）上颌前部骨切开术（anterior maxillary osteotomy，AMO）：将上颌骨前份的前鼻嵴和前部骨性鼻底在内的双侧尖牙间（或第一磨牙间）的牙骨段切开，使牙骨段能移动至目标位置的手术术式。该术式适用于矫治上颌前牙及牙槽骨畸形，通过后退或上移此骨块达到显著减少静态和微笑露齿、增大鼻唇角、减少上唇突度等效果（图 4-2-2）。

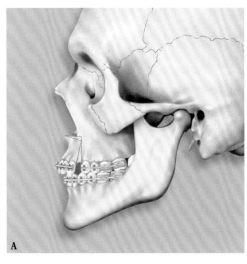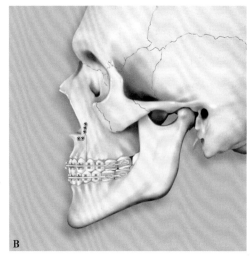

图 4-2-2 上颌前部骨切开术

A. 上颌骨前部切口；B. 术后钛板固定

2. 下颌骨手术

（1）下颌支矢状骨劈开术（sagittal split ramus osteotomy，SSRO）：将下颌支从矢状面劈开，形成带有髁突与喙突的近心骨段、带有牙列与下牙槽神经的远心骨段的术式。该术式适用于通过平移或旋转远心骨段矫治下颌骨畸形，进而改变包括下唇、颏部、颏唇沟、下颌角等部位的软组织形态。

例如对于下颌骨矢状向发育异常的患者，可以通过向前或向后移动下颌远心骨段来改变下颌体的长度，进而改变下唇、颏部等部位的突度。对于存在下颌骨不对称畸形的患者，可以在术中将下颌远心骨段沿矢状轴和垂直轴进行旋转，以纠正不对称畸形（图 4-2-3）。

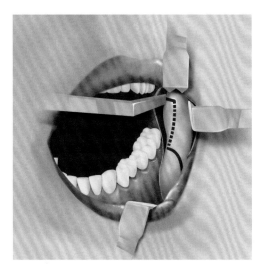

图 4-2-3 下颌支矢状骨劈开术

（2）下颌体截骨术（mandibular body osteotomy）：早期矫正下颌前突畸形的常用术式，适用于矫治下颌体过长而下颌支的长度和宽度基本正常的下颌骨畸形，可使下颌远中骨段向后退不超过 1 颗牙的距离。

（3）下颌前部根尖下骨切开术（anterior mandibular subapical osteotomy）：一种具有多用途的矫治下颌前部牙及牙槽突畸形的手术，适用于矫治 Spee 曲线畸形、关闭下颌牙列间隙等下颌骨畸形。多数情况下，是一种与其他手术配合矫治某些牙颌畸形的辅助手术。

3. 颏成形术（genioplasty） 是在下颌骨正中联合部于根尖下方约 5mm 与颏孔下方约 3～4mm 平面截骨，游离颏部远心骨段后通过平移或旋转改变下颌骨颏部外形的术式。该术式适用于矫正颏部外形，可以达到改变颏部软组织轮廓的效果。例如针对颏部后缩的病例，可以前移颏部远心骨段，让颏部前突并加深颏唇沟。对于颏部过长伴不对称畸形的病例，可以参考畸形程度设计两条不平行的截骨线，去除部分下颌颏部骨骼，让面下份高度降低并使颏部下缘轮廓变得对称（图 4-2-4）。

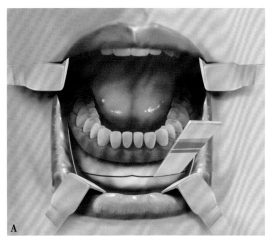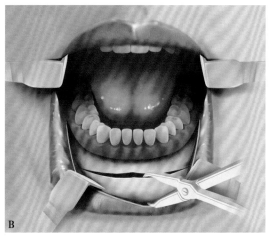

图 4-2-4 颏成形术
A. 颏成形术水平骨切开线，注意骨切开前标记中线；B. 骨切开完成后，骨切开线下方骨块移动至预定位置

（四）正颌手术的术后并发症

正颌手术相对安全，但手术流程比较复杂，各种原因特别是术前设计不当、术中操作失误、术后护理疏忽等，使正颌手术的并发症仍有发生。

1. 呼吸道梗阻 往往发生在术后早期，主要原因为骨块移位及肿胀导致口咽气道变窄。

2. 出血 正颌手术术后早期轻度渗血较为常见，出血引流不畅可形成咽旁或口底部血肿，进而影响呼吸。

3. 感染 抗生素的应用使正颌手术的术后感染率显著降低。

4. 牙及骨坏死 软组织张力过大或覆盖不全引起的小区域骨质暴露，有可能出现局限性骨密质层坏死。

5. 骨愈合不良及错位愈合 骨块断面接触不良,特别是骨块固定不牢,是正颌术后出现骨愈合不良的常见原因。

6. 神经损伤 正颌手术可能涉及的损伤神经主要是下牙槽神经和鼻腭神经。

(五)正颌手术对面部容貌的改善及美学设计考量

正颌手术可以改变颌骨的形态和三维位置,改善患者的容貌,正颌外科医师在手术计划中需要兼顾功能与美学(图 4-2-5,图 4-2-6)。外科医师在掌握控制正颌术后软组织容貌变化的手术的同时,也需要不断提高审美水平和美学设计理念,从而使面部软组织在正颌术后的改变尽可能美观。

1. 正颌术后软组织变化的相关因素 正颌术后的容貌是由面部软组织决定的,而面部软组织的变化不仅与颌骨移动相关,还与多个其他因素相关,包括手术操作细节、创面关闭方式、软组织的适应改建;生长发育、唇的大小厚度和张力、上下唇接触程度(闭合)、面部脂肪组织和肌肉组织的厚度等。

2. 上颌骨手术对容貌的影响及控制方法 大多数 Le Fort I 型骨切开术后的软组织改变体现在鼻和唇的结构上。

(1)鼻部结构变化:面部轮廓与鼻外形的变化相互衬托,相互影响。上颌移动会影响鼻背下软组织的形态。Le Fort I 型骨切开术会造成鼻翼基底肌肉附着的丧失,因此无论上颌移动的方向如何,所有患者的鼻翼基底都会增宽。

上颌骨远心端的不同移动方向会对鼻唇形态造成截然不同的影响。上移上颌骨会引起鼻翼基底增宽和鼻唇角减小;下降上颌骨会引起鼻小柱及鼻翼基底向下移动,鼻唇角增大;前移上颌骨对于鼻和上唇具有深远影响,会导致上唇、鼻下点和鼻尖点前移,上唇变薄,鼻翼增宽。

(2)唇部结构变化:上颌骨手术对上唇的形态和位置具有显著影响。上唇附着于鼻,这使得软组织不能以 1:1 的比率移动。上颌术后鼻翼基底肌肉附着丧失,会出现上唇人中嵴增宽变长,而如果不采用"V-Y"缝合技术关闭创口,则会减少唇红暴露而使上唇变短。

(3)上颌手术后软组织控制技术:在进行上颌骨整合手术的同时,可以选择性采用"V-Y"缝合、鼻翼悬吊、鼻翼悬吊结合"V-Y"缝合、前鼻嵴修整、鼻中隔减量、双重"V-Y"缝合等方式调整术后软组织形态。

3. 下颌骨手术对容貌的影响及控制方法 一般下颌软组织会紧随骨组织变化而变化,只有下唇例外。由于下唇与上颌切牙和上唇相接触,移动通常多变。

例如当准备进行下颌后退骨切开术时,术者必须仔细评估患者的颏唇沟及颏下颈部形态。当颏下长度过短,并且颏下颈部比例不佳时,后退下颌骨可能造成"双下巴",此时术者可选择颏成形术,前徙颏部,改善颏唇沟形态,或是颏下颈部吸脂术改善颏颈角。

4. 颏部手术对容貌的影响及控制方法 颏成形术会切断颏肌,剥离颏神经周围软组织附着。颏成形术后的改变体现在颏部的软组织、颏唇沟及下唇。

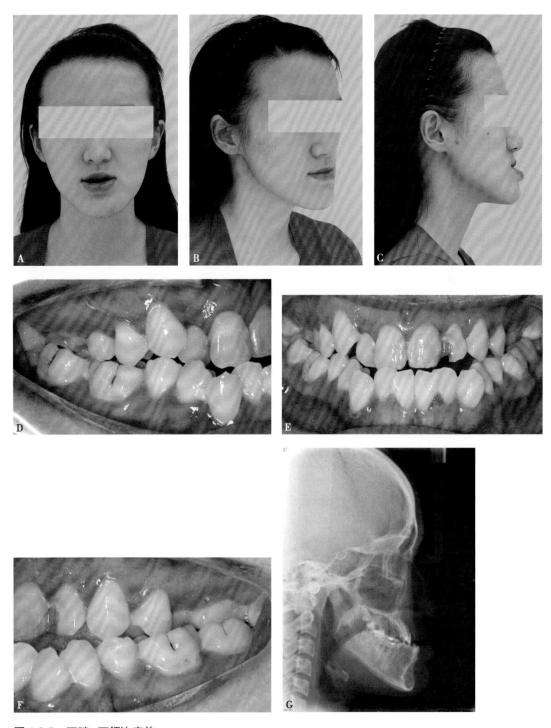

图 4-2-5　正畸 - 正颌治疗前
A. 正面像；B. 45°侧面像；C. 侧面像；D. 口内右侧面观；E. 口内正面观；F. 口内左侧面观；G. 治疗前 X 线头影测量侧位片

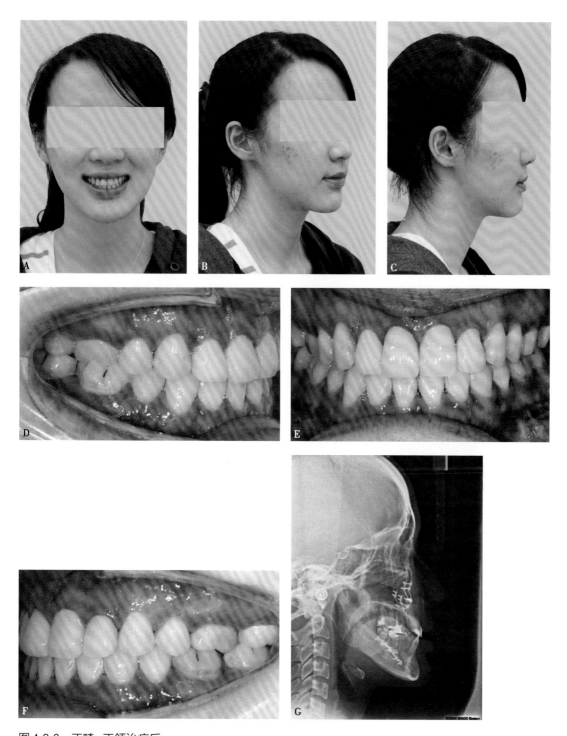

图 4-2-6　正畸 - 正颌治疗后

A. 正面像；B. 45°侧面像；C. 侧面像；D. 口内右侧面观；E. 口内正面观；F. 口内左侧面观；G. 治疗后 X 线头影测量侧位片

减少软组织剥离范围可以使截骨段相关的软硬组织反应更加稳定。关闭创口时，必须将颏肌重新复位缝合以防止颏下垂。术后佩戴颏部弹力带以稳定软组织，并预防血肿。

二、颌面骨轮廓手术

颌面骨轮廓手术所涉及的骨组织异常多种多样，包括颧骨的高低、颧弓的宽窄、下颌角的大小、颏部的大小等。其中颏成形术在本节前述内容中已经描述，其他常见的颌面骨轮廓手术类型包括三种。

（一）颧骨颧弓整形术

颧骨颧弓整形术是通过截骨和 / 或植骨改变颧骨颧弓的位置（外旋、内推、前徙、后移等）来扩大或缩小颧骨颧弓复合体，进而对面中部轮廓进行调整。颧骨颧弓整形术常用的截骨方式有弧形截骨、"L"形截骨、直线截骨等三种方式（图 4-2-7）。

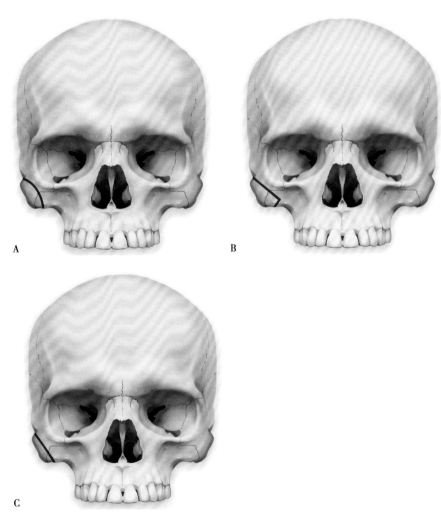

图 4-2-7　颧骨颧弓整形术常用的截骨方式
A. 弧形截骨；B. "L"形截骨；C. 直线截骨

（二）下颌角整形术

常见的手术方式有下颌角肥大缩小术和下颌角增大术。下颌角肥大缩小术是通过下颌角、下颌体下缘的长曲线截骨或外板劈除术等手段去除过宽过方的下颌角骨质，使下颌角软组织轮廓变窄变平滑（图4-2-8）。下颌角增大术则是通过间置或贴覆植骨法矫正过小或萎缩的下颌角体积，使下颌角软组织轮廓变得丰满。该类手术往往选择口内龈颊沟切口，避免皮肤表面出现瘢痕。

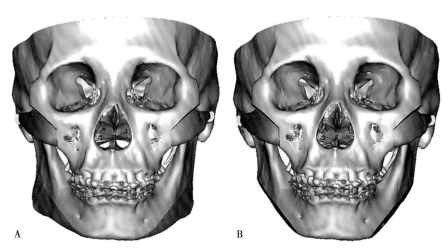

A　　　　　　　　**B**

图4-2-8　下颌角肥大缩小术

A．下颌角骨质去除术前；B．下颌角骨质去除术后

（三）骨组织充填术

颌面骨轮廓常见的充填手术，包括上颌鼻旁区充填术、下颌角充填术、面下部轮廓增宽术、隆颏术、颧骨充填术等（图4-2-9）。

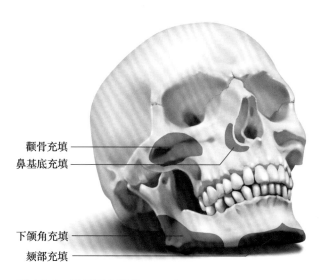

颧骨充填 ——

鼻基底充填 ——

下颌角充填 ——

颏部充填 ——

图4-2-9　骨组织充填术

三、颌面相关软组织美容外科手术

除改善硬组织的正颌手术外，还可通过其他方法改善软组织情况，包括但不限于容积重建、软组织重排、多余皮肤悬吊或切除、皮肤表面处理等。

（一）自体脂肪移植

某些情况下，通过颌面部骨骼的移动难以使面部轮廓达到所期望的影响，需要考虑进行面部软组织扩容。自体脂肪移植是增加面部软组织的主要方式，并有多种不同的方法。游离脂肪瓣移植由于供区创伤及瘢痕的产生，已不再是首选。带血管蒂的脂肪组织移植在重建严重软组织缺损区域中具有一定的作用。

（二）面部除皱术

随着年龄的增大，面部各层组织均会发生变化，产生松弛或下垂。骨与皮肤之间的支撑韧带松弛度增加，脂肪垫萎缩也为软组织下垂创造了空间。浅表肌筋膜系统（superficial musculo-aponeurotic system，SMAS）是面部软组织的重要支撑层，若 SMAS 无法支撑面下部和颈部，则会产生"双下巴"和明显的颈阔肌带。面部除皱术的主要内容就是切除部分 SMAS 并重新定位重排，以达到年轻化的效果。

四、口腔颌面部创伤或肿瘤继发组织缺损修复重建的美学考量

口腔颌面部严重创伤、肿瘤切除等可造成组织缺损，严重影响面部容貌，且常常伴随咬合、语言、咀嚼、吞咽等功能障碍，以及心理创伤等。此类患者的一期治疗往往有治疗时机的要求，如创伤紧急救治、恶性肿瘤切除等，需要行急诊手术或限期手术，缺损重建的目标往往是"修复如旧"，即达到患病前的面容状态。还有一类患者已度过急性期，可行择期手术，此时治疗目标可为"修旧焕新"，即充分评估患者的口腔颌面部功能和外形，发现其原有外形缺陷并予以矫正，达到恢复功能、改善外形的目标。

（一）颌面部组织缺损的美学重建

颌面部严重创伤或肿瘤切除可对患者造成不同程度的面部毁损，其中，面部大面积复合组织缺损和严重畸形是口腔颌面部美学重建面临的重大难题。其伴发的皮肤软组织缺损面积大，常伴有骨骼和具有精细结构的五官损伤；严重创伤后机体时常缺乏适用于修复面颈部的皮瓣供区。

长期以来，面部重建治疗方案的选择主要依赖于医师的临床经验和掌握的技术，难免造成修复效果存在较大差异。经过几十年的实践，面部美学分区和亚单位原则已被广泛接受，相似替代原则为选取适宜的修复手段提供了标准。对于颌面部大面积组织缺损，选择色泽、质地相近，面积和厚度与缺损部位相似的供体或修复用组织，以满足颌面部的美学重建。

外伤后颌面部美学重建伴随着口腔颌面整复外科治疗理念的不断转变：从简单的创面

覆盖,到注重对功能和美学外观的重建。但针对复杂多变的临床案例,应当用个体化的治疗手段获得最佳效果。

1. 面部软组织重建

(1)皮片移植:皮片移植修复面部皮肤缺损历史悠久,但由于缺乏皮下组织,皮片存活后易发生挛缩和色素沉着,并且皮片质地僵硬,面部表情难以表现,呈"面具"样脸。受上述缺陷影响,目前植皮多用于矫正面中部小型畸形,如睑外翻、口唇外翻、鼻翼畸形等。

(2)皮瓣移植:20世纪70年代以来,随着显微外科技术的发展,皮瓣在头面部的修复与重建中逐渐占据主导。皮瓣组织血供可靠,移植后不发生挛缩,且肤质良好。但传统皮瓣在修复时存在组织臃肿、表情传递困难、供区损伤大等缺点。面中部集中了眼、鼻、口等具有精致轮廓和独特结构的器官,一直以来是重建的难点。通过精心设计多次皮瓣技术,配合软骨支架植入和后期修整来获得满意的外观和功能重建。有学者提出皮瓣预制或预构的概念,在皮瓣原有血供的基础上通过增加组织成分,构建复合组织瓣,适用于修复复杂的面中部结构,如鼻、唇、颊部、腭部、口腔黏膜、上下颌、耳等部位的重建。

2. 面部骨骼重建 外伤或肿瘤切除导致的口腔颌面部毁损常可能合并上下颌骨的严重缺损或畸形,重建时需要注意恢复一定的骨完整性,为面中部器官、软组织提供足够的骨性支撑。颌面部骨骼的有效重建有助于恢复面部的美学特征,同时也是重建呼吸、语言、咀嚼和吞咽等功能的基础。

骨性结构的重建常依赖于骨移植或具有刚性的异体材料(如重建钛板或钛网、生物材料)植入。前者主要包括无血运的骨移植和包含骨质的血管化游离骨组织瓣移植。

血管化游离骨皮瓣是备受青睐的重建手段,优点包括血供可靠、转移灵活、塑形方便、并发症和骨吸收发生率低等。自体的髂骨、肩胛骨、腓骨和桡骨是常见的颌面部骨缺损供体骨来源,这些骨皮瓣各有特点,已灵活应用于治疗不同的缺损情况。临床上对于上下颌骨缺损的重建一般采用骨质较为充足的血管化腓骨和髂骨。

对于复杂的骨骼缺损,一般综合游离组织移植、钛网支架和骨整合种植体植入技术进行重建。其中,计算机辅助设计(computer-aided design,CAD)、计算机辅助制造(computer-aided manufacturing,CAM)技术和3D打印技术的应用,使外科医师能在术前精确构筑骨骼、软组织及义齿的形态,术中指导精确截骨(图4-2-10A~C),控制种植体的轴向(图4-2-10D),以此获得更好的外观和功能恢复,面部骨骼重建已逐渐达到了更加安全、便捷、"个性化"的新阶段。组织工程学的不断突破也在为临床医师提供用以修复骨骼缺损的新材料。

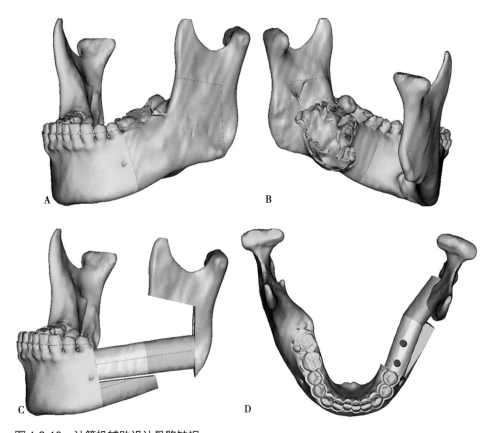

图 4-2-10　计算机辅助设计骨骼缺损

A. 术前骨骼缺损区外侧面观；B. 术前骨骼缺损区内侧面观；C. 术区精确截骨；D. 术中种植体轴向控制𬌗面观

3. 颌面赝复体修复　对于一部分不适宜用外科手术进行修复的颌面部缺损患者，也可采用人工材料制作赝复体进行修复，恢复或部分恢复患者的咀嚼、吞咽及语言功能，恢复患者的容貌。

（二）口腔颌面部缺损伴继发牙颌面畸形的美学重建

多种原因可导致儿童患者在颌骨肿瘤切除后未行修复重建，此类患者在生长发育过程中，几乎不可避免地会出现严重的牙颌面畸形。因此，在这类患者成年后进行颌骨缺损修复重建治疗中，由于单纯骨瓣修复缺损遗留术后咬合错乱、面容畸形，且移植骨几乎无法行二期正颌手术，因此需要结合显微重建外科与正颌外科同期手术共同完成治疗目标，通过一次手术同期解决患者下颌骨缺损、牙颌面畸形、咬合功能紊乱等问题。这样的多学科交叉治疗，在技术实施上非常复杂。得益于数字化外科技术的发展与广泛应用，我国在这类手术的实施方面已经走到了世界前列（图 4-2-11）。

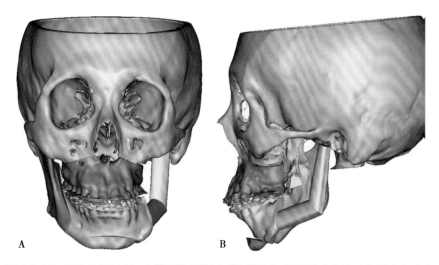

图 4-2-11 同期正颌外科、血管化腓骨移植、颏成形术、颌骨轮廓修整术的数字化方案
A. 正面观；B. 侧面观

（王旭东　曹　健　江凌勇）

参考文献

1. 胡静. 正颌外科学. 北京：人民卫生出版社, 2010.

2. 奈尼, 吉尔. 正颌外科学：原则、策略和实践. 王旭东, 朱敏, 译. 上海：上海科学技术出版社, 2021.

3. 王兴, 张震康, 张熙恩. 正颌外科手术学. 济南：山东科学技术出版社, 1999.

4. 胡静, 王大章. 正颌外科. 北京：人民卫生出版社, 2006.

5. JANDALI D, BARRERA J E. Recent advances in orthognathic surgery. Curr Opin Otolaryngol Head Neck Surg, 2020, 28（4）：246-250.

6. FATTAHI T, BOLDING S L, GRIFFIN J E JR, et al. Cosmetic maxillofacial surgery. J Oral Maxillofac Surg, 2012, 70（11 Suppl 3）：e310-e330.

7. BAXTER D J, SHROFF M M. Developmental maxillofacial anomalies. Semin Ultrasound CT MR, 2011, 32（6）：555-568.

8. 祁佐良, 顾斌, SUWA G S. 上海地区年轻女性颧骨颧弓测量及诊断标准的研究. 中国医学美容杂志, 1999, 5（3）：122.

9. 邵祯. 面部轮廓整形手术图谱. 北京：人民军医出版社, 2015.

10. CAO J, SHEN S Y, LIU Z X, et al. Reconstruction of dentomaxillofacial deformity secondary to mandibular defect using concomitant orthognathic surgery and fibula free flap. Plast Reconstr Surg, 2023, 151（1）：179-183.

微笑美学

微笑是人类的共同语言，是传递、表达情感的重要方式。美丽、饱满的笑容可以展现一个人的魅力与亲和力，有利于日常交往等社会行为。微笑不是一张静止的照片，而是一个动静结合的动作。微笑可以分为两种类型，自发性微笑（spontaneous smile）和姿势位微笑（posed smile）。自发性微笑是在微笑时上、下唇肌肉进行最大限度收缩，由真实的内在情感引发，肌肉活动范围幅度较大，可重复性相对较差。姿势位微笑是由上唇肌适度收缩产生的被动自主微笑，是一种有意识的面部表情，与情绪无关，拍摄证件照时常见，具有较好的可重复性。

微笑美学是面部美学的重要组成部分，在面下 1/3 的美观中占据主导地位。早在 1967 年就有国外学者开展微笑美学的研究，我国起步于 20 世纪 80 年代末。微笑美学需要唇、齿、龈协调统一，是口腔正畸学、修复学、种植学、牙周学、医学美学等学科共同关注的热点，是现代美学诊疗的一大挑战。

第一节
微笑美学的解剖学基础

"一万个人眼中有一万个蒙娜丽莎"，微笑美学并没有统一的评价标准。不同的评价者由于职业、种族、性别、年龄等不同，对微笑美学存在一定的审美差异。古往今来的研究者们试图将微笑分解为各项客观指标，将美学问题具体化。经过国内外学者的长期实验研究和临床调查，现已基本明确与微笑美学相关的解剖学基础及相关评价指标。

一、唇部及口周肌肉

1. 唇的形态　基于唇的大小和形态，可将唇分为薄、中、厚三种类别（图 5-1-1），正常上唇厚度为 7～8mm，下唇厚度约 9mm。调查结果显示，对于哪种类型的唇更美的评价，具有个体差异性及人种差异性。较普遍的观点认为厚唇、中厚唇较薄唇更年轻、富有活力，且具有更强的吸引力。不像面部的其他部位，唇的形态在人的一生中几乎不发生变化。

2. 上唇长度　上唇的长度是指从鼻翼下缘连线到口角连线的垂直距离，包括整个人中和上唇在内，是影响微笑美学的重要因素。静息时，唇长度为 20～24mm，微笑时可有 7mm 左右的动度。年轻女性上唇长度较男性相比稍短，为 20～22mm，男性为 22～24mm，不同人种间略有差异。上唇过短会影响微笑的美观。随着年纪增长，上唇长度会逐渐增加，已有研究证实普通人群 40 岁后每 10 年上唇平均变长 1mm。

3. 上唇曲度　上唇曲度由上唇和口角的高度决定，可分为三种类型：①微笑时口角连线高于上唇中点为曲度向上；②微笑时口角连线与上唇中点等高为曲度平直；③微笑时口角连线低于上唇中点为曲度向下。通常认为曲度向上或曲度平直的微笑较曲度向下更为美观。

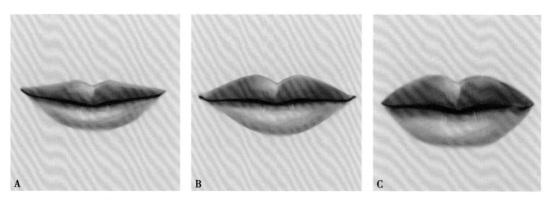

图 5-1-1　唇的形态分型（上唇厚度 7~8mm，下唇厚度约 9mm 被认为适中）
A. 薄唇；B. 适中；C. 厚唇

4. 唇部美学标志　嘴唇位于面部中轴线，又是面下 1/3 唯一的器官，在微笑美学中占据重要地位。色泽红润、饱满丰盈且与面部整体和谐的嘴唇，是视觉美的基础。在唇部美学评估中，常用指标包括唇谷角度、唇峰角度等。其中唇谷角度指左右两侧唇红缘相交的角度，唇峰角度指同侧唇红缘相交的角度（图 5-1-2A）。一般认为美观的唇谷角度为 141.5°±9.7°，男女无显著差异，美观的唇峰角度男性为 140.5°±10.0°，女性为 134.4°±7.3°。另外，常用 E线评价侧面观面下 1/3 的美观程度及上唇位置。E 线是鼻尖点与颏前点的连线。理想面型上唇应位于 E 线后约 4mm，下唇位于 E 线后约 2mm。不同地区不同人种略有差异，但无论在何种情况下，上下唇都位于 E 线后被认为是理想的面下 1/3 的面型。鼻唇角是鼻底切线和上唇外缘切线的交角，大小受到鼻底斜度与上唇位置的影响。男性鼻唇角为 90°～95°，女性为 100°～105°。正畸及修复治疗需要兼顾 E 线和鼻唇角的变化，以求达到最大程度的美观效果（图 5-1-2B）。

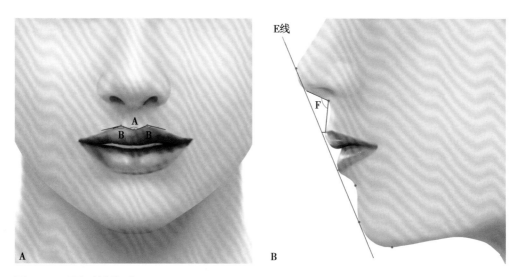

图 5-1-2　唇部美学标志
A. 唇谷角度（角 A）和唇峰角度（角 B）；B. E 线和鼻唇角（角 F）

5. 口周肌群 口周肌群包括 5 个提肌（提上唇鼻翼肌、提上唇肌、颧小肌、颧大肌、提口角肌）、3 个降肌（降口角肌、降下唇肌、颏肌）及横向牵拉口角的肌肉（笑肌、颊肌）和颏肌（图 5-1-3）。口周肌群对面下 1/3，尤其是微笑美学的影响不容忽视。两侧不对称的口周肌群牵拉导致的笑容往往是不对称的，严重影响微笑的美感。当微笑缺少对称美时，微笑的美观性便大打折扣。临床检查中可通过口角的连线与瞳孔连线是否平行来判断。如有明显的两侧口角高度不一致，可以通过日常的肌功能锻炼来尝试加以改正，以获得美丽的笑容。

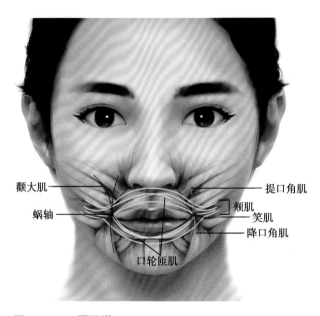

图 5-1-3 口周肌群

二、牙齿

前牙区，尤其是上颌前牙区，是重要的美学区。前牙区的对称性、倾斜度、前牙的颜色及外观，对微笑美学有重要影响。

1. 前牙区的对称性 对称与协调是美学的标准之一。牙列中线是微笑美学的重要考量指标。理想状态下，上下颌牙列中线应与面部中线保持一致。研究表明，上下颌中线较明显的不一致会影响露齿微笑的美观，上下颌中线偏移 2mm 范围内不易被关注，但大于 2mm 的偏斜需要积极纠正。除此之外，中线两侧牙齿的高度、宽度、唇倾度应相对一致。上颌中切牙排列较正或稍向近中倾斜，上颌尖牙稍向近中倾斜，侧切牙亦近中倾斜且倾斜度相较尖牙更大。

2. 前牙唇舌向倾斜程度 上下颌前牙有一定的倾斜度，过分唇倾会导致牙量过多的错觉，出现"龅牙"样外观，有损美感。过于舌倾亦会导致微笑时出现美观问题，同时导致咬合相关功能障碍。上颌中切牙牙体长轴理想情况下应与𬌗平面成60°～65°夹角。同时，上下颌前牙有理想的覆𬌗、覆盖关系。发音方法也是检查上颌前牙唇舌向倾斜程度的方式。发"f"音时上颌中切牙切缘一般咬于下唇干湿交界线。

3. 前牙形态 上颌前牙是人们在日常生活和社交中显露最多的牙齿，上颌前牙的大小、形状、比例关系是微笑美学的重要研究部分。前牙形态往往与面型有一定的相关性。卵圆形面型的人一般呈现卵圆形的前牙外观，方面型的人一般呈现方圆形的前牙外观，尖圆形面型的人往往呈现尖圆形的前牙外观。上颌中切牙是微笑美学的中心点，临床冠长度平均为10～11mm，宽长比在75%～85%之间较为理想。

4. 上颌前牙宽度比 临床常用的上颌前牙宽度比标准主要分为黄金分割比例和Preston比例（图5-1-4）。黄金分割比例指正面观上颌侧切牙与中切牙、尖牙与侧切牙的宽度比均为0.618。Preston比例指正面观上颌侧切牙与中切牙的宽度比为0.66，尖牙与侧切牙的宽度比为0.84。

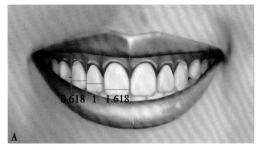
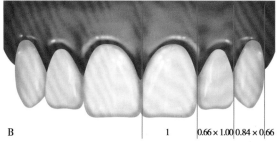

图5-1-4 牙齿形态及比例
A. 黄金分割比例；B. Preston比例

5. 前牙颜色 牙齿颜色，尤其前牙颜色，是影响微笑美观的重要因素。牙齿颜色是由牙本质和牙釉质共同决定的。发育完全的牙釉质是无色半透明的，而健康的牙本质呈现出黄色（详见第七章）。造成牙齿颜色不美观的因素可分为外源性因素和内源性因素两大类。常见外源性因素为饮食，如摄入过多的咖啡、茶等有色饮品及食用较多色素食物，使牙齿表面染色。常见内源性因素为牙釉质、牙本质发育不全，氟牙症及四环素牙，可导致牙齿颜色不美观。此外，牙髓坏死导致牙体变色，也是造成牙齿颜色不美观的重要原因。

6. 𬌗平面 𬌗平面倾斜也是微笑美学的影响因素之一。𬌗平面是指从双侧上颌中切牙近中邻接点至双侧第一磨牙的近中颊尖顶所构成的假想平面。

影响𬌗平面倾斜的因素包括：①骨性因素，左右侧上下颌骨垂直向发育不对称；②牙性因素，左右侧临床牙冠发育高度不一致或磨耗等导致的高度不一致；③医源性因素，如矫正、修复等治疗所导致的𬌗平面倾斜。

矢状面上𬌗平面旋转的情况包括：①上颌前、后部骨性或牙性等发育不调导致𬌗平面过度旋转，如上颌后部垂直向高度过大、前牙牙槽骨垂直向发育不足等引起上颌𬌗平面逆时针旋转，造成上颌前牙切缘与下唇的距离增大；②上颌前牙过度萌出、上颌后部垂直向发育不足等可引起上颌牙合平面顺时针旋转，导致上颌前牙切缘盖过下唇。

三、牙龈

牙龈覆盖于牙槽突表面，包括牙颈部周围的口腔黏膜上皮及其下方的结缔组织，可分为游离龈、附着龈和龈乳头三部分。牙龈是红白美学的重要组成部分，其色、形、质对微笑美学有重要影响。一般符合微笑美学标准的牙龈在色、形、质三方面具有以下特征：①色，呈现健康的粉红色，大红色常是存在炎症的表现；②形，牙龈缘呈抛物线，两侧同名牙对称，呈菲薄的扇形紧贴牙面，前牙区龈缘弧度较陡，后牙区较平坦；③质，质地坚韧，健康的牙龈紧密地附着在其下的牙槽骨上，龈上皮可见清晰的点彩结构。

前牙区是重要的美学区，牙龈的形态、高度及厚度，龈乳头是否充盈，是微笑美学中粉美学的重要指标。

1. 牙龈形态 正常的牙龈呈现贝壳状的形态特征，厚度从附着龈到游离龈依次变薄。左右对称的牙龈形态被认为是理想的粉色美学状态。

2. 龈缘顶点 龈缘顶点是指龈缘最接近根尖方向的点，上颌前牙龈缘顶点偏向牙体长轴的远中，下颌前牙龈缘顶点通常位于牙体长轴的正中线上。上颌前牙的牙龈顶点呈现"高-低-高"的形态特点，中切牙与尖牙的龈缘高点几乎在一条水平线上，侧切牙的龈缘高点一般低于中切牙与尖牙连线0.5～1.0mm（图5-1-5）。下颌中切牙与侧切牙的龈缘顶点略高于下颌尖牙0.5～1.0mm。

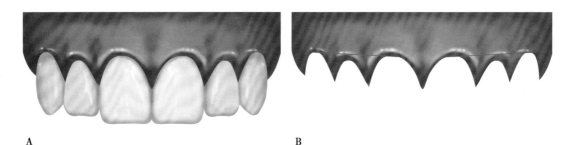

A   B

图5-1-5 上颌前牙龈缘高点位置
A. 上颌前牙龈缘顶点；B. 上颌前牙龈缘高点水平连线

3. 牙龈厚度 将牙周探针插入龈沟中是一种常用的判定牙龈厚度的方式。如果透过牙龈可以看到牙周探针的透出影，则认为牙龈厚度较薄（≤1mm），属于薄龈型；如果透过牙龈不能看到牙周探针的透出影，则认为牙龈厚度较厚（>1mm），属于厚龈型。薄龈型牙龈相较于厚龈型牙龈更容易发生牙龈退缩。

4. 龈乳头 龈乳头存在于2颗牙齿之间，是形成牙龈扇贝状外观的重要组成部分。龈乳头受牙齿排列的影响。一方面，牙齿排列紧密，则龈乳头修长；但牙齿间距过小（<0.3mm），

会导致相邻牙齿间的牙槽嵴顶消失，从而出现龈乳头缺失，带来美观隐患。另一方面，如果牙龈间距过宽，则龈乳头发育过于平坦，容易退缩导致"黑三角"问题的出现。在美学修复时可通过调整修复体的外形来调节龈乳头，尽量杜绝牙龈"黑三角"问题（详见第八章）。

四、唇齿关系

古人云："唇齿相依"。唇齿关系是否协调美观是衡量面下 1/3 美观程度的重要指标，也是微笑美学的重要组成部分。判定唇齿关系需要在自然头位及主动微笑下进行。

1. 不同状态下牙齿的暴露量　通常在最大牙尖交错位时，上下唇闭合轻接触，此时上颌切牙的切 1/3 应被下唇遮住。当处于下颌姿势位时，上下唇自然分开，上颌中切牙切缘暴露于上唇下，此时观察上颌中切牙切缘与上唇下缘的位置关系，中青年上颌中切牙切缘唇下暴露量为 2～4mm，女性大于男性。随着年龄的增长，暴露量逐渐减少，这与上唇长度随年龄增长、年龄和性别有关（图 5-1-6）。

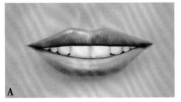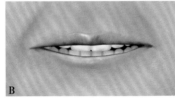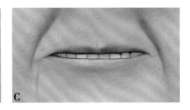

图 5-1-6　在下颌姿势位时，年轻患者的上颌中切牙暴露切 1/3，可见度为 2～4mm，随着年龄增长，上颌中切牙暴露量减少，而下颌切牙逐渐暴露
A. 青年；B. 中年；C. 老年

2. 笑线和牙龈暴露量　自然微笑时，前牙及牙龈的暴露程度是美学分析及评价的重要指标。临床中常根据笑线来评价自然微笑时上颌中切牙龈缘的位置。笑线为微笑时上唇唇缘位置，可分为高位笑线、中位笑线及低位笑线。

（1）高位笑线：自然微笑时暴露 100% 的上颌前牙和部分牙龈。

（2）中位笑线：自然微笑时，上颌前牙暴露 75%～100% 之间，龈乳头少量暴露。

（3）低位笑线：自然微笑时，上颌前牙暴露小于 75%（图 5-1-7）。

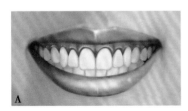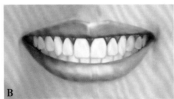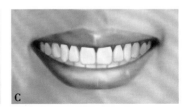

图 5-1-7　笑线
A. 高位笑线；B. 中位笑线；C. 低位笑线

上颌前牙牙龈上缘与笑线之间的距离称为牙龈暴露量。在微笑时暴露量过大或过小都会影响美观。通常认为动人的微笑是在自然微笑时,上颌前牙完全暴露,牙龈大约暴露1mm;当暴露2～3mm时,则认为微笑失去魅力;当牙龈暴露超过3mm时,可定义为露龈微笑(图5-1-8),详见第六章。

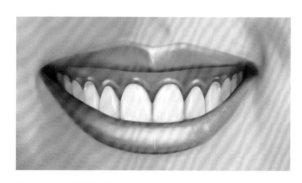

图5-1-8　露龈微笑

露龈微笑的病因可分为五型:牙龈型、唇型、肌型、骨型和混合型。牙龈型主要由龈组织肥厚并伴有纤维退缩缓慢,临床牙冠长度不足导致;唇型主要由上唇长度不足导致;肌型主要由提上唇鼻翼肌和/或颧肌亢奋导致;骨型主要由上颌骨垂直向和/或矢状向发育过度导致;混合型指两种以上因素导致的露龈微笑。

3. 切缘曲线与下唇的关系　上颌前牙切缘连线称为切缘曲线,在自然微笑时,切缘曲线应与下唇的干湿线协调,呈自然下凸形。根据切缘与干湿线之间的接触关系,可分为分离型、接触型和覆盖型(图5-1-9)。

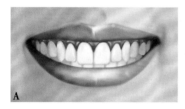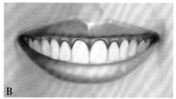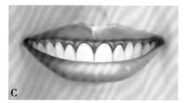

图5-1-9　切缘与下唇干湿线的接触关系
A. 分离型;B. 接触型;C. 覆盖型

4. 微笑弧(切缘曲线)　微笑弧(smile line)指微笑时,上颌切牙切缘与尖牙牙尖的假想连线的曲率和下唇上缘曲率之间的关系,可分为协调(凸起或弧形)、平坦(直线)、反向(倒置)三种(图5-1-10)。协调的微笑弧被认为是最美观的,平坦、反向的微笑弧容易给人一种老态、毫无生气、缺乏真实美感的印象。但随着年龄的增加,微笑弧逐渐平坦化是不可避免的。相对女性,男性对平坦的微笑弧有更大的接受度,可能是因为平坦的微笑弧能给人一种稳重的气质。

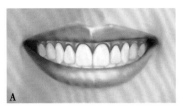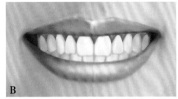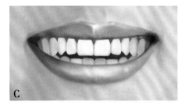

图 5-1-10　不同类型的微笑弧
A．协调；B．平坦；C．反向

5. 颊旁间隙　颊旁间隙（buccal corridor）又称颊廊，是指微笑时在口腔两侧能看到的狭长空隙，位于上颌后牙颊侧面和口角之间。适当的颊廊可以使微笑更协调和自然。若无颊廊，则形成义齿样微笑；若颊廊过大，则微笑不够饱满动人。颊廊的产生是由于观察者的眼睛通常与患者牙齿之间存在一定的距离，光线从前牙到后牙逐渐变弱，同时在微笑时前牙到后牙暴露的高度依次降低，会出现狭长间隙的暗影效果。在对患者进行检查时，注意预判微笑宽度和颊廊，做出是否要调整牙体长轴方向的合理决策，以留出足够的颊廊呈现微笑的动人感和真实感。

根据微笑时正面观颊廊占微笑宽度的多少可将微笑分为五类：①宽度微笑，颊廊占微笑宽度的 2%；②中度 - 宽度微笑，颊廊占微笑宽度的 10%；③中度微笑，颊廊占微笑宽度的 15%；④中度 - 狭窄微笑，颊廊占微笑宽度的 22%；⑤狭窄微笑，颊廊占微笑宽度的 28%，一般认为超过 15% 的颊廊是不美观的（图 5-1-11）。

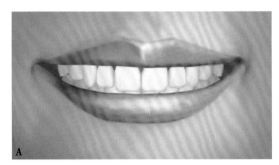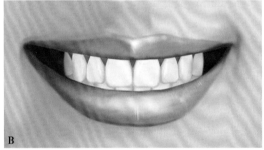
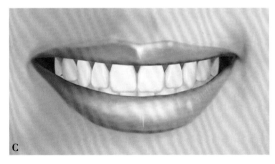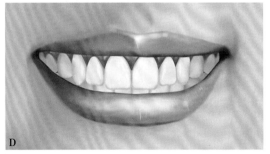

图 5-1-11　不同类型的颊廊
A．微笑时颊廊所在部位；B．宽颊廊；C．中度颊廊；D．狭窄颊廊

影响颊廊的相关因素包括：①骨性因素，三维方向上的骨型都与颊廊有着密切的关系。垂直骨面型与颊廊呈负相关，当下颌平面角越大，颊廊越小。这可能是垂直向动度的增加使得下唇的动度多于上唇，横向动度减少，从而使颊廊变小。而面宽度和上颌骨宽度与颊廊呈正相关，下颌骨宽度和颊廊呈负相关。因此，口腔医师在制订治疗计划时还需要考虑患者面型与颊廊之间的关系。例如对于低角型患者，颊廊的调整范围可适当放宽，而高角型患者则要慎重。②牙性因素，牙弓宽度是影响颊廊的重要因素，与之呈负相关。扩宽或缩窄牙弓宽度，尤其是后牙段，能使颊廊相应地缩小或增宽。此外，前移上颌使牙弓较宽部分占据更大空间，也会减少颊廊。而拔牙缩小牙弓并不会影响颊廊。③软组织因素，颊廊的大小还与面部肌肉的张力大小、上下唇的形态和运动度有关。④年龄，随着年龄的增长，口周肌群发生增龄性变化的同时，颊廊会随之增大。⑤性别，颊廊也与性别相关，年轻女性的颊廊比男性狭窄，笑容更显饱满。

五、牙齿分析

牙齿，尤其是前牙的颜色、形态及空间排列，是患者最关注的焦点问题，也是微笑美学乃至口腔美学中的重点研究问题。

1. 前牙的形态、体积与比例 上颌中切牙牙冠唇面形态可分为尖圆形、方圆形和卵圆形。脸型与牙齿的形态存在相关性，对前牙形态的偏好仍存在主观性及个体差异。卵圆形的牙齿形态较其余两种被多数人认可，尤其是女性，被认为更有亲和力。以往研究也证实，尖圆形牙齿是患者最不喜欢的类型。修复时可参考患者面型及余留牙作出选择，对于牙列缺失患者，可参考以往的照片进行牙齿形态的筛选和分析，并确定最终修复决策。

前牙的体积及相对比例是否协调，对微笑美学至关重要。上颌中切牙在微笑时占据视觉主导地位，位于上颌口腔前部中线两侧，体积为切牙中最大者。上颌中切牙平均宽度为8.3~9.3mm，平均长度为10~11mm，宽度在一生中可能不发生变化，但长度可能随着年龄的增长而表现出较大差异。上颌中切牙的宽长比是重要的口腔美学指标，理想情况下，宽长比在75%~85%被认为较美观。正面观上颌相邻前牙的宽度比也是重要的前牙美学指标。临床常用的上颌前牙宽度比标准主要为黄金分割比例和Preston比例。黄金分割比例指正面观上颌侧切牙与中切牙、上颌尖牙与侧切牙的宽度比均为0.618。Preston比例指正面观上颌侧切牙与中切牙的宽度比为0.66，上颌尖牙与侧切牙的宽度比为0.84。相较上颌前牙，下颌前牙在日常交谈及自然微笑时暴露量较少，或基本不暴露。下颌中切牙平均宽度为5.0mm，下颌侧切牙平均宽度为5.5mm，下颌尖牙宽度 > 下颌侧切牙宽度 > 下颌中切牙宽度，同时下颌中切牙宽度约为上颌中切牙宽度的2/3，下颌前牙宽度总和与上颌前牙宽度总和之比（Bolton比）为78.8%±1.72%。

2. 牙齿颜色 天然牙的颜色复杂而独特，是牙体硬组织与入射光相互作用的结果，主要由牙体硬组织结构决定，并受诸多因素影响。牙齿颜色三个要素分别为色调、饱和度和明度,同时牙齿具有半透明性和乳光效应。天然牙牙冠由牙釉质覆盖,牙釉质是高度矿化的组织,绝大部分为无机物,主要成分为羟磷灰石晶体,宽 60～70nm,厚 25～30nm。牙釉质主要形成天然牙牙冠的半透明性和乳光效应(详见第七章)。

牙齿的色调是指牙齿的基本颜色,而彩度是指牙齿的饱和度。牙本质决定牙齿的色调和饱和度,牙齿各部分的颜色和半透明性由牙釉质和牙本质共同决定,颈部牙釉质薄,可透出牙本质颜色,牙齿颜色饱和度大;切端牙釉质厚,牙本质薄,牙齿颜色以牙釉质的半透明性和乳光效应为主;牙冠中部颜色由牙釉质和牙本质的双层效应决定。由于冠中部颜色几乎不受牙龈颜色影响,形态较规则,因此临床比色可以冠中部颜色决定天然牙的主色调。对牙齿的明度而言,天然牙的中部明度最大,其次是颈部和切端。颈部的饱和度最大,其次是中部和切端;切端的明度和饱和度均较小。上颌前牙区中切牙明度最高,通常中切牙与侧切牙色调较为接近,尖牙饱和度最大。天然牙的颜色还受多种因素影响。年龄是影响天然牙颜色的重要因素,随着年龄增长,天然牙逐渐变得更暗、更红及更黄。可能的原因是,牙釉质因磨耗变薄,继发牙本质形成增多使牙本质增厚,以及外源性染色物质的渗透。外源性染色对牙齿颜色的影响不可忽视,外源性染色主要与吸烟、茶、红酒、矿物质等因素相关。

3. 前牙的空间位置及排列　非常理想的牙齿排列在天然牙列中并不多见,殆面观示理想的上下颌牙弓排列应呈圆滑的抛物线形。牙齿应以正中矢状面为中线左右两侧对称分布。恒牙列的牙弓形态通常与面型、前牙的形态一致,呈现尖圆形、椭圆形、方圆形。对于方圆形牙弓,上颌切牙到尖牙近中连线较平直,从上颌尖牙远中转向后方;尖圆形的牙弓一般从上颌侧切牙切缘即明显转向后方;椭圆形牙弓介于这两者之间,一般从上颌侧切牙的远中逐渐转向后方。正面观,前牙尤其是上颌前牙的轴向和排列对美观有着重要影响。上颌中切牙较平直,牙冠略向近中倾斜,牙体长轴偏向远中与中线交角为 5°～10°,上颌侧切牙牙体长轴更偏远中,上颌尖牙牙体长轴偏向远中,牙冠向近中倾斜,其牙体长轴与中线夹角大于上颌中切牙但略小于上颌侧切牙。下颌中切牙牙体长轴与中线所成的角度很小,下颌侧切牙牙体长轴与中线所成的角度稍大于下颌中切牙,而下颌尖牙牙体长轴与中线所成的角度最大。正面观,理想情况下上颌中切牙与尖牙牙龈高点几乎成一条直线,上颌侧切牙牙龈高点低于其连线为 0.5～1.0mm,三者牙龈高点的连线应呈倒三角形。同时,上颌侧切牙切端应低于中切牙为 0.5～1.0mm,正面观上颌中切牙、侧切牙、尖牙的切端连线应成平滑的弧线向后延伸,构成上颌纵殆曲线的前半段。下颌前牙切缘几乎在同一平面,下颌切牙的切缘,下颌尖牙牙尖,下颌前磨牙颊尖,下颌第一、第二磨牙的近远中颊尖构成一条相对平滑,略呈凹形的曲线,称为下颌的纵殆曲线,又称 Spee 曲线(curve of Spee)。

第二节
微笑美学分析

微笑对颌面部美学的重要性越来越受到大众的关注。越来越多的患者希望通过修复或正畸等治疗获得理想的微笑,而微笑分析在微笑美学修复诊断和治疗过程中是必不可少的,准确的微笑分析能够为后续设计、治疗提供重要的参考依据。

一、微笑图像采集

相对自发性微笑的不可重复性,姿势位微笑的可重复性、良好的维持性使之成为微笑美学的研究基础。患者姿势位微笑的图像采集是微笑分析的首要步骤。

拍摄时,患者采取坐姿,自然头位,表情放松,双眼平视前方,眶耳平面与地面平行。将数码相机固定于三脚架上,调整镜头对准患者口唇部,镜头中轴线与头部正中矢状面重合,水平中线与患者口角连线平行。拍摄前指导患者进行姿势位微笑或发"e"音辅助练习,以达到姿势位微笑。嘱患者自然微笑,拍摄整个微笑过程,得到整个动态过程的微笑图像,从中选择最具有代表性的姿势位微笑图像,作为微笑分析的基础。

二、微笑的定性评估表

微笑定性指标包括笑线、微笑弧、上唇曲度、上颌前牙与下唇的关系、微笑宽度(表 5-2-1,图 5-2-1)。

表 5-2-1　微笑的定性评估指标

定性指标	定义	分类	示图
笑线(微笑时上唇下缘的位置)	完全暴露上颌中切牙牙冠	高	图 5-2-1A
	暴露 75%～100% 上颌中切牙牙冠	中	图 5-2-1B
	暴露低于 75% 上颌中切牙牙冠	低	图 5-2-1C
微笑弧(上颌前牙切端的弧度与下唇上缘的关系)	上颌前牙切缘曲率与下唇上缘平行	协调	图 5-2-1D
	上颌前牙切缘曲率小于下唇上缘	平坦	图 5-2-1E
	上颌前牙切缘曲率与下唇上缘相反	反向	图 5-2-1F
上唇曲度(口角与上唇下边界的横向关系)	口角位于上唇下缘中点水平线上方	向上	图 5-2-1G
	口角位于上唇下缘中点水平线 1mm 以内	平直	图 5-2-1H
	口角位于上唇下缘中点水平线以下	向下	图 5-2-1I

定性指标	定义	分类	示图
上颌前牙与下唇的关系（下唇上缘与上颌前牙切端之间的距离）	下唇上缘与上颌前牙切端不接触	分离	图 5-2-1J
	下唇上缘与上颌前牙切端轻接触	接触	图 5-2-1K
	下唇覆盖了上颌前牙切端	覆盖	图 5-2-1L
微笑宽度（显示出的牙齿数量）	显示至第一前磨牙		图 5-2-1M
	显示至第二前磨牙		图 5-2-1N
	显示至第一磨牙		图 5-2-1O

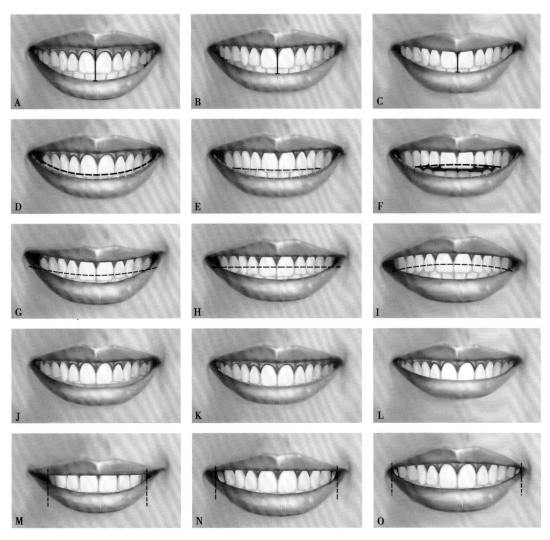

图 5-2-1　微笑的定量评估指标

A. 高位笑线；B. 中位笑线；C. 低位笑线；D. 微笑弧协调；E. 微笑弧平坦；F. 微笑弧反向；G. 上唇曲度向上；H. 上唇曲度平直；I. 上唇曲度向下；J. 上颌前牙与下唇分离；K. 上颌前牙与下唇接触；L. 上颌前牙被下唇覆盖；M. 微笑宽度显示至第一前磨牙；N. 微笑宽度显示至第二前磨牙；O. 微笑宽度显示至第一磨牙

三、粉白美学分析

在微笑美学诊疗过程中，有学者提出了"粉白美学"这一重要的美学参考指数。"白"指天然牙或天然牙的仿真修复体，"粉"则代表龈乳头、附着龈和牙槽黏膜等软组织。人在微笑过程中所呈现的牙齿特征、牙龈组织及唇齿关系，构成了"粉白美学"的三个主要因素。粉色-白色美学标准（pink-esthetic-score/white-esthetic-score, PES-WES）中，PES包括七个指标：近中龈乳头、远中龈乳头、边缘龈水平、牙槽嵴缺损、软组织形态、软组织颜色和软组织质地。其中，近中龈乳头和远中龈乳头按照完整、不完整、缺失进行评价，其他指标则是通过与邻牙或相近的牙进行对比评价。WES包括五个指标：牙冠形态、牙冠外形轮廓、牙冠质地、牙冠颜色和牙冠半透明性。同样通过与邻牙或相近的牙进行对比评价。PES-WES通过"2-1-0"评分系统进行评分：2分代表龈乳头完整或与邻牙的差异最小，0分代表龈乳头缺失或与邻牙的差异大。PES最高分为14分，WES最高分为10分。

完美美学效果：PES≥12分，WES≥9分。

美学效果较满意：PES为8～11分，WES为6～8分。

美学效果较差：PES<8分或WES<6分。

四、语音分析

唇齿关系是影响微笑美学的重要因素，发音要通过唇、牙齿、舌三者之间的相互作用。因此，发音测试是评价唇齿关系是否协调的重要参考。

1. 发"e"音 当患者发"e"音时，上下唇及上下颌牙齿分开，上下唇分开的距离大部分被上颌牙齿所占据。年轻人发"e"音时，上颌切牙占据上下唇之间距离的80%，不同年龄段的患者之间具有差异。老年患者因口周组织紧张度降低，肌肉相对松弛，上颌切牙切缘与下唇之间的距离会较年轻患者略大。在发音时，上下唇之间的间隙约50%会被上颌切牙占据。"e"音的发音情况，在临床上可作为判定上颌中切牙长度的指标（图5-2-2）。

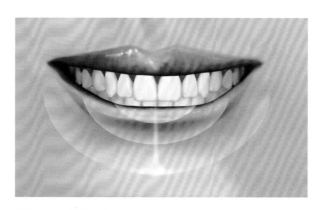

图5-2-2 发"e"音

2. 发"f"和"v"音　发音时，上颌切牙切缘与下唇唇红缘处轻轻接触，气流通过之间的缝隙挤压而形成发音。因而可作为上颌切牙唇舌向长度及殆龈向位置的判定指标，发音流畅则意味着上颌切牙长度和侧貌恢复适宜（图5-2-3）。

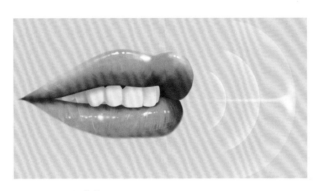

图 5-2-3　发"f"音

3. 发"s"音　发音时上下唇分开，在上下颌前牙之间形成窄长的空气通路。在安氏Ⅱ类人群中，下颌骨保持在正中关系位发音时，下颌骨垂直向运动，下颌切牙切缘和上颌切牙舌窝之间形成气流，从而进行发音。而在安氏Ⅰ类和Ⅲ类人群中，一般通过下颌前伸运动，下颌切牙切缘与上颌切牙切缘轻轻接触进行发音。发音时，若上下颌切牙间距离过大，无法形成窄长平坦的空气通路，患者通常会将舌头向前伸出抵住多余的空隙，这就会形成典型的咬舌音。因而通过发"s"音可判定上下颌切牙的位置关系及长度和突度是否适宜。除此之外，发"s"音时上下颌牙齿达到最大的邻近水平，检查"s"音的发音也是判定临床治疗中垂直距离的确定是否合适的重要指标（图5-2-4）。

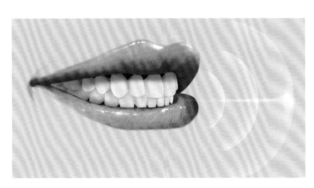

图 5-2-4　发"s"音

第五章

微笑美学缺陷

微笑美学是口腔美学中的核心部分，我国谭建国教授及中华口腔医学会口腔美学专业委员会首先提出"口腔美学缺陷疾病"这一新的口腔疾病分类，将影响患者牙齿、口腔或颌面部美观，患者主要以口腔美学为治疗主诉就诊的疾病定义为口腔美学缺陷疾病，主要分为以下四个类型。

1. 牙体硬组织美学缺陷的分类和治疗 牙体硬组织美学缺陷指各种病因造成的牙齿结构、形态发生异常，影响患者牙齿美观。这类美学缺陷主要包括由龋病、外伤、发育畸形等导致的牙体缺损等疾病。牙体硬组织美学缺陷是口腔临床的常见病和多发病，是非常常见的口腔美学缺陷疾病。临床上可采用树脂充填直接修复或修复体间接修复进行治疗，恢复牙齿的形态、结构、美观和功能。这类美学缺陷还包括各种病因导致的牙齿颜色异常，影响患者牙齿美观，主要有死髓变色牙、牙面白垩斑样病损、四环素牙、氟牙症等。牙齿颜色美学缺陷常与牙齿形态美学缺陷并发。临床上可采用漂白、树脂贴面、全瓷贴面、全冠等方法改善牙冠颜色，恢复牙齿美观。

2. 牙周软组织美学缺陷的分类和治疗 牙周软组织美学是口腔和牙齿美学的重要组成部分。各种病因导致的牙周软组织形态、颜色等异常，可影响患者口腔美观。这类美学缺陷主要包括龈炎、牙周炎、牙龈退缩、牙龈增生、露龈微笑等。牙周炎症可导致牙龈颜色、形态和质地的异常。牙龈增生或牙龈退缩也可导致牙周软组织美学异常，临床应针对不同原因进行牙周治疗。

3. 牙列空间美学缺陷的分类和治疗 各种病因导致的牙列形态、排列和完整性发生异常，可影响患者口腔美观。这类美学缺陷包括牙齿缺失导致的牙列缺损和牙列缺失，以及牙齿位置和排列异常导致的错𬌗畸形等两大类型美学缺陷。牙列缺损和牙列缺失可通过种植义齿、固定义齿、可摘局部义齿或全口义齿等方法修复缺失牙的形态和功能。错𬌗畸形主要是口腔正畸学的治疗范畴，对这类患者可通过使用各种正畸矫治器改善牙齿的位置和排列，从而达到牙齿、牙列、颜面部的协调统一。伴骨性畸形的患者可通过正畸 - 正颌联合治疗改善牙齿排列。

4. 颌面部美学缺陷的分类和治疗 各种病因导致的颌骨、颌面部软组织异常，可影响患者颌面部美观。这类美学缺陷包括颌骨畸形、唇腭裂畸形、颜面部软组织美学缺陷、肿瘤术后或外伤导致的颌面部软硬组织缺损等。颌骨空间位置或形态异常导致的患者面容畸形和咬合关系异常，称为牙颌面畸形，可通过正颌手术进行矫正。肿瘤或外伤导致的颌骨和口腔颌面部软硬组织缺损可通过整形外科、显微重建外科手术、种植义齿等进行修复。唇腭裂畸形可通过唇腭裂整形手术进行修复治疗。颌面部皮肤色素痣、瘢痕、皱纹等颌面部软组织美学缺陷可通过整形美容技术进行治疗。

随着社会经济的发展，患者的口腔治疗目标不仅是疾病的治愈和口腔功能的恢复，还有对口腔美观的要求。越来越多的口腔患者的就诊诉求仅为恢复和改善口腔美观。因此，口腔临床诊疗的常见疾病谱发生了变化，口腔美学缺陷疾病已逐渐成为口腔临床诊疗工作中常见的疾病类型。多学科融合的口腔美学成为口腔美学发展的重要趋势。

建立多学科融合的口腔美学临床诊疗思维至关重要。在新的口腔临床形势下，口腔医学的专业分科模式也将发生变化，以牙齿、口腔和颌面部美观为主要治疗目标的口腔美学作为一个独特的口腔医学分支学科应运而生。现有口腔专业分科之间的交叉和融合将越来越深入、广泛。一个口腔美学缺陷病例的治疗需要通过多个学科、多个专业的理论和技术综合完成。这就需要口腔医师建立多学科融合的口腔美学临床诊疗思维，以口腔美学为治疗目标，以口腔健康维护和口腔功能修复为治疗基础，结合患者的主观美学要求和客观美学缺陷，建立最终的美学治疗目标，制订多学科口腔美学治疗方案和治疗程序，综合运用口腔正畸学、牙周病学、口腔修复学、口腔种植学、牙体牙髓病学、口腔颌面外科学等多学科理论和技术，通过多学科融合、交叉、合作，最终完成口腔美学缺陷病例的治疗。

第四节
微笑美学缺陷的治疗

美学没有统一的标准，其多样性和个体差异性意味着同一种治疗方法不能完全照搬到每一位患者身上，需要个性化设计。医师在微笑美学的治疗过程中，应与患者充分交流，从沟通中获取患者的相关信息，如性格、美学预期等，结合不同个体、不同年龄段的审美，提供个性化治疗方案。

一、微笑美学缺陷的治疗手段

微笑美学由于复杂的解剖因素和评价指数，与口腔正畸、口腔修复、口腔颌面外科、牙周、整形外科等学科息息相关，在治疗时应注意多学科联合诊治，以期达到最佳的治疗效果。

1. 正畸治疗

（1）调整微笑弧：通过调整托槽的粘接位置，可以在牙列排齐阶段就形成弯曲向上的微笑弧；若是患者的切牙与尖牙切缘磨耗不均，也可适当调磨切缘、牙尖，从而获得理想的微笑弧。

（2）矫治颊旁间隙：较宽的牙弓会占据较多的横向宽度，相应地减小颊廊的宽度。当患者牙弓较为狭窄时，可以通过扩弓装置增大牙弓的宽度、减少两侧颊廊的比例，也可以适当改变后牙转矩，弥补基骨宽度的不足，从而达到减小颊廊的效果；当患者牙弓较为宽大时，可以将后牙牙冠调整至直立,增加颊廊的比例。

(3)调整牙齿暴露量不足:上颌前牙过度唇倾会导致牙齿暴露量不足,可以通过适当减少上颌前牙的唇倾度而增加牙齿暴露量,要注意避免骨开窗、骨开裂等并发症。

(4)改善露龈微笑:对于骨型露龈微笑,传统的矫治方法包括平面导板压低上颌前牙、高位头帽配合"H"钩压低前牙、多用途弓压低前牙等,但这些方法往往具有力度难以控制、稳定性差、不舒适等缺点,如今更趋向于使用舒适、美观的微种植支抗压低前牙来改善轻中度露龈微笑,而对于重度露龈微笑的患者,应选择正颌手术。

在上颌前牙龈方植入微种植支抗来改善露龈微笑,原理主要是施力时牙颈部的牙槽嵴纤维受到向下的牵引力,压迫牙槽嵴顶,从而出现生理性骨吸收,牙龈随之向根方移动,既维持了临床牙冠的长度,也减少了微笑时牙龈的暴露量。一般选择在上颌侧切牙和尖牙间靠近牙根处植入微种植支抗,用橡皮圈、结扎丝将种植支抗与上颌中切牙和侧切牙连起来,也可选择在切牙间植入微种植支抗,注意施加的压力不宜过大,以防切牙牙周膜因应力过大而出现非生理性反应。

(5)𬌗平面倾斜的矫治:单纯的牙源性𬌗平面倾斜或医源性𬌗平面倾斜,可选用弹性较好的镍钛丝进行颌间牵引,使萌出不足的牙齿伸长;也可在牙槽骨颊腭侧植入微种植钉,轻力压低伸长的后牙或前牙;在舌侧植入微种植钉来调整个别牙齿的冠舌向转矩;在需要伸长侧的牙齿对颌植入微种植钉进行垂直牵引;而骨性𬌗平面倾斜应选择正畸 - 正颌联合治疗。

(6)调整牙列中线不齐:对于牙性中线不齐的患者,传统矫治方法是通过颌间牵引纠正切牙中线;还可利用微种植支抗,在第一磨牙近中骨量较饱满的牙槽间隔处植入,整体牵引上颌牙列,调整中线;对于骨性中线不齐的患者,还需要配合正颌手术来进行矫治。

2. 修复治疗   对于牙齿颜色、形态异常,轻度牙列空间位置异常等因素导致的微笑美学缺陷,修复治疗是强有力的治疗手段。对于前牙的美学修复,临床主要选择的修复体类型是瓷贴面、全瓷冠、桩核冠。应根据修复体的固位、强度、剩余牙体组织保护、美观四要素综合分析,选择前牙牙体缺损的修复体类型。

(1)瓷贴面:瓷贴面修复是一种仅靠粘接固位的修复形式,适用于剩余牙体组织较多,牙体本身抗力较强的牙体缺损,要保证有足够的牙釉质粘接面积,预备体表面剩余牙釉质面积应大于50%,终止线上牙釉质的量应大于70%才可保证贴面修复的长期美学效果。牙体缺损微创修复是在满足修复效果基础上尽可能减少牙体预备中牙体组织的磨除。近年来随着全瓷材料和粘接技术的发展,瓷贴面这种微创修复方式在临床上得到广泛应用。瓷贴面适用于解决多种微笑美学缺陷疾病,包括:①牙齿颜色异常,如氟牙症、根管治疗后变色牙等的治疗和修复;②牙齿位置异常,如轻度错位牙、患者不愿意接受正畸治疗改善前牙美观的病例;③牙列空间位置异常,如前牙散在间隙的美学修复;④牙体缺损,如牙釉质发育不全、龋病、外伤及磨耗等导致的轻度牙体缺损等。

(2)全瓷冠:当剩余牙体组织进一步减少,牙体组织本身抗力下降,牙釉质粘接面积不足且暴露大量牙本质时，瓷贴面修复已不适用，我们需要一种可以提供牙体组织抗力，具有有效固位，同时能够对剩余牙体组织进行保护的修复形式——全瓷冠。全瓷冠能很好地模拟天然牙本身的特性，具有优越的美学性能和生物相容性，是口腔临床常用的修复方式。全瓷冠的适应证范围较为广泛，可修复牙体缺损面积较大，无法用贴面进行修复的患牙；同时具有比贴面更佳的遮色能力，对于严重变色影响美观的患牙，具有更好地改善美学效果的作用。对于畸形牙、错位扭转牙，全瓷冠也能起到较贴面更好地改善外形和美观的作用。

（3）桩核冠：当牙体组织进一步减少，髓腔暴露，牙体组织抗力进一步下降时，需要桩核冠来修复大面积牙体缺损引起的美学缺陷。此时，单独应用全冠已经无法获得良好的固位，所以根管就成为可利用的固位结构。当前牙由于大面积缺损而存在微笑美学缺陷时，桩核冠是良好的美学修复方案。可利用桩核修复增加固位，联合全瓷冠修复改善患牙美观。

3. 口腔颌面外科手术治疗

（1）调整口周肌肉神经：引导患者进行肌功能锻炼，肌功能锻炼是指在治疗中反复多次重复同一动作，使肌肉形成条件反射，形成"肌肉记忆"，从而协调、平衡口周肌肉功能，使患者有针对性地、循序渐进地改善微笑。

（2）改善露龈微笑：对于重度骨型露龈微笑患者，可通过正颌手术进行治疗；对于唇型露龈微笑，可考虑上唇延长术降低肌肉收缩力；对于肌型露龈微笑，传统的手术治疗包括部分切断提上唇肌、分离上唇肌肉和牙龈黏膜。

（3）调整上下颌偏颌：对于严重的上下颌偏颌患者，常规的正畸手段已无法获得满意的效果，需要配合正颌手术治疗。

4. 牙周治疗　牙龈的色、形、质和暴露量与微笑美学有重要联系。对于牙龈型露龈微笑，临床牙冠较短而牙龈暴露过大者，可行冠延长术来改善。而牙龈颜色、形态异常导致的笑容不美观，可用相应的牙周治疗手段进行改善，具体参见第八章的内容。

5. 整形外科治疗

（1）上唇长度调整：对于上唇长度过长的患者，可在口角边缘（唇细纹表面）和口腔黏膜（光滑的表面）切除部分黏膜和肌肉后，直接缝合切口来缩短上唇，从而提高笑容的美感。

（2）唇形态调整：对于唇部过厚的患者，可通过手术切除部分唇部黏膜和组织而使嘴唇变薄；而对于唇部较为菲薄的患者，可采用高分子材料注射，包括胶原蛋白、自体脂肪，以及唇内切口植入黏膜瓣的方法来增厚嘴唇。

（3）改善露龈微笑：对于肌型露龈微笑，还可通过注射肉毒杆菌阻断肌肉收缩，达到减轻露龈微笑的效果。

6. 数字化微笑设计　美丽而自信的微笑是所有人都渴望的。然而，仅靠医师与患者之间的语言沟通，缺少可视化的参考，难以让患者直观地看到治疗后的效果。数字化微笑设计（digital smile design，DSD）是口腔医师以口腔美学标准为基本准则，使用电脑设计软件进行辅助，在患者口内、外数码照片上进行数字绘制，对牙齿、牙周形态分析和设计，模拟出治疗后理想微笑效果的一种治疗设计方式，是微笑美学治疗中的重要辅助手段。

目前，DSD 在口腔修复、牙周、口腔正畸、牙体牙髓等领域中的使用越来越广泛，医师可以用 DSD 规划不同的治疗方法并可视化每种方法的预期效果，从而营造出美丽动人的笑容。DSD 的主要优势体现在：①有助于医师进行美学设计和把控治疗效果；②患者可以直观地看到预期效果，并参与到个性化治疗中（详见第十二章）。

二、微笑美学缺陷的美学实现

（一）美学设计

影响微笑美学的病因众多，可用口腔美学缺陷疾病进行概括。

对于复杂病因导致的微笑美学缺陷，进行术前完善的临床设计是治疗的第一步，也是保证最终治疗效果的前提，更是医师首先进行美学思考的过程。通过了解患者的主观美学诉求，结合面部、唇齿和牙周软组织的客观检查，综合患者的主客观美学问题，进行适合患者的个性化美学设计。美学设计是美学修复治疗的关键和起点，而前牙美学设计是整个口腔美学设计的核心。谭建国教授提出的"前牙美学设计六步法"，是临床中解决前牙微笑美学问题较好的理论指导，临床可据此简单、快速、准确地分析患者的前牙美学缺陷，最终做出适合患者的个性化美学设计。

上颌中切牙切缘位于整个牙列的最前沿，是美学设计和功能设计中最重要的部分，在三维空间中的位置关系可分为切龈向、唇舌向和近远中向三个维度。

1. 确定上颌中切牙切缘的切龈向位置 无论是休息还是微笑，上颌中切牙切缘的切龈向位置均是首先进入视觉诊断和分析的第一个可见位置，作为美学设计的第一步，主要参考因素如下。

（1）下颌姿势位时上颌中切牙切缘的唇下暴露量：中青年一般为 2.0～4.0mm，女性多于男性，并随年龄增大而逐渐减小（图 5-4-1）。

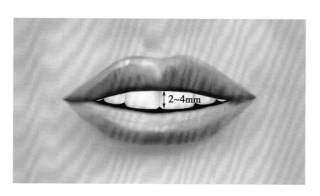

图 5-4-1 下颌姿势位时上颌中切牙唇下暴露量

（2）上颌中切牙切缘与上颌𬌗平面的位置关系：上颌中切牙切缘位置与磨牙𬌗面形成的上颌𬌗平面，以及侧面的鼻翼耳屏线应形成协调的关系。可根据最终修复的后牙𬌗平面位置,结合下颌姿势位时上颌中切牙切缘的唇下暴露量,最终确定上颌中切牙切缘的切龈向位置(图5-4-2)。

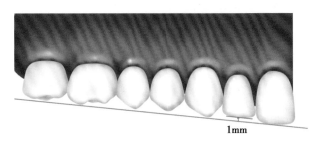

图 5-4-2　上颌中切牙切缘与上颌殆平面位置关系相协调

2. 确定上颌中切牙切缘的唇舌向位置　正面初步确定上颌中切牙切缘的切龈向位置后,下一步从侧面分析上颌中切牙的唇舌向位置,两者最终决定上颌中切牙切缘位置。上颌中切牙切缘唇舌向位置的主要参考因素有以下三点。

(1)上颌中切牙牙体长轴唇舌向倾斜度:上颌中切牙牙体长轴与殆平面一般成 60°~65°角(图5-4-3)。

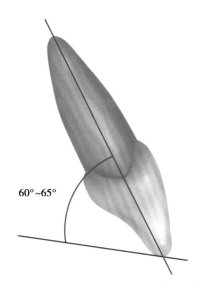

60°~65°

图 5-4-3　上颌中切牙牙体长轴与殆平面夹角

(2)发音时上颌中切牙切缘与下唇的接触关系:发"f"音时,上颌中切牙切缘一般轻轻接触于下唇干湿线交界处。

(3)前牙覆殆、覆盖关系:前两个因素可初步确定上颌中切牙切缘的唇舌向位置,但最终位置还需要考虑前牙覆殆、覆盖关系,上颌中切牙切缘位置不仅与美学设计相关,还与咬合功能密切相关。因此,上颌中切牙切缘位置需要在殆架上结合前牙咬合设计最终确定(图5-4-4)。

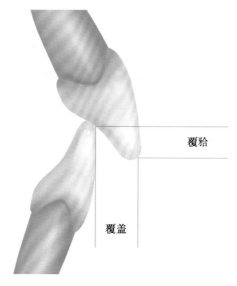

图 5-4-4　前牙覆𬌗、覆盖关系

3. 确定上颌中切牙龈缘的位置　上颌中切牙龈缘位置是前牙美学设计的重要组成部分。在前两步确定上颌中切牙切缘位置的基础上,进一步确定龈缘位置,即可确定上颌中切牙的位置和形态。上颌中切牙龈缘位置设计的主要参考因素有以下三点。

（1）上颌中切牙临床冠宽长比:一般为 0.75～0.85。

（2）上颌中切牙临床冠平均长度:一般为 10.0～11.0mm（图 5-4-5A）。

（3）微笑时龈缘暴露量:微笑时,上颌前牙龈缘暴露量一般不超过 3.0mm（图 5-4-5B）。

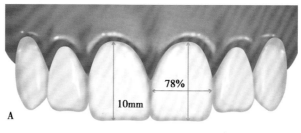

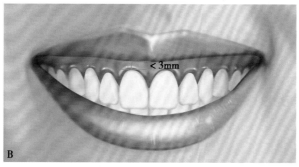

图 5-4-5　上颌中切牙龈缘位置设计

A. 上颌中切牙临床冠长度及宽长比;B. 上颌前牙龈缘暴露量

4. 确定上颌侧切牙和尖牙的位置 上颌中切牙美学设计完成后,需要结合前牙牙弓的大小和形态、上颌前牙牙冠宽度比、笑线位置、龈缘曲线等因素确定上颌侧切牙和尖牙的位置。主要参考因素如下。

（1）上颌前牙牙冠宽度比:可根据上颌中切牙牙冠宽度确定侧切牙和尖牙的牙冠宽度。正面观上颌相邻前牙的宽度比可参考黄金分割比例或 Preston 比例,并在美学表达环节与患者沟通确定（图 5-4-6）。

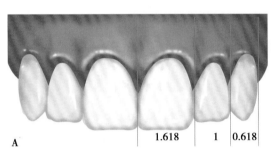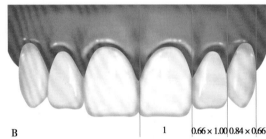

图 5-4-6　上颌侧切牙和尖牙的位置设计
A. 上颌前牙黄金分割比; B. 上颌前牙 Preston 比例

（2）上颌𬌗平面:以上颌𬌗平面为参照平面,上颌中切牙切缘和上颌尖牙牙尖在同一个平面上,但上颌侧切牙切缘在此平面龈方 0.5～1.0mm。

（3）微笑时上颌前牙切缘曲线与下唇的位置关系:可作为确定侧切牙和尖牙切缘位置的参考因素。微笑时上颌前牙切缘曲线与下唇唇缘弧度平行较美观（图 5-4-7）。

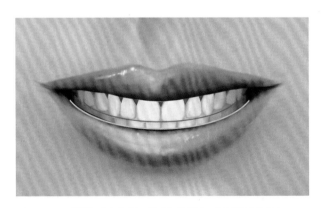

图 5-4-7　微笑时上颌前牙切缘曲线与下唇弧度平行

5. 确定下颌前牙切缘的位置 上颌前牙位置和排列基本确定后,下一步需要完成下颌前牙美学设计。下颌前牙美学设计最重要的是确定下颌前牙切缘位置。下颌前牙切缘的位置和形态对美观的影响虽不及上颌前牙,但其为下颌功能运动的重要组成部分,是下颌功能运动范围的起始点和闭合点,同时也是下颌𬌗平面的起始部位,因此需要结合患者年龄和性别,前牙覆𬌗、覆盖等因素进行综合分析。主要参考因素如下。

（1）下颌姿势位时下颌前牙切缘暴露量：虽然下颌姿势位时下颌前牙唇齿关系变异较大，但可作为初步判断下颌前牙切缘位置的参考因素。40岁以下患者下颌姿势位时下颌切牙切缘暴露量平均为1.0mm，与年龄呈正相关，随年龄增长暴露量逐渐增加（图5-4-8）。

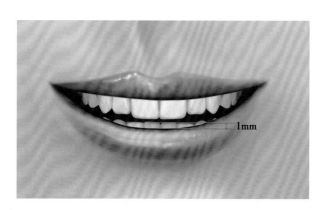

图5-4-8　下颌姿势位下颌前牙切缘暴露量

（2）前牙覆𬌗、覆盖关系：下颌前牙切缘位置需要在𬌗架上最终确定，不仅与美学相关，还与咬合设计相关，包括前导、个性化下颌运动范围、垂直距离等。

6. 确定下颌前牙的形态　前牙美学设计的最后一步是确定下颌前牙的排列和位置，需要考虑上下颌前牙宽度比，并结合下颌牙弓的大小和形态等因素。主要参考因素：①下颌前牙龈缘线，当下颌前牙位置正常时，下颌切牙的龈缘平齐，位于下颌尖牙龈缘连线的切方约1.0mm。②下颌前牙临床冠宽度，下颌中切牙平均宽度为5.0mm，下颌侧切牙平均宽度为5.5mm，下颌尖牙宽度＞下颌侧切牙宽度＞下颌中切牙宽度。③上下颌前牙宽度的比例关系，下颌中切牙宽度约为上颌中切牙宽度的2/3；下颌前牙宽度总和与上颌前牙宽度总和之比（Bolton比）为78.8%±1.72%（图5-4-9）。

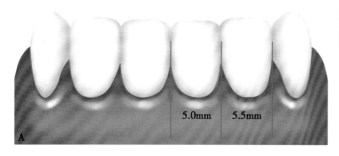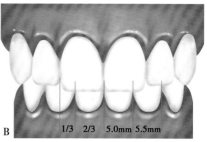

图5-4-9　下颌前牙排列与位置
A. 下颌前牙临床冠宽度；B. 上下颌前牙宽度比例关系

美学设计是整个微笑美学修复治疗的关键和起点，而前牙美学设计是整个口腔美学设计的核心，通过前牙美学设计六步法进行个性化美学设计，为后续的美学表达和美学实现奠定基础。

（二）美学表达

在经过前牙美学设计六步法后，可获得适宜、理想的美学设计方案，并以数码照片、诊断蜡型等方式进行呈现。为更好地向患者传递和表达美学设计的思想，让患者在进行最终修复前身临其境地体验美学和功能的设计效果，临床中常需要通过临时修复体的方式将美学设计效果在患者口内加以呈现，我们称这个过程为美学表达。临时修复体贯穿于美学表达的始终，在美学设计和美学实现之间建立坚实的桥梁和纽带。临床中可根据实际的美学表达情况，不断完善调整美学设计方案，在最终确定的美学表达的基础上进行最终修复，真正实现从无创、微创到有创的自然过渡，降低微笑美学缺陷的诊疗风险，提高安全性和可预测性。

（三）美学实现

在经过美学设计和美学表达之后，检查存在美学缺陷的患牙功能及美学皆已符合要求，则可进行最终的修复。使最初的美学设计效果得以实现的最终过程，称为美学实现。

美学实现中，修复体的材料选择对最终美学效果的实现有重要影响。根据中华口腔医学会口腔美学专业委员会拟定的《全瓷美学修复材料临床应用专家共识》，全瓷材料可分为玻璃基陶瓷（glass-matrix ceramics）、多晶陶瓷（polycrystalline ceramics）、树脂基陶瓷（resin-matrix ceramics）。

1. 玻璃基陶瓷（glass-matrix ceramics） 玻璃基陶瓷以玻璃相为主，或在玻璃相中添加白榴石、二硅酸锂等晶体，目前口腔临床应用的玻璃基陶瓷主要有长石质瓷（feldspathic porcelain）和玻璃陶瓷（glass ceramics）两大类。长石质瓷常用于制作前牙烤瓷贴面，以及双层结构全瓷冠的高强度内冠表面的饰瓷。玻璃陶瓷常用于制作美学要求较高的修复体，如前牙和前磨牙的全瓷冠、贴面等，也可以用于制作后牙嵌体、高嵌体、𬌗贴面等。

2. 多晶陶瓷（polycrystalline ceramics） 多晶陶瓷主要组成为晶体相结构，一般完全不含玻璃相成分。多晶陶瓷含有的晶体相成分主要分为氧化铝和氧化锆两大类。目前临床常用的是氧化钇部分稳定的四方相氧化锆陶瓷。氧化锆陶瓷可以分为传统氧化锆和高透氧化锆两大类。传统氧化锆可用于制作单层结构的磨牙氧化锆全冠，或用于制作双层结构全瓷冠的氧化锆内冠。高透氧化锆可用于制作美学要求较高的前磨牙甚至前牙单层结构的氧化锆全冠。

3. 树脂基陶瓷（resin matrix ceramics） 树脂基陶瓷是树脂基质和无机材料的混合体，目前主要有两类：一类是树脂基质中加入无机填料，另一类是陶瓷网络结构中加入树脂基质。树脂基陶瓷在严格意义上不属于陶瓷，不能烧结加工，一般采用计算机辅助设计与制作技术加工制作。树脂基陶瓷具有与复合树脂及牙本质近似的弹性模量，与其他高弹性模量的材料相比，在制作后牙嵌体等冠内修复体时可降低牙齿劈裂的概率。

只有根据临床适应证及材料的本身特点，在最终修复时选择合适的材料，才能实现最理想的微笑美学效果。

（谭建国 杨 振 丁玉梅）

参考文献

1. VAN DER GELD P A，OOSTERVELD P，VAN WAAS M A，et al. Digital videographic measurement of tooth display and lip position in smiling and speech: reliability and clinical application. Am J Orthod Dentofacial Orthop，2007，131（3）：301.e1-e8.

2. GILL D S，NAINI F B，TREDWIN C J. Smile aesthetics. Dent Update，2007，34（3）：152-154，157-158.

3. DYM H，PIERRE R 2ND. Diagnosis and treatment approaches to a "gummy smile". Dent Clin North Am，2020，64（2）：341-349.

4. JAFRI Z，AHMAD N，SAWAI M，et al. Digital smile design-an innovative tool in aesthetic dentistry. J Oral Biol Craniofac Res，2020，10（2）：194-198.

5. 谭建国，李德利. 一步一步做好前牙美学设计. 中华口腔医学杂志，2020，55（10）：799-802.

6. 中华口腔医学会口腔美学专业委员会，中华口腔医学会口腔材料专业委员会. 全瓷美学修复材料临床应用专家共识. 中华口腔医学杂志，2019，54（12）：825-828.

牙列美学

随着社会的发展,人们逐渐认识到牙齿健康及面部美学的重要性,医患双方开始将大量目光聚焦到口腔医学美学上。由于完整的牙列可以维持面部的自然形态和美观,所以口腔医师在制订美学方案时,应考虑牙齿及牙龈形态组成的牙列美学。

第一节
牙列美学的评价标准

为了获得良好的美学效果,口腔医师不仅要了解牙列的基本组成和相关的𬌗学知识,还应该在矢状向、水平向和垂直向三个方向全面而系统地掌握牙列美学的评价标准。

一、牙列

(一)牙列的定义

牙列(dentition)也称牙弓,是位于上下颌骨上的牙齿按照一定方向、顺序和位置排列成的弓形(图6-1-1)。

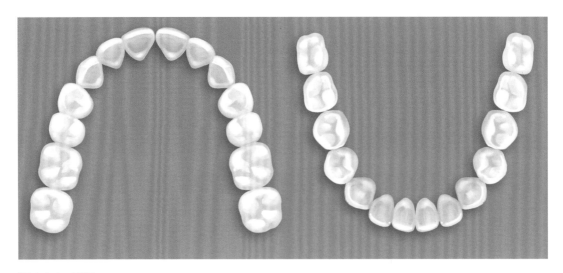

图6-1-1 牙列

(二)牙列的类型

牙列可以分为乳牙列、混合牙列和恒牙列三种类型。乳牙列全部由乳牙组成,混合牙列由若干乳牙和恒牙组成,恒牙列则全部由恒牙组成。

1. 乳牙列(deciduous dentition) 乳牙列一般是在2.5岁至6岁这个阶段,特点如下。

(1)前牙区覆盖较小,覆𬌗较深。

(2)前牙区会出现生长间隙和灵长间隙。

（3）上颌乳尖牙的近中舌侧面和下颌乳尖牙的远中唇侧面相接触。

（4）终末平面类型以垂直型和近中型常见，对恒牙殆的建立影响较大。

2. 混合牙列（mixed dentition） 混合牙列一般是指从6岁开始恒牙萌出直到全部乳牙替换完成的阶段，特点如下。

（1）上颌中切牙萌出早期，两牙之间出现间隙。多是侧切牙的牙胚萌出过程中挤压中切牙的牙根导致，间隙可随着侧切牙的萌出自行调解，但需要排除额外牙等因素的影响。

（2）上颌侧切牙萌出过程中，牙冠向远中倾斜。多是尖牙压迫所致，尖牙萌出后，侧切牙可自行恢复，但应排除尖牙对侧切牙牙根可能造成的不利影响。

（3）恒切牙萌出初期，出现轻度拥挤现象。随着颌骨的发育和其他牙齿的替换，拥挤可在一定程度上自行改善。

（4）建殆初期，上下颌第一磨牙多是尖对尖的咬合关系，可以利用替牙间隙自行调整为中性关系，临床中应定期观察乳磨牙和前磨牙的替换。

（5）上下颌切牙萌出早期，会出现前牙深覆殆，伴随着第二磨牙的生长和前磨牙的建殆，垂直向高度有所增加，深覆殆可自行解除。

3. 恒牙列（permanent dentition） 乳牙全部替换成恒牙即进入恒牙列，正常恒牙列特点如下。

（1）近远中向倾斜：从牙弓的唇（颊）向观察，牙齿临床冠长轴和垂直于水平面的垂线的交角表示近远中倾斜程度的大小。牙齿有一定的近远中向倾斜，可使相互之间获得良好的邻面接触、覆殆和覆盖。正常情况下，整个牙列的牙齿均向近中倾斜（图6-1-2）。前牙美学区中切牙至尖牙的轴倾度依次增大。

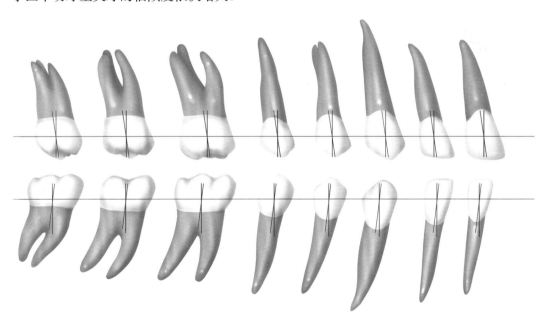

图6-1-2 牙列的近远中向轴倾度

（2）唇（颊）舌向倾斜：从近远中向观察，牙齿临床冠长轴和垂直于水平面的垂线的交角表示唇（颊）舌向倾斜程度的大小，在正畸治疗中以转矩表示。不同牙位的牙齿存在不同的转矩角度，详见下文 Andrews 正常𬌗的六项标准。

（3）牙冠突距：牙齿唇（颊）面的最突点相对于牙齿颊外展隙连线的距离，代表牙齿唇颊舌向的突度。各个牙冠突距都不相同，一般上颌侧切牙冠突距最小，尖牙、第一磨牙冠突距较大。

（4）纵𬌗曲线：侧面观，纵𬌗曲线为连接下颌切牙的切缘、尖牙的牙尖、前磨牙的颊尖及第一磨牙的近远中颊尖的连线，又称 Spee 曲线，一般在第一磨牙的远中颊尖最低，深度为 0～2.5mm。上颌的纵𬌗曲线又称补偿曲线，一般在第一磨牙的近中颊尖最低，并与下颌的 Spee 曲线相匹配。

（5）横𬌗曲线：正面观，横𬌗曲线为连接双侧同名磨牙颊舌尖所形成的曲线。通常后牙表达为负转矩，上颌的颊尖低于舌尖，下颌的颊尖高于舌尖，因此上颌形成一凸向下的弧形曲线，而下颌形成一凹向上的弧形曲线。如果下颌的颊尖被磨耗，则下颌长而尖的舌尖将高于颊尖，从而形成凸向上的曲线。

（三）牙列的三维评价

牙列的三维评价指标主要包括牙弓长度、牙弓宽度、纵𬌗曲线的曲度。

1. 牙弓的长度　以左右侧第二磨牙远中接触点间的连线为底线，从中切牙近中接触点向底线所做的垂线为牙弓总长度。牙弓长度可分为三段：切牙近中接触点至尖牙连线的垂距为牙弓前段长度；尖牙连线至第一磨牙近中接触点连线的垂距为牙弓中段长度；第一磨牙近中面连线至第二磨牙远中面连线间的垂距为牙弓后段长度。只有上下颌牙弓长度协调，才能达到正常的咬合关系。上颌牙弓长度较小，或下颌牙弓长度较大，会导致后牙近中错𬌗和前牙对刃𬌗、反𬌗；上颌牙弓长度较大，或下颌牙弓长度较小，会导致后牙远中错𬌗和前牙深覆盖。

2. 牙弓的宽度　可分为三部分：牙弓前段宽度、牙弓中段宽度和牙弓后段宽度。牙弓前段宽度是指左右侧尖牙牙尖之间的宽度；牙弓中段宽度是指左右侧第一前磨牙中央窝间的宽度；牙弓后段宽度是指左右侧第一磨牙中央窝间的宽度。只有上下颌牙弓宽度协调，才能达到正常的咬合关系。上颌牙弓宽度较小，或下颌牙弓宽度较大，会导致上颌牙弓窄于下颌牙弓，后牙呈对刃𬌗、反𬌗或反锁𬌗；上下颌牙弓宽度过小，会导致上下颌牙弓狭窄。

3. 纵𬌗曲线的曲度　即 Spee 曲线的曲度或深度，将直尺放置在下颌切牙切端与最后一颗下颌磨牙的牙尖上，测量牙齿颊尖连线的最低点至直尺的距离，分别测量左侧和右侧，Spee 曲线曲度小于 2mm 为平坦或浅，Spee 曲线曲度大于 3mm 为深，过深的 Spee 曲线会导致前牙覆𬌗较大，对功能𬌗产生不利影响，同时不利于牙齿的矢状向内收。

（四）牙弓的曲线形态

牙弓的曲线形态主要有椭圆形、尖圆形、方圆形三种类型（图 6-1-3），具有以下规律。

1. 三种类型牙列的宽度,前段差异较大而后段差异较小。

2. 牙弓长度因牙的形态不同而有所改变。尖圆形牙弓最长,方圆形牙弓最短,椭圆形牙弓居于二者之间。

3. 中国人的牙弓以椭圆形和方圆形居多。一般认为面型、牙列型和牙型三者一致。

4. 上下颌牙弓应与相应牙槽骨及上下颌骨体大小、形态和位置关系协调一致,左右两侧牙齿在形态、大小和位置上协调一致。

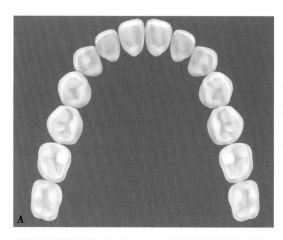
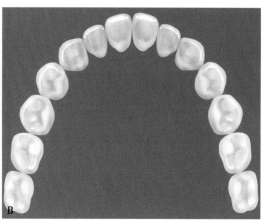
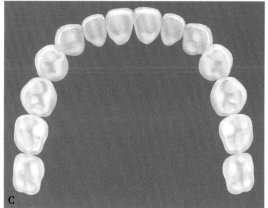

图 6-1-3 牙弓的曲线形态
A. 尖圆形;B. 椭圆形;C. 方圆形

(五)牙列的美学考量

牙列的美学考量还包括上颌中切牙轮廓比例、切牙黄金指数、上颌前牙正面观宽度比例、邻面接触面积等。

1. 上颌中切牙轮廓比例 前牙区的上颌中切牙是整个牙列中对美学效果影响最大的区域,传统观点认为上颌中切牙的最佳外形轮廓应为宽长比 0.618 的黄金矩形,但是 0.618 比例的牙齿视觉上过于细长。现代观点认为,上颌中切牙宽长比例为 0.78 时,看起来最协调。

2. 切牙黄金指数　下颌切牙与上颌切牙切缘宽度之比为 0.618，在进行美学修复设计时，该指数可以为计算和确定上下颌前牙的宽度提供一定的参考（图6-1-4）。

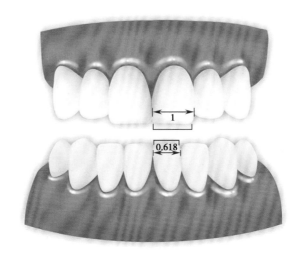

图 6-1-4　切牙黄金指数

3. 上颌前牙正面观宽度比例　这个比例关系不是牙齿的实际宽度比例，而是上颌前牙在冠状面的投影宽度比例。这是美学修复最为重要的比例关系，对美学效果的影响远远大于牙齿实际的宽度比例。正面观前牙段，中切牙、侧切牙和尖牙的黄金宽度比例是 1.618∶1∶0.618，邻接处紧密，不存在牙齿扭转。

4. 邻面接触面积　正面观上颌前牙的邻面接触区面积应遵守"50-40-30"原则，以中切牙临床牙冠长度为基准，理想的上颌中切牙接触区为该长度的 50%，中切牙与侧切牙间为 40%，侧切牙与尖牙间为 30%（图6-1-5）。

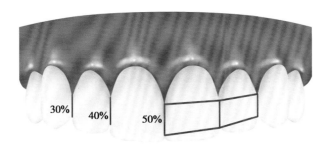

图 6-1-5　上颌前牙邻面接触区面积

二、正常𬌗

（一）静态𬌗

1. Angle 正常𬌗　1890 年 Angle 提出理想正常𬌗的概念，即保存全部牙齿，牙齿在上下颌牙列中排列整齐，上下颌牙齿的尖窝关系完全正确，上下颌牙列的𬌗关系非常理想。理想正常𬌗在自然人群中很少能见到，为了便于使用，在正畸临床上，常用以下四点作为判断正常𬌗的标准。

（1）上颌第一恒磨牙的近中颊尖咬在下颌第一磨牙的近中颊沟上。

（2）上下颌牙列和牙齿位置正常。

（3）前牙覆𬌗、覆盖关系正常。

（4）由于拔牙理念的引入和普及，保存全部牙齿的标准被放弃。

2. 个别正常𬌗　凡是轻微的错𬌗畸形，对生理过程无大碍者，都可列入正常𬌗范围，即个别正常𬌗。个别正常𬌗强调以功能标准为主，而不是以机械的形态标准为主，个别正常𬌗其实就是生理𬌗。

3. Andrews 正常𬌗　Andrews 于 20 世纪 60 年代提出了正常𬌗的六项标准。

（1）上下颌牙列间的关系及咬合接触关系

1）上颌第一磨牙的近中颊尖咬在下颌第一磨牙的近中颊沟上。

2）上颌第一磨牙的远中边缘嵴咬在下颌第二磨牙的近中边缘嵴上。

3）上颌第一磨牙的近中舌尖咬在下颌第一磨牙的中央窝内。

4）上下颌前磨牙的颊尖咬在对颌牙的邻间隙。

5）上颌前磨牙的舌尖与下颌前磨牙有尖窝关系。

6）上颌切牙覆盖下颌切牙，上下颌牙列中线一致。

（2）牙齿近远中倾斜（冠角、轴倾角）：牙齿的临床冠长轴与𬌗平面垂线所组成的角称为冠角或轴倾角，代表了牙齿的近远中倾斜程度。正常𬌗的牙冠都向近中倾斜，冠角为正值。

（3）牙齿的唇（颊）、舌向倾斜（冠倾斜、冠转矩）：牙齿的临床冠长轴的唇（颊）舌向倾斜度称为冠倾斜或冠转矩，反映牙齿的唇（颊）、舌向倾斜度，不同的牙齿有不同的冠转矩。

1）上颌切牙冠向唇侧倾斜，转矩角为正；下颌切牙冠稍向舌侧倾斜，有轻度负转矩；上颌切牙的转矩角度绝对值大于下颌切牙，上下颌切牙间的倾斜角度不超过 180°。

2）上颌切牙转矩角为正，上颌中切牙转矩角大于侧切牙；上颌从尖牙到磨牙冠都向舌侧倾斜，转矩角为负，磨牙比前磨牙更明显；上颌尖牙和前磨牙的转矩角接近，上颌第一、第二磨牙转矩角接近。

3）下颌从切牙到磨牙牙冠逐渐向舌侧倾斜，转矩角为负；下颌切牙有轻度负转矩，大小一致，从尖牙到磨牙转矩绝对值变大。

（4）旋转：正常 殆 中牙齿应没有不适当的旋转。后牙的旋转会占据更多的近远中间隙；前牙的旋转会占据更少的近远中间隙。

（5）邻面接触：正常 殆 牙列中相邻牙齿都应保持相互接触，无间隙存在。牙列中间隙的存在多是牙冠大小不协调导致。

（6） 殆 曲线：正常 殆 的 Spee 曲线深度在 0～2.5mm。将较深的 Spee 曲线整平会增加下颌牙列的周径和牙弓长度，使下颌牙列的 殆 面能与上颌牙列的 殆 面建立良好的 殆 关系。

（二）功能 殆

1. 牙尖交错位（intercuspal position，ICP） 曾称正中颌位（centric occlusion position，COP），是指上下颌牙牙尖交错，达到最广泛、最紧密接触时下颌所处的位置，是许多下颌运动的起始点或终止点。在所有的下颌位置中，该颌位的重复性最好，因此常作为咬合检查、诊断和评价的基准。

2. 后退接触位（retruded contact position，RCP） 是指从 ICP 开始，下颌可再向后下移动约 1mm，此时后牙牙尖斜面保持部分接触而前牙不接触，结构关系正常的盘 - 髁复合体位于关节窝最上、最前位。

3. 前伸 殆 前伸 殆 是指下颌相对上颌位于牙尖交错位前方的下颌位置。标准的前伸 殆 有两个特点。

（1）前牙区有均匀的接触。

（2）后牙区无任何接触，或即使有接触也是不干扰前牙接触的轻微接触。

4. 尖牙保护 殆 尖牙保护 殆 是指下颌侧方运动时工作侧的上颌尖牙舌窝和切嵴与下颌尖牙的唇面和切嵴接触的咬合状态，使非工作侧的牙齿在下颌侧方运动过程中不接触，或即使接触也是不干扰下颌侧方运动的轻微接触。侧方咬合功能时的尖牙保护 殆 状态是后牙发挥咀嚼功能起始咬合接触位，能最有效地保护神经肌肉的协调性且保证颞下颌关节的正常受力。

5. 组牙功能 殆 侧方咬合运动时，工作侧有 2 对以上后牙接触，或者 1 对以上后牙和尖牙均有接触。非工作侧应无咬合接触，如果有妨碍工作侧咬合的接触，则称为非工作侧 殆 干扰。尖牙保护 殆 和组牙功能 殆 是正常侧方颌位工作侧的两种咬合接触类型。

三、牙列水平向关系

（一）上下颌牙列的对称性

牙列对称性反映牙列左右宽度是否对称。在石膏模型上用铅笔沿腭中缝画出一条中线，然后用分规测量双侧同名牙至中线间的宽度，以此来了解牙列左右是否对称，双侧同名牙前后向是否在同一平面上，如不在同一平面上则表明一侧牙齿有前移或后退。此外，也可用对称图或透明坐标板进行测量分析，过程与石膏模型测量类似。标准的牙列对称性良好，左右同名牙至中线的宽度一致，且两条线段在同一平面上（图 6-1-6）。

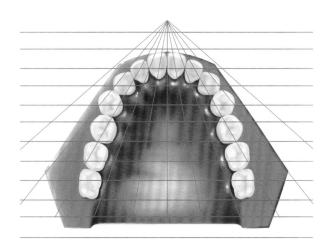

图 6-1-6　牙列对称性

（二）上下颌牙列宽度的协调性

上下颌牙列宽度应协调，上下颌后部牙列无对刃𬌗、反𬌗或锁𬌗。

1. 后牙对刃𬌗　后牙对刃𬌗的𬌗学表征是上下颌后牙颊尖相对，后牙呈浅覆盖关系。后牙对刃𬌗会伴有不同程度的牙齿磨损，影响咀嚼功能。严重的后牙对刃𬌗可能会伴有不同程度的颞下颌关节症状。后牙对刃𬌗患者通常因咬合不稳定而自觉进一步错位为后牙反𬌗，甚至锁𬌗，临床相对少见。

2. 后牙反𬌗（posterior crossbite）　后牙反𬌗的𬌗学表征是下颌后牙的颊尖及其舌斜面位于相应上后牙颊尖及其颊斜面的颊侧。后牙反𬌗可以发生在单侧后牙段，也可发生于双侧后牙段。后牙反𬌗大都伴有𬌗干扰和上下颌牙列咬合接触后发生的下颌骨功能性移位。严重的后牙反𬌗还可伴有颞下颌关节的症状，以及颜面畸形。

3. 后牙锁𬌗　后牙正锁𬌗（posterior buccal crossbite）的主要𬌗学表征是下颌后牙的颊尖及其颊斜面咬合于上颌后牙舌尖及其舌斜面的舌侧，相应上下颌后牙𬌗面无接触；后牙反锁𬌗（posterior lingual crossbite）的主要𬌗学表征是下颌后牙的舌尖及其舌斜面咬合于上后牙颊尖及其颊斜面的颊侧，相应的上下颌后牙𬌗面无接触。后牙锁𬌗可以发生于单侧后牙段，也可以发生于双侧后牙段。后牙锁𬌗基本伴有不同程度的𬌗干扰和上下颌牙列咬合接触后发生的下颌骨功能性移位。同时，后牙锁𬌗基本上都伴有不同程度的颞下颌关节症状，以及可能的颜面不对称。

（三）上下颌牙列中线

牙列中线是指通过中切牙近中接触点的垂直线（图 6-1-7）。上下颌牙列中线应该一致并与面部中线对齐。上颌牙列中线与面部中线不一致常常是由牙齿错位和牙体长轴倾斜所引起；下颌牙列中线与面部中线不一致常常是牙齿错位造成，也可能是下颌功能性偏斜或颌骨发育异常导致。

牙列美学

研究发现，只要牙列中线和面部中线是平行的，即使牙列中线偏离了 4mm 也不容易被发现，但是如果患者的切牙发生了 2mm 以上的倾斜，即牙列的中线发生了偏斜，即使牙列中线位于面中部，对美观的影响也是相当大的。

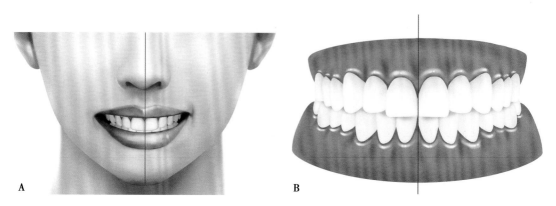

图 6-1-7　中线
A. 面部中线；B. 牙列中线

（四）上下颌牙列水平向美学考量

1. 牙冠的转矩　上颌前磨牙应保持相对直立，尤其是基骨较小的患者，前磨牙的直立甚至唇倾会使牙弓看起来更加和谐、美观，而基骨较大的患者，则允许前磨牙适当的舌倾。另外，少数患者在微笑时会露出上颌第一磨牙，这时也需要它保持相对直立。而对于下颌前磨牙和磨牙，舌倾的下颌后牙会导致上后牙的舌尖下垂，造成下颌侧方运动时非工作侧的𬌗干扰，既影响后牙功能，也不利于整个牙列的美观。

2. 颊旁间隙　颊旁间隙是指患者微笑时后牙牙冠颊面与口角之间的黑色间隙（图 6-1-8），又称颊廊（详见第五章）。

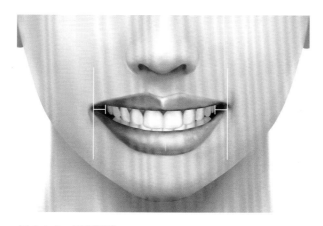

图 6-1-8　颊旁间隙

四、牙列矢状向关系

（一）前牙覆盖（anterior overjet）

覆盖是指牙尖交错位时，上颌前牙盖过下颌前牙的水平距离，即上颌切牙切缘到下颌切牙唇面的水平距离。

1. 正常覆盖　上颌切牙切缘到下颌切牙唇面的水平距离在 3mm 以内（图 6-1-9）。

2. 深覆盖　上下颌前牙切端的前后距离超过 3mm 以上者，分为三度。

（1）Ⅰ度深覆盖：3mm < 覆盖 ≤ 5mm。

（2）Ⅱ度深覆盖：5mm < 覆盖 ≤ 8mm。

（3）Ⅲ度深覆盖：覆盖 > 8mm。

3. 反覆盖　下颌前牙切端位于上颌前牙切端的唇侧，常见于下颌前突、前牙反𬌗。

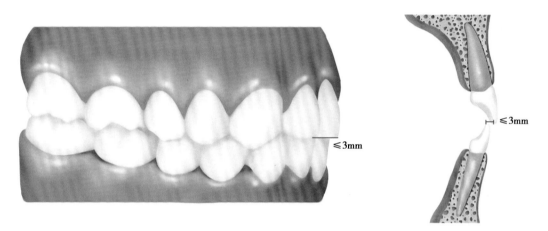

图 6-1-9　正常覆盖

（二）磨牙关系

磨牙关系是指上下颌第一磨牙在矢状向的位置关系，根据 Angle 错𬌗分类可分为Ⅰ类、Ⅱ类、Ⅲ类（图 6-1-10）。

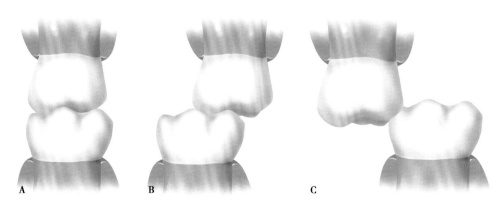

图 6-1-10　磨牙关系
A. Ⅰ类；B. Ⅱ类；C. Ⅲ类

（三）上下颌牙列矢状向美学考量

切牙突度和切牙转矩等会对唇齿关系、唇肌功能、唇部美学和侧貌美学等产生影响，详见第五章微笑美学。

五、牙列垂直向关系

（一）前牙覆𬌗（anterior overbite）

覆𬌗是指上颌前牙覆盖过下颌前牙唇面的垂直距离。覆𬌗状况代表了前牙在垂直方向的关系，分为正常覆𬌗、深覆𬌗和开𬌗。上颌前牙覆盖过下颌前牙唇面不超过切 1/3 且下颌前牙切缘咬在上颌前牙舌面切 1/3 以内为正常覆𬌗（图 6-1-11）；上颌前牙覆盖过下颌前牙唇面超过切 1/3 或下颌前牙切缘咬在上颌前牙舌面切 1/3 以上为深覆𬌗；上下颌前牙切端间无覆𬌗关系，垂直向出现间隙者为开𬌗。

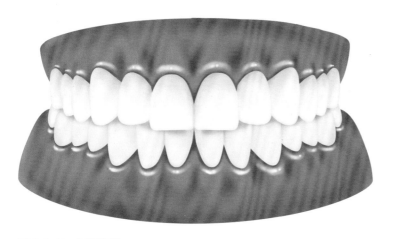
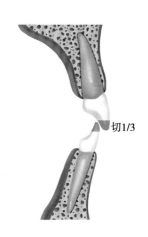

切1/3

图 6-1-11　正常覆𬌗

（二）上下颌牙列垂直向美学考量（微笑美学标准详见第五章）

1. 磨牙高度过高　后牙特别是牙列末端磨牙萌出过度，也见于下颌第三磨牙前倾或水平阻生，挤推下颌第二磨牙移位，向𬌗方伸长，而高出𬌗平面将其余牙撑开，形成开𬌗，影响唇齿美观。

同时，由于磨牙的高度增加，后牙区支点升高，导致下颌骨顺时针旋转，临床上称为高角型，具体表现为脸部变为窄长型，下颌角不明显，面下 1/3 较长，颏部不明显，常伴有开唇露齿，影响颜面美观。

2. 磨牙高度不足　磨牙的萌出不足或后天磨牙缺失，牙齿低于𬌗平面，前牙区垂直向表现为深覆𬌗。

同时，由于磨牙的高度不足，后牙区支点降低，导致下颌骨逆时针旋转，临床上称为低角型，具体表现为脸部为宽短型，下颌角呈方形，唇闭合自然，面下 1/3 较短。

牙列缺陷

牙列的基本组成或牙列间关系存在异常即为牙列缺陷,包括牙列完整性异常和牙齿排列异常。其中,牙列完整性异常包括牙列缺损和牙列缺失。广义的牙齿排列异常,即错𬌗畸形,包括牙列内牙齿排列异常、三维方向上的牙列关系异常,以及颌位异常等。上述各类缺陷对美学皆有不同程度的影响,同一患者可能兼具多种缺陷。

一、牙列完整性异常

牙列完整性异常包括牙列缺损和牙列缺失,是指各种原因引起的单颗牙或多颗牙缺失,表现为牙列内存在间隙,位于该区域的邻牙间不存在接触关系,甚至牙弓内不存在任何天然牙,往往伴随相关区域的牙周软硬组织缺陷。

(一)牙列缺损

牙列缺损(dentition defect)是指牙列内有不同数目的牙齿缺失,同时仍保留一定数目的天然牙,可能是先天缺牙,也可能是龋病、外伤或牙周疾病等导致的缺失。

先天缺牙(congenitally absent teeth)可分为个别牙缺失(hypodontia)、多数牙缺失(oligogontia)和先天无牙症(anodontia)。多数牙缺失较为少见,先天无牙症更是极为罕见且常伴随各类综合征同时出现,故此处仅讨论个别牙缺失的情况。约6%的人群中会发生先天缺牙(不包含第三磨牙缺失),男女比例为2:3,好发牙位依次为下颌第二前磨牙、上颌侧切牙、上颌第二前磨牙、第一前磨牙,下颌侧切牙先天缺失则好发于亚洲人群,多呈对称性分布,也可单侧发生。上颌侧切牙缺失容易引起牙列间隙(图6-2-1);而下颌侧切牙缺失则容易导致前牙深覆𬌗、深覆盖及上颌前牙区拥挤。

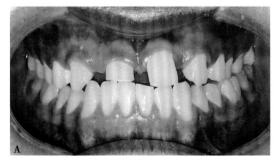
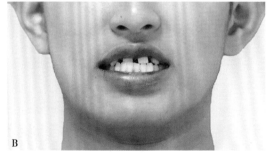

图6-2-1 牙列缺损
A. 口内像;B. 口外像

由各类疾病拔除患牙引起的牙列缺损则极为常见,不仅影响正常咀嚼、发音和美观,甚至还会影响患者的口颌系统健康。前牙区缺损患者在静息状态可表现为唇部软组织塌陷,微笑时可见明显的牙列间隙或较大区域缺损,伴有牙周软组织形态不良的复杂前牙区缺损患者,常有临床冠长宽比不良、牙龈曲线不协调、龈缘位置不对称等问题,对美观的影响较大,患者的就医愿望往往较为强烈;而后牙区缺损常被人们忽略,患者常因未及时就医发生邻牙倾斜、对颌牙伸长、牙周组织破坏,继而出现𬌗紊乱、𬌗干扰,或因患侧咀嚼效率降低习惯于使用健侧进行单侧咬合,最终影响面部协调、美观,形成面部畸形,主要表现为面部软组织不对称或偏颌。

(二)牙列缺失

牙列缺失(denture deletion)是指整个牙弓内不存留任何天然牙或牙根,又称无牙颌(edentulous jaws)。引起牙列缺失最主要的原因是龋病及牙周病。牙列缺失对患者的美观、咀嚼、发音均有重大影响。患者的唇、颊部因失去口腔内软硬组织的支持向内凹陷、面部褶皱增加、鼻唇沟加深、口角下垂,面下 1/3 距离变短,外貌呈衰老状。长期全牙列缺失的患者,因上下颌牙槽骨改建的差异,甚至会表现为"地包天"面容。

二、牙齿排列异常

牙齿排列异常指牙齿在牙列内的排列不符合标准规律,常见的包括牙列拥挤、牙列间隙、额外牙、前牙阻生、牙齿易位、原发性萌出障碍等。

(一)牙列拥挤

牙列拥挤(dentition crowding)是最常见的错𬌗畸形(图 6-2-2),最直接的原因是牙量较大而骨量较小,若单独存在为单纯拥挤,若伴随其他错𬌗畸形存在则为复杂拥挤。牙列拥挤表现为一颗到多颗牙齿在各个方向上的错位,前牙区拥挤通常伴有覆𬌗、覆盖异常,中线不调,牙弓形态不规则等,严重影响微笑时的美观。严重拥挤的患者甚至可表现为嘴唇突出、闭合不全、开唇露齿。同时,因为牙列拥挤妨碍清洁,拥挤的前牙段易发生龋病、牙周病,进一步影响美观。若仅仅是后牙区拥挤,则表现为后牙反𬌗、锁𬌗,不影响前牙区的美观,但是可能会导致面部不对称。

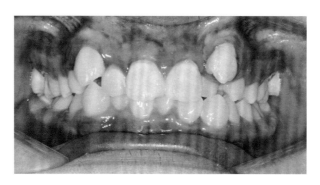

图 6-2-2　牙列拥挤

（二）牙列间隙

牙列间隙（dentition spacing）是指牙列中相邻牙齿之间缺乏邻面接触而存在间隙（图 6-2-3）。可以表现为局部的牙列间隙，也可表现为全口牙列间隙，可伴前牙唇倾、上下唇闭合不全、侧貌呈现凸面型等。一般以前牙区较为常见，特别是中切牙间隙发生率最高，影响美观和发音，妨碍成年人正常的社交，造成青少年心理自卑、不敢大笑。同时，牙列间隙还容易导致食物嵌塞，引起龋病及牙周疾病。

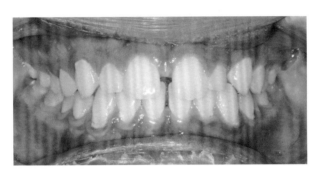

图 6-2-3　牙列间隙

（三）额外牙

额外牙（supernumerary tooth）是指口腔中正常牙数以外的牙。任何牙位皆可能出现额外牙，最常见的是上颌正中额外牙（图 6-2-4）。上颌正中额外牙对颌面部美观影响最大，若已萌出，往往于上颌中切牙间可见一锥形小牙，一旦拔除，则中切牙间出现间隙；若埋伏阻生，中切牙间既可能出现间隙也可能保留正常的邻面接触关系。有的患者因额外牙的出现，引起牙量、骨量不调，可能会出现邻牙错位甚至阻生。

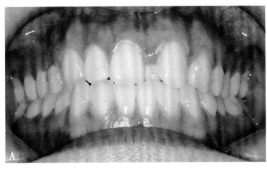
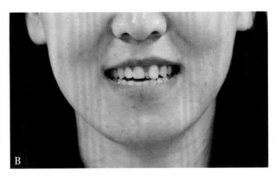

图 6-2-4　上颌正中额外牙
A. 口内像；B. 口外像

（四）前牙阻生

前牙阻生（impacted anterior teeth）是指前牙由于骨、牙或纤维组织阻碍而无法正常萌出进入功能位，上颌尖牙阻生最为多见，其次为中切牙、侧切牙。其病因复杂、类型多样、临床表现不尽相同，不仅影响牙列完整性，也影响患者口颌面部的功能与美观，甚至引起邻牙牙根吸收、牙齿脱落等。

上颌尖牙阻生在人群中发生率约2%，欧美人群好发于腭侧，亚洲人群好发于唇侧，单侧与双侧的发生率比为4:1，好发于女性。尖牙阻生的患者因口内缺牙区域离中线较远且位于牙弓转折处，对美观的影响相对较小，除缺牙外，主要表现为上颌牙列中线不正、邻牙牙冠倾斜等。若是各类综合征或非综合征型唇腭裂等引起的尖牙阻生，则还伴有相关疾病的临床表现。

上颌中切牙阻生的发生率在前牙区仅次于上颌尖牙。临床上建议对上颌中切牙阻生的患者进行早期干预，主要基于下述原因：①上颌中切牙阻生对美观、咀嚼及发音均有较大影响；②可引起邻牙向未萌出的缺牙区域倾斜，进一步缩小阻生牙的萌出空间；③可能继而延迟或改变尖牙的萌出路径；④在阻生过程中可能引起自身牙根弯曲以及邻牙牙根吸收。上颌中切牙的"门面作用"导致其一旦阻萌或缺失，对患者的颌面部美观影响十分明显，患者往往喜欢紧抿嘴唇，不敢大笑，继而影响日常社交和心理健康（图6-2-5）。

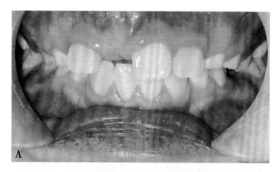
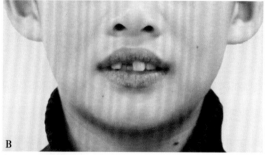
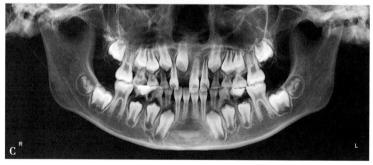

图6-2-5 上颌中切牙阻生
A. 口内像；B. 口外像；C. 全口牙位曲面体层片

（五）牙齿易位

牙齿易位（transposition）是指牙弓内同一象限两颗牙齿的位置互相调换，若牙冠位置互换而牙根位置正常则称为假性易位或不完全性易位，若牙冠及牙根位置均发生互换则称为真性易位或完全性易位。牙齿易位在人群中发生率不足 1%，多见于女性，好发于单侧，上颌发生率较下颌更高。上颌尖牙发生易位的频率最高，与第一前磨牙、侧切牙、第一磨牙、中切牙均可发生易位。由于上颌尖牙位于前牙美学区域，同时牙齿易位常伴发其他牙齿的发育异常，例如过小牙、畸形牙、牙齿扭转、乳牙滞留等，对美观影响较大，因此为临床治疗难点。

（六）原发性萌出障碍

原发性萌出障碍（primary failure of eruption，PFE）是指在临床上找不到明确的局部或全身因素，由牙齿萌出机制本身出现异常导致的牙齿无法正常萌出。PFE 通常累及单侧或双侧后牙，当某一颗牙齿受累，其远中的牙齿全部受累，但萌出程度可各有差异，表现为严重的后牙开𬌗。此类病例的诊断和治疗难度很大，且正畸牵引对患牙无效。因后牙单侧或双侧咬合功能丧失，患者往往表现为Ⅲ类骨面型或面部偏斜。

三、牙列水平向关系异常

根据毛燮均错𬌗畸形分类，牙列水平向关系异常主要分成三类：①上颌或上颌牙弓宽度较大，下颌或下颌牙弓宽度较小，或两者兼有，主要表现为后牙深覆盖或正锁𬌗；②上颌或上颌牙弓宽度较小，下颌或下颌牙弓宽度较大，或两者兼有，主要表现为后牙对𬌗、反𬌗或反锁𬌗；③上下颌或上下颌牙弓的宽度均偏小，主要表现为上下颌牙弓狭窄。但在临床上，患者口颌面部的情况往往较为复杂，上述三类异常可能会伴随出现，同一患者口内因左右侧不对称，可能出现单侧深覆盖或正锁𬌗，而另一侧反𬌗或反锁𬌗的情况。

牙列水平向关系异常对美学的影响主要表现在牙齿与颌面部不对称、微笑时颊旁间隙异常。

（一）牙齿与颌面部不对称

牙齿与颌面部不对称（asymmetries）是指牙弓或颌骨两侧不对称或因颌位偏斜形成的一种错𬌗畸形。这不仅严重影响患者颜面美观，还影响咬合功能，甚至引起颞下颌功能紊乱。牙齿与颌面部不对称主要分为四类：①牙型，即牙弓两侧不对称；②功能型，即在咬合时下颌向一侧偏斜；③骨型，由于面部骨骼不对称形成的畸形；④肌肉和软组织不对称。此处主要讨论前两类牙颌面部不对称的病因及临床表现。

牙型的不对称可由牙弓左右两侧拥挤度不同或上下颌牙弓宽度不匹配引起，也可由局部因素引起，如乳牙早失及滞留、先天性缺牙，或由吮指、偏侧咀嚼等口腔不良习惯引起。主要表现为牙列中线偏移、后牙段反𬌗、锁𬌗，微笑时双侧肌肉常不协调，左右口角易不对称，但颏部无明显偏斜（图 6-2-6）。

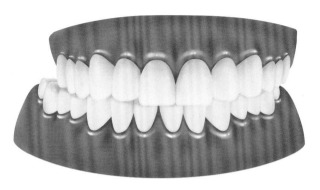

图 6-2-6 偏颌

　　功能型的不对称是由于牙尖交错位时不能建立稳定的咬合关系，致使下颌偏向一侧咬合，可由上颌牙弓狭窄（即便牙弓双侧对称）造成，而吮指、吸口颊、异常吞咽、口呼吸等均可造成上颌牙弓狭窄。局部因素如个别牙错位导致的咬合干扰也可导致功能性下颌偏斜。长期偏侧咀嚼可引起下颌偏移、单侧后牙反𬌗。当颞下颌关节功能紊乱时，可因患侧下颌骨运动受干扰，而使得张口时下颌偏移向患侧。此类不对称主要表现为下颌姿势位时患者面部对称，而进一步咬合达到牙尖交错位或进行张口运动时，下颌开始出现偏斜，面部出现不对称，是一种假性的不对称，若长年累月得不到纠正，也可形成不可逆转的骨型不对称（图 6-2-7）。

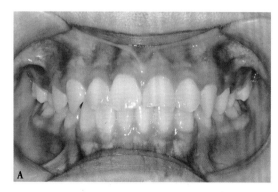
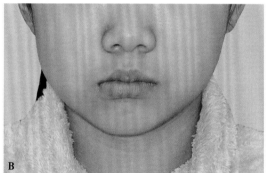

图 6-2-7　功能型下颌偏斜
A. 口内像；B. 口外像

（二）颊旁间隙异常

　　牙弓宽度和微笑宽度之间的位置关系直接影响颊旁间隙的大小。虽然关于颊旁间隙大小对微笑美学的影响程度，学者们的观点并不统一，目前尚无客观评价标准，但大家广泛认可的是，较小的颊旁间隙较为符合美学评价，过大的颊旁间隙（比率大于 15%）会对微笑美学造成不利影响。

四、牙列矢状向关系异常

根据 Angle 错𬌗畸形分类法，牙列矢状向关系异常可分安氏Ⅰ类、Ⅱ类、Ⅲ类错𬌗畸形；根据毛燮均错𬌗畸形分类法属于第Ⅱ类——长度不调。由于在矢状向关系的分类上，上述两种分类方法基本可以一一对应，无明显区别，且安氏分类在临床应用中更为广泛、通用，因此牙列矢状向关系异常对美学的影响将根据安氏分类逐一论述。

（一）安氏Ⅰ类错𬌗畸形——中性错𬌗（class Ⅰ, neutroclusion）

磨牙为中性关系的牙列缺陷常表现为牙列拥挤、上颌牙弓前突、前牙深覆𬌗、双颌牙弓前突或双颌前突、前牙反𬌗等。其中对面部美学影响最大的是双颌牙弓前突或双颌前突，其次为前牙反𬌗，其余类型的患者一般面型无明显异常。双颌牙弓前突是指上下颌基骨正常，上下颌前牙及牙槽骨前突，通常表现为明显的凸面型，前牙唇倾，上唇前突，鼻唇角偏小，开唇露齿，常无颏唇沟或颏唇沟不明显，颏肌紧张，但放松状态一般可见颏部发育良好（图 6-2-8）。双颌前突则是指上下颌基骨前突，伴或不伴上下颌前牙唇倾。此类患者一般表现为上下唇闭合不全，凸面型，颏部发育不足。前牙反𬌗的患者通常在嘴唇自然闭合状态时无明显异常，但微笑时，可见暴露量过大的下颌前牙，影响美观。

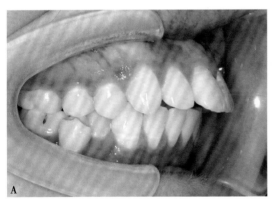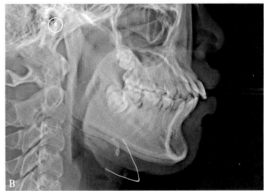

图 6-2-8 双颌牙弓前突
A. 口内侧面观；B. X 线头影测量侧位片

（二）安氏Ⅱ类错𬌗畸形——远中错𬌗（class Ⅱ, distoclusion）

磨牙为远中关系，上下颌牙弓的近、远中关系不调，下颌牙弓处于远中位置。这类错𬌗畸形根据前牙唇倾度不同又分为两个小分类。

1. 安氏Ⅱ类1分类（class Ⅱ, division 1） 磨牙为远中关系，上颌前牙轴倾度正常或唇倾，一般伴不同程度的深覆𬌗、深覆盖，后牙可能存在反𬌗，上颌前突和/或下颌后缩，侧貌表现为凸面型，鼻唇角偏小，若为高角患者，则无颏唇沟或颏唇沟较浅，常伴开唇露齿、颏肌紧张；若为低角患者，则常出现下唇翻卷、颏唇沟过深（图 6-2-9）。

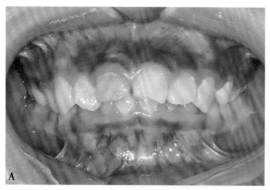
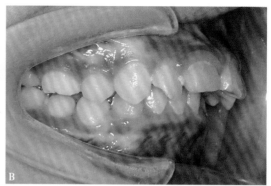
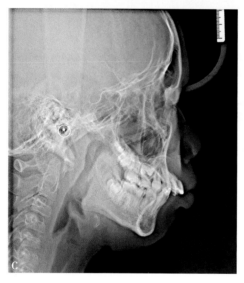

图 6-2-9　安氏 II 类 1 分类
A. 口内正面观；B. 口内侧面观；C. X 线头影测量侧位片

2. 安氏 II 类 2 分类 (class II, division 2)　磨牙为远中关系，上颌前牙舌倾。这类患者典型的临床症状，包括内倾型深覆𬌗、面下部过短、颏唇沟较深等。同时，此类患者由于上颌牙槽发育过度，通常表现为露龈微笑，极度影响美观（图 6-2-10）。但相较安氏 II 类 1 分类患者较突的面型，安氏 II 类 2 分类患者的面貌更容易被接受。因为这类患者往往具有较好的侧貌外形，所以矫治难点就在于达到平衡稳定的前提下，不破坏现有的美观特征。

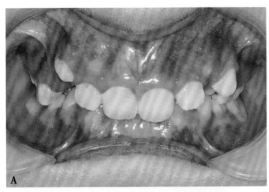
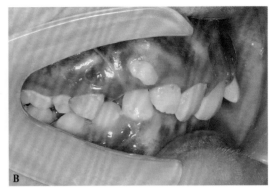
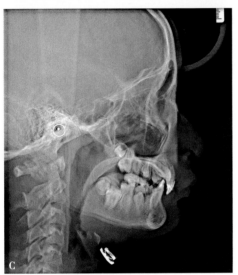

图 6-2-10　安氏Ⅱ类 2 分类
A. 口内正面观；B. 口内侧面观；C. X 线头影测量侧位片

（三）安氏Ⅲ类错𬌗畸形——近中错𬌗（class Ⅲ，mesioclusion）

磨牙为近中关系，前牙对刃𬌗、反𬌗或开𬌗，上下颌牙弓的近、远中关系不调，下颌牙弓处于近中位置。安氏Ⅲ类的患者通常存在面中部发育不足，鼻基底凹陷，上颌前牙代偿性唇倾，鼻唇角偏小，下颌前牙代偿性舌倾，无颏唇沟或颏唇沟较浅。侧貌为凹面型，呈现出典型的"碟形"面容。微笑时，上颌前牙暴露量较小，下颌前牙暴露量偏大，美观度较低。另外，安氏Ⅲ类患者常伴有面部偏斜，需要重点关注。安氏Ⅲ类错𬌗对患者口腔功能如咀嚼、发音、吞咽等有较严重的影响，并对患者颜面部美观和心理健康影响较大（图 6-2-11）。

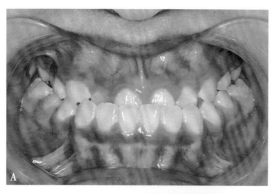
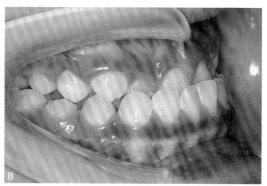
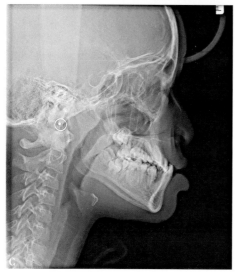

图6-2-11 安氏Ⅲ类
A. 口内正面观；B. 口内侧面观；C. X线头影测量侧位片

五、牙列垂直向关系异常

牙列垂直向关系异常主要表现为前牙深覆𬌗和前牙开𬌗。

（一）前牙深覆𬌗

牙性前牙深覆𬌗（anterior deep overbite）一般由遗传因素、替牙障碍或口腔不良习惯所致，通常表现为后牙及后牙牙槽骨高度不足，或前牙及前牙牙槽骨发育过度，可能伴有下颌逆时针方向旋转。临床表现一般包括：①正常面型或短面型；②深覆𬌗，上颌前牙暴露量较大，下颌前牙暴露量过小，严重者可伴露龈微笑、上腭咬合创伤，甚至引起牙槽骨吸收，导致牙周炎等症状；③易伴颞下颌关节损伤，尤其常见于闭锁性深覆𬌗患者（见图6-2-10）。

（二）前牙开𬌗

牙性前牙开𬌗（anterior open bite）一般由生长发育期不良习惯所致，通常表现为后牙萌出过度或近中倾斜，或前牙及前牙区牙槽骨发育不足，可能伴有下颌顺时针方向旋转

（图 6-2-12）。青少年时期的前牙开𬌗，在患者破除不良习惯后，开𬌗往往就能够得到矫正。临床表现一般包括：①正常面型或长面型；②前牙浅覆𬌗或开𬌗；③可能伴前牙唇倾或散隙；④易伴龈炎。

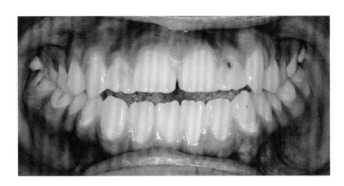

图 6-2-12　开𬌗

六、颌位异常

颌位异常是指下颌骨相对上颌骨或颅骨的位置关系发生异常，继而可导致颞下颌关节发生可逆或不可逆性损伤，是颞下颌关节紊乱病（temporomandibular disorders，TMD）主要的致病因素之一。从正畸角度看，TMD 是影响咬合关系和面部美观的牙颌面系统性疾病。错𬌗畸形可能是 TMD 的诱发因素之一，但 TMD 发展到一定程度则可能反过来导致或加重咬合关系改变及面型改变。比较典型的包括髁突吸收导致下颌𬌗平面顺旋、下颌后缩、前牙开𬌗、高角长面型等；髁突增生则易导致凹面畸形；双侧髁突不对称吸收导致下颌支长度差异，从而产生下颌骨偏斜、颜面不对称等；或颞下颌关节虽然不存在病理性问题，但因 CO-CR 位不一致，也可发生下颌被迫性后退，从而导致下颌后缩或因𬌗干扰而出现偏颌。

第三节
常见牙列缺陷的治疗方式

不同的人对颌面部的美学评价受其文化背景、民族习惯、种族差异、审美情趣等诸多因素影响而不尽相同，但是，正如世间万物皆有其理，口腔医学美学也遵从着一些普遍的原则。针对牙列完整性异常，修复医师可通过各类修复体恢复牙体外形、重建完整牙列。而正畸医师则可通过排齐牙列，调整牙齿角度，恢复正常的覆𬌗、覆盖关系，控制𬌗平面的倾斜度，调整上下颌中线与面中线一致，从而使牙列对口周唇、颊部起到一个良好的支撑作用，同时使容貌对称、和谐。不仅如此，还能通过正畸治疗改善患者的唇齿关系，形成符合审美标准的笑线、笑弧及颊旁间隙，帮助患者收获美好笑容。同时存在多种缺陷的患者，通常需要多学科联合治疗。下文将针对几种常见牙列缺陷的诊断、治疗进行简单介绍。本节仅针对牙性问题，若某些牙列缺陷伴骨性不调，具体可参见第三章颌骨发育与面部美学。

一、牙列完整性异常的治疗

（一）牙列缺损及牙列缺失的常见修复方法

牙列缺损的修复方法包括通过正畸治疗关闭间隙或通过修复治疗获得完整牙列，后者包括固定局部义齿修复、可摘局部义齿修复、固定 - 活动联合修复及种植义齿修复等。另外，也有部分患者长期缺牙，导致口内天然牙移位，缺牙间隙分布不符合牙齿排列规律及后期修复要求，则涉及正畸 - 修复联合治疗。

牙列缺失的患者一般采用全口义齿修复、固定式种植义齿修复或种植覆盖义齿修复。相较传统的全口义齿修复，种植义齿修复的固位更强，咀嚼功能的恢复程度更大。

（二）美学修复临床路径

目前国内美学修复的效果良莠不齐，主要是因为缺乏规范的临床路径。传统的两步法（第一次进行方案设计、口内预备、模型制取，第二次直接戴牙）极度依赖医师的临床技术及审美水平，不适合作为美学修复的临床路径进行大范围推广，因此四川大学华西口腔医学院的于海洋教授等提出了一套标准化的美学修复临床路径。

现代美学修复流程应该分为分析设计和临床实施两个阶段。前者包括临床检查与诊断、照片收集、模型收集（寄存模、工作模）、美学分析、美学诊断蜡型、美学口内预告、确定方案与知情同意，后者包括牙体预备、修复体制作、修复体试戴与美学再评价、最终就位粘接。

美学分析设计阶段以临床检查、照片及模型分析为基础，利用各类比色方法确定修复体颜色，根据患者的面容、微笑、牙列情况设计修复体形态，还可借助数字化设计（DSD、DED、DTCSD、DTSD 等），确定最终的美学设计方案。通过数字化设计展示、美学诊断蜡型对设计方案三维输出、患者口内诊断饰面（mock-up）演示、临时修复体等逐步完成方案展示，使患者可直观感知预期修复效果，也可使医师和技师直接观察到患者修复后静态与动态下的唇齿关系，以便及时做出相应调整。上述步骤将有利于医、技、患三者对于治疗目标进行无障碍沟通，最终获得满意的治疗效果。

无论进行何种修复设计（固定修复、可摘义齿修复、种植手术、修复前牙周手术），都可借助各类转移导板技术进行相应的美学设计转移，在此基础上完成牙体预备及修复体制作。

二、牙齿排列异常的治疗

（一）牙列拥挤

牙列拥挤的治疗关键在于如何获得间隙，目前一般通过牙齿的减数减量、牙弓的扩展获得，前者包括减数拔牙及邻面去釉（interproximal enamel reduction，IPR），后者包括牙弓宽度扩展及牙弓长度扩展。

当患者拥挤量较大时优先考虑减数矫治，一般会选择拔除牙弓中后段的牙齿，所拔除的牙齿离拥挤区域越远，可利用的间隙越小，因此通常考虑拔除离拥挤区域更为接近的前磨牙。当然，拔牙数量及牙位的选择由多因素共同决定，除拥挤程度及位置外，还必须综合考虑错𬌗类型、牙齿在位情况和位置，以及牙体状态。

而拥挤量较小的患者则可以考虑另外三种方式。其中，IPR是指在牙齿的邻面磨除一定量的牙釉质，减小牙齿宽度，从而创造间隙（图6-3-1），当某些区域严重拥挤时，建议一定程度排齐牙列后再行IPR，避免操作后牙冠形态失衡，影响美观。牙弓宽度扩展以上颌扩弓较为常见，对于本身上颌狭窄、微笑时颊旁间隙过大的患者，上颌扩弓不仅有助于创造间隙、排齐牙列，也有助于减小过大的颊旁间隙，使得笑容更为饱满。牙弓长度扩展主要通过上颌磨牙远移和前牙唇倾获得，但需要注意的是，本身下颌后缩的患者不宜选择磨牙远移，避免下颌顺时针旋转导致进一步后缩，恶化面型；而前牙唇倾也必须在不影响牙周支撑及颌面部美观的情况下方能选择。

总之，选择合适的方法解除拥挤、排齐牙列、纠正中线，将极大地改善前牙美学区视觉效果，使患者获得简单、统一、协调、对称的微笑面容。

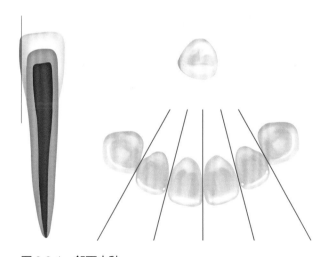

图6-3-1　邻面去釉

（二）牙列间隙

面对牙列间隙的患者，首先必须通过询问病史、临床检查、X线检查明确病因，去除致病因素。例如，如果是牙周炎引起的牙列间隙，则需要通过牙周基础治疗甚至配合牙周手术控制牙周炎的进展；如果属于替牙期和恒牙早期不良习惯引起的牙列间隙，则需要使用舌刺（图6-3-2）、前庭盾等矫治器破除不良习惯；如果是唇系带过长引起的牙列间隙，则在正畸治疗的同时需要配合唇系带修整术；如果是遗传因素或舌体过大引起的牙列间隙，则需要特别重视术后的长期保持，甚至可以考虑行舌体缩小成形术。

然后,综合分析患者口内间隙分布、牙齿缺失、牙齿排列情况,通过活动矫治器、片段弓进行简单矫治或进行系统的综合矫治,最终关闭间隙,或将间隙集中于缺牙区并恢复缺牙区的修复宽度和高度,再配合修复治疗,恢复牙列完整性,改善美观。此类患者治疗后牙齿排列整齐、邻面接触紧密,若患者本身无牙周疾病,牙齿间隙关闭后,龈乳头一般可完整充填邻间隙。

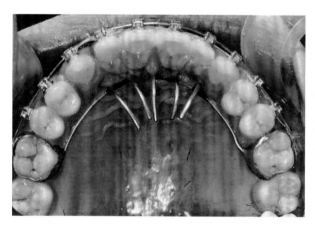

图6-3-2　舌刺

三、牙列水平向关系异常的治疗

(一)后牙反𬌗

后牙反𬌗主要由上颌后牙舌倾造成,也有小部分患者是下颌后牙颊倾所致。此类患者除常规检查外,需要重点关注上下颌牙列咬合接触状态时是否存在𬌗干扰,甚至需要运用𬌗架辅助诊断。这类患者即便不存在骨性不调,仅仅是牙性问题导致的后牙反𬌗,也可能因双侧肌肉长期不对称发育继发下颌偏斜,长此以往,即使后期恢复下颌正常位置,正面观仍可发现软组织差异导致的颌面部不对称,因此需要尽早介入治疗。牙性不调导致的后牙反𬌗患者临床主要表现为自正中关系(centric relation,CR)位向正中颌位(centric occlusion,CO)咬合时出现下颌偏斜,造成单侧后牙反𬌗,下颌牙列中线向患侧偏斜,较少出现双侧后牙反𬌗。通过带有螺旋扩弓器或单侧带有双曲舌簧的𬌗垫式矫治器、四眼簧等可完成双侧或单侧扩弓,也可通过传统固定矫治或隐性矫治配合颌间弹性牵引完成治疗。

(二)后牙锁𬌗

局部后牙锁𬌗常见于牙列拥挤引起的上颌前磨牙颊侧异位,较易纠正。广泛性后牙锁𬌗较为少见,通常发生于骨性Ⅱ类患者。对于生长发育期的儿童,可利用功能矫治器导下颌向前纠正矢状向不调,同时解决后牙锁𬌗。对于成年患者,可在固定矫治的同时配合交互牵引进行下颌扩弓。但下颌扩弓既不易达到,也不稳定,因此确实存在严重骨性Ⅱ类不调的患者,建议行正颌手术或牵张成骨。

四、牙列矢状向关系异常的治疗

（一）双颌牙弓前突与双颌前突

双颌牙弓前突是指上下颌基骨正常，上下颌前牙唇倾伴牙槽骨前突；双颌前突则指上下颌基骨同时前突，伴或不伴上下颌前牙前突。临床上前者更为常见。

1. 双颌牙弓前突（bimaxillary dentoalveolar protrusion） 双颌牙弓前突的矫治较为简单，预后良好。临床上一般需要拔除四颗前磨牙，多数为第一前磨牙，上下颌前牙同时内收，恢复正常唇倾度及转矩，改善软组织突度。此类患者一般需要利用口外弓或种植钉增强支抗。伴有下颌平面角增大的患者可利用种植钉同步压低后牙，逆时针旋转下颌，进一步改善面型。为避免后牙压低过程中出现后牙颊倾、腭尖下垂，可考虑在颊、腭侧同时植入种植钉，或辅助使用横腭杆抵抗这一副作用。治疗后，患者唇部突度明显变小，唇肌、颏肌放松状态下上、下唇可自然闭合，侧貌从典型的凸面型转变为直面型，颏部挺翘，颏颈线流畅，微笑时可见直立的上下颌前牙，外观自然和谐。

2. 双颌前突（bimaxillary protrusion） 轻中度双颌前突，可通过单纯的正畸矫治配合拔牙内收改善侧貌，必要时也可加行颏成形术（genioplasty），治疗后前突的侧貌可得到一定程度的改善，同时可通过下颌逆时针旋转改善颏部突度，恢复颏唇沟曲线，避免面下部过于平直，缺少立体感。重度双颌前突的患者，只能通过正颌手术达到令人满意的治疗效果。

（二）前牙反𬌗

前牙反𬌗（anterior crossbite）若不及时干预，上颌骨发育受限，症状可能进一步加重，因此早期干预极为重要。牙性及功能性的前牙反𬌗可通过导弓式矫治器、Frankel Ⅲ 功能矫治器、2×4 局部矫治、固定或隐形矫治器进行综合治疗等手段唇倾上颌前牙、内收下颌前牙、顺时针旋转下颌来建立前牙区正常覆盖。此类患者治疗结束后面型可恢复为直面型，美观改善较大，且通过前牙正常的覆盖行天然保持即可维持稳定。

（三）前牙深覆盖

前牙深覆盖（anterior deep overjet）多见于安氏Ⅱ类1分类患者，解决前牙深覆盖的方法通常有两种：一是内收上颌前牙，二是前移下颌前牙。无骨性不调的前牙深覆盖患者，主要通过磨牙远移、拔牙减数内收上颌前牙，或通过唇倾下颌前牙减小前牙覆盖。这个类型的患者可考虑单颌拔牙矫治，也可考虑双颌拔牙矫治，取决于牙弓内的拥挤度，但是通常下颌拔除牙位较上颌拔除牙位更偏远中。一般治疗结束后上颌前牙恢复正常唇倾度，过小的鼻唇角得到改善，下唇翻卷得以纠正，颏唇沟过渡自然平顺，上下唇恢复自然闭合，侧貌平直美观。

五、牙列垂直向关系异常的治疗

（一）前牙深覆𬌗

前牙深覆𬌗（anterior deep overbite）一般伴下颌 Spee 曲线过深，可通过三条途径解决此类问题：①伸长后牙；②压低前牙；③唇倾前牙。

伸长下颌后牙可有效减小前牙覆𬌗，尤其是生长发育期的青少年患者，髁突生长可有效代偿下颌后牙伸长本身可能导致的下颌骨顺时针旋转，从而表现为下颌前牙相对压低，对面型无明显影响。对于成年患者，髁突几乎不存在生长发育，此时伸长下颌后牙仅会导致下颌骨向后、向下顺时针旋转，整平下颌曲线的同时，也会伴随下面高增加，因此下颌平面角正常或偏高的患者慎用，可能会影响面型。

上颌前牙区平面导板、反 Spee 曲的下颌不锈钢丝配合颌间牵引，同时将第二磨牙尽早纳入矫治可有效打开咬合。另外，也有一部分露龈微笑患者，前牙区牙槽骨垂直向发育过度，微笑时暴露大量牙龈，极度影响美观，则需要通过前牙压低来达到满意的治疗效果。实现前牙的绝对压低较为困难，可考虑使用多用途弓、压低辅弓、"J"钩 - 头帽、微种植体支抗等。

此外，前牙区深覆𬌗的患者可利用唇倾前牙减小覆𬌗，但唇倾前牙并不稳定，易复发。但对于某些前牙内倾的特殊病例，如安氏Ⅱ类 2 分类的患者，唇倾前牙则是必要的。此类患者恢复前牙唇倾度后，部分患者被迫后退的下颌得以释放至正常位置，下颌后缩可得到明显改善。

（二）前牙开𬌗

前牙开𬌗（anterior open bite）患者除破除长期的不良习惯外，还可通过三条途径完成治疗：伸长前牙、远中倾斜磨牙、压低后牙。

前牙开𬌗的患者，前牙一般已达萌出极限，因此外力伸长前牙极度不稳定，不建议采用，除非是吮指习惯等导致的前牙萌出受阻，可以尝试伸长前牙。偶尔，某些病例在治疗的终末期出现前牙区小开𬌗，可以行短期的垂直向弹性牵引获得正常的覆𬌗关系。临床观察可发现，前牙区开𬌗的患者常伴有后牙直立甚至近中倾斜。使用多曲方丝弓矫治技术（multi-loop edgewise arch wire，MEAW）逐步远中倾斜磨牙，同时前牙区使用垂直向弹性牵引，可有效解决前牙开𬌗。必要时，需要提前拔除牙列终末端的第三磨牙。压低后牙可以使得下颌骨向前、向上逆时针旋转，有利于减小前牙开𬌗。临床上可通过头帽高位牵引、后牙𬌗垫、种植支抗压低后牙。

此类患者一定要尽量避免Ⅱ类、Ⅲ类颌间牵引。如若必须使用颌间牵引，牵引时间不宜过长，且牵引位置应尽量避开磨牙。

六、颌位异常的治疗

颌位异常是多因素的，因此宜优先采用对症、保守、消除或减弱致病因素相结合的综合治疗方法，除非必要，尽量不采取手术治疗。患者一般先戴用𬌗板，消除下颌神经肌肉对下颌闭合道的引导，促使下颌位置稳定于真正的 CR 位，此后通过正畸治疗进行全口咬合重建，建立与关节、神经、肌肉相协调的功能状态下的咬合关系。对于某些患者，特别是全口重度磨耗的患者，也可考虑使用修复的方式进行咬合重建。

（严 斌 朱琳琳 史学明）

参考文献

1. PROFFIT W R, FIELDS H W, LARSON B E, et al. Contemporary orthodontics. 6th ed. St. Louis：Mosby，2018.

2. GRABER L W, VANARSDALL R L JR, VIG K W L, et al. Orthodontics：current principles and techniques. 6th ed. St. Louis：Mosby，2016.

3. COBOURNE M, DIBIASE A. Handbook of orthodontics. 2nd ed. Amsterdam：Elsevier，2015.

4. LITTLEWOOD S J, MITCHELL L. An introduction to orthodontics. 5th ed. Oxford：Oxford University Press，2019.

5. 拉扎雷斯库. 口腔综合审美治疗精要. 刘峰，许桐楷，译. 沈阳：辽宁科学技术出版社，2017.

6. 因格莱塞. 口腔美学修复策略. 刘峰，师晓蕊，译. 沈阳：辽宁科学技术出版社，2016.

7. 于海洋. 美学修复的临床分析设计与实施：第 1 册：临床分析设计. 北京：人民卫生出版社，2014.

第六章

牙体美学

牙体美学是口腔医学美学的重要组成部分，是"白美学"的核心内容之一。牙体美学的中心是牙体形态、颜色的美学特征，此外还包括牙体与牙列、牙周之间的均衡性，与口颌系统功能的一致性，与颌面部美学及个性特征之间的协调性。多种疾病可造成牙体色、形、质的改变，破坏牙体美学，对牙齿的健康、牙列的整齐与面部的协调造成影响。通过深入学习天然牙的美学特征，熟悉牙体美学缺陷的疾病种类、病因机制、防治策略，掌握牙体美学修复的常用手段，从而有效地恢复患牙的功能及美学特征，实现患者颌面部的美学重建。

第一节
牙体颜色与形态的美学特征

众所周知，牙体的颜色与形态是影响口腔美学最关键的因素。然而，牙体的颜色与形态看似相近，实则因人、牙位、年龄而异，而正是这些微妙的差异，往往赋予个体不同的个性特征（图7-1-1）。因此，广泛地了解和深入地认识天然牙的美学特征，是做好牙体美学修复的首要前提。

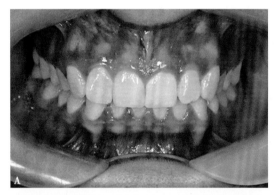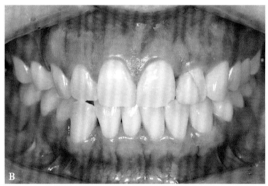

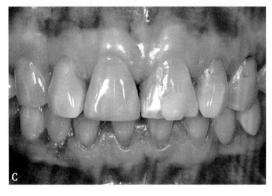

图7-1-1　不同年龄层的前牙颜色和形态
A. 青年；B. 中年；C. 老年

一、天然牙的颜色

色彩的产生需要三个因素相互结合，即光、物体，以及观察者。当光照射到物体表面，经物体反射而进入观察者的眼睛，被眼睛中的视锥或视杆细胞所接受，再通过大脑感知为特定的颜色。理论上，任何颜色都可以通过色调、明度和彩度来准确表述，牙色亦是如此。然而，在实际临床工作中，牙色显得异常复杂，较难精确复制。关键原因之一是牙体是复合结构，冠部牙体组织包含牙釉质、牙本质及牙髓。各部分光学特性不同，且存在增龄性改变，从而增加了牙色的复杂性。为了在牙体美学修复中实现对牙色的精确复制，除掌握牙体颜色的系统描述外，更应深入认识牙体组织各部分的光学特性，以及整体的复合表达。

（一）天然牙牙色总特征

天然牙的颜色符合色彩学的基本原理。色彩一般可分为无彩色和有彩色两大类，两者相互协调、综合表达，从而形成各种色彩。基于色彩构成的复杂性，色彩学家孟塞尔将物体的颜色分为三大要素进行描述，即明度（value）、色调（hue）和饱和度（chroma），从而形成了目前最常用的颜色描述定位系统（详见第十章）。根据孟塞尔系统，天然牙的明度值在4～8；色调一般为黄（Y）和黄红（YR），范围为6YR～9.3YR；饱和度一般为0～7。

基于牙色的系统分析显示，天然牙牙色可因性别、年龄、牙位，以及结构位点等各方面的不同，而具有一定的差异。这些差异主要体现为：①饱和度方面，男性牙齿的饱和度普遍高于女性，老年人牙齿的饱和度普遍高于年轻人；在同一个体口内，不同牙齿的饱和度也有所不同，一般来说，从中切牙、侧切牙到尖牙，牙齿的饱和度逐渐升高。②明度方面，从中切牙、侧切牙至尖牙，明度逐渐降低，且女性牙色的明度普遍高于男性。③对单颗牙而言，从切端到颈部颜色有渐变，切端半透明，中部明度高，而颈部则饱和度较高。④对双侧同名牙而言，无论是明度、色调还是饱和度都基本相同。

（二）牙体各部分的光学特性

众所周知，冠方牙体组织包括牙釉质、牙本质和牙髓，其中牙釉质和牙本质等牙体组织对牙色影响较大。然而，牙釉质、牙本质的所在部位、组织厚度、成分构成、微观结构、矿化程度等均存在差异，可使照射在表面的光产生不同程度的反射、折射、散射及透射，从而直接影响相应牙色的产生。因此，熟悉牙釉质和牙本质的光学特性，可为认识牙色表现的特征与个性奠定基础。

1. 牙釉质

（1）半透明性（translucency）：牙釉质因成分和结构上的特征（详见第十章），而具有半透明性，呈乳白色或淡黄色半透明状（图7-1-2）。牙釉质的半透明性主要受厚度、矿化程度及湿度影响。牙釉质越厚，光线透过的路径变长，反射或折射光增加，半透明性减弱而明度增加，此时牙色主要呈现牙釉质的颜色，如青少年牙齿呈现高亮度、低饱和度效果。当牙釉质越薄时，半透明性增加，此时牙色主要以牙本质色为主，所以老年人的牙齿显得灰暗且饱和度高。牙釉质的矿化程度越高，内部结构会更加致密均一，半透明性也会随之增加。然而，乳牙及牙釉质发育不全的恒牙，矿化程度偏低，故透明性较低而牙色偏亮，甚至呈现白垩色效果。此外，牙釉质含水量下降，即牙体越干燥时，折射指数改变导致透光率降低，从而使牙色相对偏白。

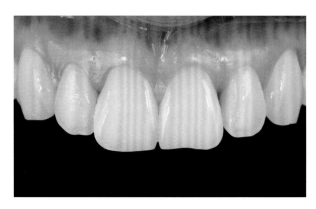

图7-1-2　牙釉质半透明性

（2）乳光性（opalescence）：当白光照射牙体时，波长较短的蓝光在牙釉质中发生漫反射，使牙体形成淡蓝色外观；波长较长的橙红光则可产生透射，即透射光源下，牙釉质呈现橙红色外观（图7-1-3）。天然牙的这一光学现象，即为乳光性，具体机制详见第十章。乳光性最常见于年轻切牙的切1/3处，邻面次之；牙体其他部位的牙釉质亦存在乳光性，但因下方牙本质的存在而影响肉眼观测。由于牙釉质乳光性的存在，透过牙釉质看到的牙本质颜色其实较真实牙本质会有所偏差。

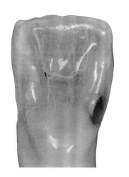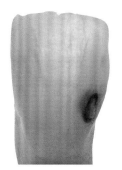

图7-1-3　牙釉质乳光性
左侧牙釉质磨片在反射光下呈蓝色，右侧牙釉质磨片在
透射光下呈橙红色

（3）荧光性（fluorescence）：天然牙含有光敏色素等特殊蛋白，从而具备荧光效应，且牙本质比牙釉质的荧光性更加明显。荧光性可使天然牙吸收环境中的紫外光并发出可见光，因此在光线较暗时，人的牙齿往往较为突显。因此，在前牙美学修复中，应选择具有同样荧光效果的陶瓷或树脂材料，从而使修复体在不同环境下均展现出较为自然的效果。

（4）乳光光晕和不透明光晕：前牙切 1/3 主要由牙釉质构成，光线照射时可发生部分透射，从而使该部位呈现为肉眼可见的半透明带状并具有明显的乳光现象，称为乳光光晕（图 7-1-4）。乳光光晕上缘为牙本质乳突切缘，且因生长叶数量和形状的不同，乳光光晕存在多种表现，常见有分叶型、梳状型、不规则型、斑状型、云雾型。乳光光晕下缘（切缘）有一厚度不均、形状不一，且向邻面延伸的不透明橙黄色高亮条带，即为不透明光晕（图 7-1-4）。不透明光晕的产生，主要因牙釉质在切缘处向腭侧倾斜，使入射光线与切缘表面所成角度发生改变。不同类型的乳光光晕和不透明光晕的复制是陶瓷类修复体制作成功的关键之一。通过恢复良好的乳光光晕形态，可使修复体更加生动并更具个性；注重不透明光晕的表达，则能避免修复体切端过于通透，从而使其更加逼真、自然。

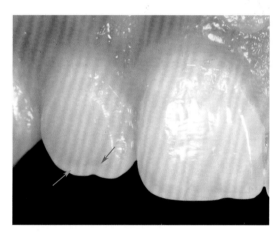

图 7-1-4　乳光光晕与不透明光晕
橙色箭头示不透明光晕，蓝色箭头示乳光光晕

2. 牙本质

（1）半透明性：相较牙釉质，牙本质有机物含量较高、矿化程度较低，其光学特性与牙釉质存在明显差异。牙本质的半透明性较牙釉质低，而颜色饱和度高，且随着部位、年龄、层次的不同而有所差异。首先，在不同牙体部位，牙本质厚度不同，其半透明性也有所不同（详见第十章）。其次，随着磨损、磨耗和非龋性致病因素刺激增加，牙本质表面矿化程度逐渐增高，继发性牙本质沉积，牙本质的通透性降低，从而影响牙本质的半透明性并增加其色彩饱和度。此外，牙本质小管的排列与形态也对其半透明性产生重要影响。牙本质小管径向排列，不同角度的入射光线与牙本质小管所成的交角不同，则可产生不同情况的折射与传播路径，从而使观测到的牙本质半透明度存在差异。近釉牙本质界的牙本质小管数量少而管径细，靠近牙髓的深层牙本质数量多而管径粗，因而入射光线在牙本质浅层较易发生折射和散射，在牙本质深层则更易发生透射。

（2）反乳光现象：自然光下，前牙牙本质乳突部位对应的牙釉质可呈现出柔和的橙色条带，这一现象称为反乳光现象（图 7-1-5）。反乳光现象的产生，与该部位底层牙本质结构的特殊组织形式密切相关。即牙本质乳突由不透明的白色牙本质形成,可将透过牙釉质到达该处的长波光线反射回牙釉质,并穿透牙釉质,被观察者接收而呈现为橙红色。

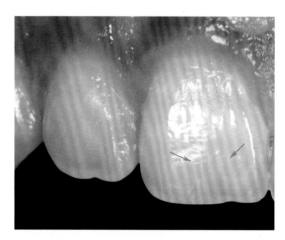

图 7-1-5　反乳光现象(橙色箭头示)

(三)复合牙色的形成

牙体组织不同部位具有不同的光线特征,从而使牙色的呈现错综复杂。牙釉质具有半透明性,光线照射其上时,会发生透射、散射、折射等一系列复杂的光学行为;而透射光线在进入牙本质中时,也会发生相应的一系列光学行为。观察者观察到的牙色,实际上是牙体各部分与光线协同作用的结果,也是通过牙釉质二次过滤后形成的牙色。

1. 复合牙色　复合牙色(composite tooth color, CTC)的理念认为,牙本质和牙釉质是复合牙色形成的两个直接要素,其中牙本质是牙齿的结构框架,而牙釉质是无色的,起到调节明度的作用。实际上,由于人眼对明度的敏锐程度要高于色相、饱和度,因此牙本质虽是牙色的结构框架,但牙釉质因其对明度的重要调节作用而在复合牙色的形成中发挥更为关键的作用。应用复合牙色的概念对天然牙牙色进行整体分析时,我们不仅要单独考虑各组分的光学性质,还应重视各组分之间的相互作用,特别是不同牙体部位牙釉质和牙本质的构成比,以及两者对复合牙色影响的权重。通常情况下,天然牙不同部位因牙釉质和牙本质的构成比不同,而使牙色在明度、饱和度上存在明显不同。一般而言,颈部饱和度高,中部明度高,而切缘因其构成主要为半透明的牙釉质,光线的透射多而反射少,所以明度较低(图 7-1-6)。

2. 牙釉质的二次过滤　正常情况下,在观察天然牙牙本质时,光线需要透过牙釉质,到达牙本质,再反射透过牙釉质进入观察者的眼睛。因此观察者看到的天然牙牙本质的颜色,并不是真正牙本质自身的颜色,而是经过两次牙釉质过滤所呈现的颜色。所以观测复合牙色时,接收到的牙本质饱和度会随着牙釉质透明度的不同而有所变化。随着磨损、腐蚀等刺激的增加,牙釉质会逐渐变薄且矿化程度增加,从而导致复合牙色随着时间的迁移而不断变化。具体而言，当牙釉质变薄时，表层结构丧失，照射其上的光线更易发生透射而反射量减少，导致牙釉质的透明度增加而明度下降，牙本质的颜色显现则更加明显。与此同时，由于继发性牙本质的沉积使得髓腔和牙本质小管的管腔直径变小，随着外源性色素的沉着，牙本质的饱和度和半透明性增加。因此，通常老年人牙比年轻人牙的明度更低，饱和度更高，即所谓牙齿的增龄性改变。

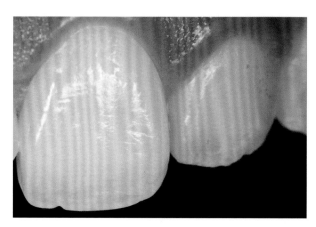

图 7-1-6　不同部位牙色表现不同

二、美学区牙冠形态

前牙形态，尤其是上颌前牙形态，是影响微笑美学的最重要因素。恢复上颌前牙形态，尤其是唇面形态，是美学修复成功的关键所在。全面、系统地认识上颌前牙的外形特征，一般须从唇面、舌面、近中面、远中面及切端五个观测角度，点、线、面三个层次进行观测与阐述。此外，我们还应进一步对牙齿各表面（尤其是唇面）的嵴、沟等特征，及其长宽比、位置等进行系统剖析。

（一）观察角度及方式

牙冠具有三维立体结构，要准确描述牙冠的整体外形，尤其是精确描述因嵴、沟等交错而成的"形"，具有一定的难度。通过调整观察方向，将三维转变成二维线性的形式观测各方向的外形特征，再对所有观测到的各观测方向的线性特征进行综合分析，可实现对牙冠三维形态的精确描述和再现。常规从唇面观、舌面观、近中面观、远中面观、切端观这五个方向，分别观测牙冠的点、线、面特征，可准确地描述牙冠的三维外部形态；观测牙冠各面的嵴、沟等表面微形态，则可精确地再现牙冠的协调性与个性。因《口腔解剖生理学》对上颌前牙的基础轮廓外形已有较全面的阐述，我们将在此基础上通过二维线形观测法深入剖析上颌前牙唇面的点、线、面特征，重点分析嵴、沟等表面微形态的走行与特点，阐明其在美学中的协调性。

（二）三维形态特征

1. 上颌中切牙

（1）唇面观：如图 7-1-7 所示，上颌中切牙切缘近中侧（A）比切缘远中侧（B）更偏边缘，即切缘整体偏向近中。初萌时切缘可见三个切缘结节，随着功能性磨耗而逐渐变平直。近中外形高点（C）比远中外形高点（D）位置距切端更近，即近中切角相对较锐，远中切角相对较钝，且可借此区分左右。颈缘线近中侧（E）相较颈缘线远中侧（F）更偏向侧边且较高，故近中邻接面外形线（CE）相对垂直，而远中邻接面外形线（DF）则更倾斜。

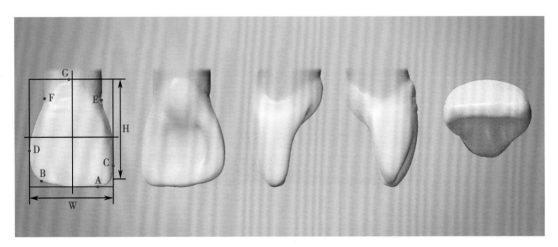

图 7-1-7 上颌中切牙

中切牙唇面可见三条纵嵴，分别为近、远中嵴和唇轴嵴，对外形协调性影响很大。其中，近中嵴在切缘侧细且锐，顺着牙颈部方向逐渐变得丰腴且平缓；远中嵴整体偏圆润丰满。唇轴嵴在颈 1/3 较为突出，并与近远中嵴汇集或交叠于此形成"V"字形沟，称为唇面沟。近中唇面沟较深而锐，起止位置一般较高；远中唇面沟较浅且缓，起止位置一般较低。此外，中切牙唇面还可观测到釉面横纹，一般在切缘侧较浅且宽，有时甚至观测不到，越接近牙颈部越明显，形成深且窄的绕牙冠横向走行的条纹。

上颌中切牙位于牙列的最前最凸点，是前牙中唇面面积最大的牙齿，其牙冠比例，牙冠宽度（W）与高度（H）之比，直接影响美学修复效果，一般应控制在 0.75～0.85 之间。据统计，自然牙列中的中切牙唇面牙冠平均长度为 11.7mm，宽度为 8.6mm，男性的平均牙冠比例为 0.85，女性为 0.86。原则上左右侧中切牙中线应与面中线一致，且左右对称，互成镜像，在微笑中占据中心位置。但是在实际的自然牙列中，只有 14% 的中切牙能达到完全对称。一般来说，当左右侧中切牙宽度差异在 0.2mm 以下，牙冠长度差异在 0.3mm 以下时，肉眼难以辨别差异。

（2）舌面观：嵴、突结构明显，包括近中边缘嵴、远中边缘嵴、切嵴和舌面隆突。其中近远中边缘嵴较为粗大明显，在切角部逐渐变细并移行成为切嵴，在牙颈部向内侧逐渐汇聚形成舌面隆突,在狭窄处有时会出现凹陷。相对而言,近中边缘嵴直且长,远中边缘嵴短粗而圆突。

(3) 切端观:唇侧近中切角较锐而远中切角较钝,固有唇面偏向近中。不同唇面外形中切牙的切端观下的固有唇面外形线、近远中邻接外形线均有所不同:卵圆形牙固有唇面外形线较为突出,近远中邻接外形线多呈圆弧状;方圆形牙固有唇面外形线弧度相对平缓,近远中邻接外形线近似直线;尖圆形牙固有唇面外形线则比较平直甚至略微凹陷,邻接外形线亦呈微凹形,近中尤甚。此外,左右侧中切牙的近中转折面在牙颈部处形成开角,且随着唇面外形的不同亦有所差异:卵圆形牙开角相对较大,趋势为切缘附近大而中央部偏小,牙颈部最大;方圆形牙开角相对较小,趋势与卵圆形牙相同;尖圆形牙开角在切缘附近较小,但顺着牙颈部方向逐渐增大。

(4) 邻面观:近中面较大而平坦,远中面较短而圆凸,唇舌侧边缘嵴在近远中邻面切角附近相交,两者之间形成邻面沟。近中邻面沟多向切端、唇侧方向走行,远中邻面沟多向舌侧走行。

2. 上颌侧切牙

(1) 唇面观:如图 7-1-8 所示,上颌侧切牙切缘近中侧(A)比切缘远中侧(B)更偏切端及边缘,切缘整体斜向远中。近中外形高点(C)比远中外形高点(D)位置距切端更近,近中切角似锐角,远中切角较钝呈圆弧形,甚至比中切牙远中切角更为圆润。近中邻接面外形线(CE)较远中邻接面外形线(DF)更长。其唇面嵴、发育沟、釉面横纹的分布与走行均与中切牙相似,一般不及中切牙明显;近、远中边缘嵴在颈 1/3 处向中间汇聚,弧度常较中切牙更为明显,从而使侧切牙外观更具立体感。

上颌侧切牙牙冠形态变异较大,常出现左右不对称,在美学区发挥重要的过渡调节作用。侧切牙近远中切缘、切角分别与邻牙形成切外展隙,其近中切外展隙开角大于远中。中切牙唇面牙冠平均长度为 9.6mm,宽度为 6.9mm,男性的平均牙冠比例为 0.76,女性为

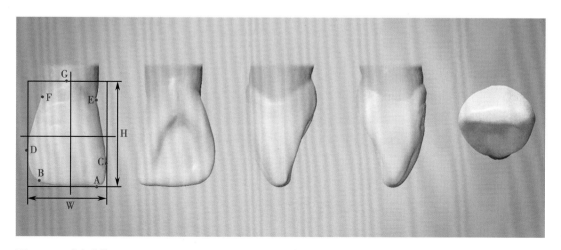

图 7-1-8　上颌侧切牙

0.79。近中切缘与上颌中切牙切缘相距约 1mm；龈缘线应在中切牙、尖牙龈缘顶点连线的下方，进行美学设计时，宽度一般较中切牙短 2mm。

（2）其他面观：与中切牙大致相似，但相比中切牙，侧切牙舌面嵴、突、沟均更为明显；邻面形态更为狭长，近远中邻面突度差异也更为显著；切嵴向远中舌侧的倾斜角度更大，与前牙牙弓弧度一致。

3. 上颌尖牙

（1）唇面观：如图 7-1-9 所示，上颌尖牙的牙尖顶点（A）一般位于中央稍偏近中位置，近中外形高点（B）比远中外形高点（C）位置距切端更近，从而使近中斜缘（AB）比远中斜缘（AC）短，而近中缘（BD）比远中缘（CE）长。近、远中斜缘相交形成牙尖，初萌时角度约 90°，随着功能性磨耗增加而逐渐呈平直线形。近中缘相对较直，向外斜行与近中斜缘相连形成近中切角，角度较钝；远中缘斜度较大，向外圆突，与远中斜缘相连形成远中切角，角度较锐。

尖牙唇面唇轴嵴尤其明显，并将尖牙唇面分为近中唇斜面与远中唇斜面，其中远中唇斜面略大于近中唇斜面。唇轴嵴分别与近、远中边缘嵴形成近远中唇面沟，较中切牙长且显著。牙颈部可见粗大且向唇侧突出明显的唇颈嵴，其表面可见明显的釉面横纹，其与唇轴嵴交汇处往往为尖牙唇面外形高点所在。

尖牙位于微笑时口唇的侧缘，在牙弓的转角处，与侧切牙远中交汇成一个较大的外展隙。尖牙牙冠高度是全口牙列中最长的，其牙冠比例男性约为 0.77，女性约为 0.81。牙尖顶点或切缘与中切牙切缘一致，进行美学设计时，宽度一般较中切牙短 1mm。

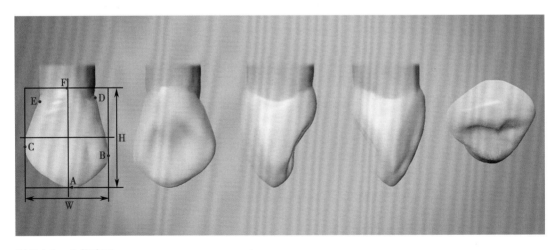

图 7-1-9 上颌尖牙

（2）其他面观：舌面可见明显的"五嵴一突"结构，即近中牙尖嵴、远中牙尖嵴、舌轴嵴、近中边缘嵴、远中边缘嵴，以及舌面隆突。四条边缘嵴的走行与唇面外形相呼应，舌面隆突显著。切端观可见明显的舌尖，略偏近中；唇舌侧突度较切牙明显，唇舌径常大于近远中径。近远中邻面均似三角形并较切牙邻面更为突出，牙尖顶位于牙体长轴唇侧。总体而言，尖牙近远中外形差异明显：近中牙尖嵴短且平，远中牙尖嵴长且斜；近中边缘嵴细长且较直，远中边缘嵴粗短且倾斜；近中唇斜面小且圆突，远中唇斜面大且平直；近中舌窝较小而远中舌窝较大；远中邻面较近中邻面更为突出且短小。此外，与侧切牙相似，正面观时尖牙的近中舌侧边缘嵴构成唇面近中外形线，因此近中舌侧边缘嵴的形态对上颌尖牙的美学修复非常重要。

第二节

常见牙体美学缺陷

常见牙体美学缺陷主要包括牙色异常和牙体形态异常。牙色异常的致病因素可分为外源性因素、内源性因素和增龄性改变。其中，外源性因素主要包括饮食、菌斑附着等，内源性因素包括牙髓出血、牙髓坏死、牙根吸收、轻度酸蚀症等局部病因，以及代谢性疾病（如先天性红细胞生成卟啉病）、遗传性或发育性疾病（如牙釉质或牙本质发育不全、氟牙症、四环素牙等）等系统病因。而增龄性改变是指随着年龄增长而发生的牙体硬组织半透明度的改变，和/或牙齿表面经功能性磨耗后所造成的复合牙色的改变，常结合了外源性和内源性两个因素。引起牙体形态异常的常见疾病，包括外伤、龋病、非龋性牙颈部缺损、遗传性牙本质发育不全、酸蚀症、牙齿磨损等。针对不同病症，应在合理范围内尽量做到早预防、早诊断、早治疗，以期能用更为微创的治疗手段获得更加良好、稳定的美学修复效果。本节将对引起牙体美学缺陷的常见疾病进行阐述。

一、发育异常所致牙体美学缺陷

多种病因可诱发牙体发育异常，从而导致牙体美学缺陷。常见的病因有影响牙色的四环素牙，影响牙体形态的过大牙、过小牙及锥形牙，可造成牙体缺损但缺损限于牙釉质的氟牙症、牙釉质发育不全，以及影响牙本质发育而引发牙体系列美学缺陷的遗传性牙本质发育不全。上述发育性缺陷多在牙萌出后发现，临床就诊时常常难以消除病因和彻底治疗发育异常。一般对缺陷不影响功能且不易并发牙体疾病者，可不进行治疗；但对于严重影响牙体美观及功能，或容易引起并发症状者，应尽早干预以预防或抑制并发症的发生与发展。

（一）四环素牙

1. 概述　四环素族药物引起的牙着色称四环素牙（tetracycline stained teeth）。研究显示，在牙发育矿化期服用四环素类药物可使其结合到牙组织内，形成稳固的四环素正磷酸盐复合物，该复合物能抑制生物矿化过程中的晶体生长，并因自身含有或降解的产物而令牙着色。

2. 临床表现及进展阶段　四环素牙初期呈黄色，后缓慢转变为棕褐色或深灰色。该牙色转变过程可被阳光促进，因此切牙唇面最先变色。牙齿着色程度与四环素类药物的服用种类、剂量和给药频次有关，且前牙着色较后牙更明显。根据四环素牙着色程度和范围，可分为以下四个阶段（图7-2-1）。

（1）轻度四环素着色：整个牙面呈现黄色或灰色的均匀着色，没有带状着色。

（2）中度四环素着色：牙色逐渐转变为棕黄色或黑灰色，没有带状着色。

（3）重度四环素着色：牙表面可见明显的带状着色，颜色呈黄灰色或黑色。

（4）极重度四环素着色：牙色进一步加深，严重者可呈灰褐色，任何漂白治疗均无效。

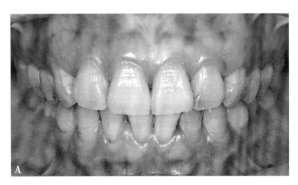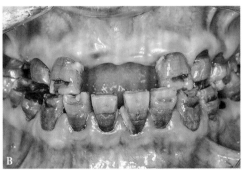

图7-2-1　四环素牙
A. 轻度四环素牙；B. 极重度四环素牙

（二）氟牙症

1. 概述　氟牙症（dental fluorosis）又称氟斑牙，是因牙釉质发育时期机体过量摄入氟，造成成釉细胞损伤并影响其功能，导致牙釉质结构改变、矿化异常，从而引起的牙釉质发育缺陷（图7-2-2）。

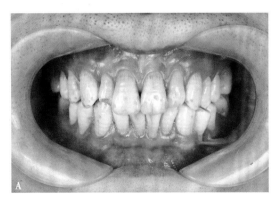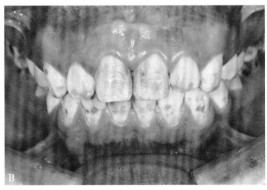

图7-2-2　氟牙症
A. 中度氟牙症；B. 重度氟牙症

2. 临床表现及分类　氟牙症多见于恒牙，症状及严重程度受摄氟量、暴露时间和成釉阶段等多因素影响，常表现为在同一时期萌出牙的牙釉质上有白垩色或褐色的斑块，严重者可并发牙釉质实质的缺损。

目前,我国氟牙症采用五级分度标准,如有明确的牙发育期间摄氟过量史,结合临床检查,具备以下其中1项者即可诊断为氟牙症:①白垩样变,牙表面部分或全部失去光泽,出现不透明的云雾状或粗糙粉笔样的条纹、斑点、斑块,或整个牙面呈白色粉笔样改变;②牙釉质着色,牙表面出现点、片状的浅黄褐色、黄褐色、深褐色病变,重者呈黑褐色,着色不能被刮除;③牙釉质缺损,牙釉质破坏、脱落,牙面出现点状甚至地图样凹坑,缺损呈浅蜂窝状,深度仅限于牙釉质层,严重者可出现牙釉质大片缺损。

(三)牙釉质发育不全

1. 概述　牙釉质发育不全(enamel hypoplasia)是指在牙发育期间,全身疾患、营养障碍或严重的乳牙根尖周感染导致的牙釉质矿化、结构异常。

2. 临床表现及分类　根据致病的性质不同,可分为牙釉质矿化不全(enamel hypocalcification)和牙釉质发育不全两种类型,两者可以单独发病,也可同时存在。

(1)牙釉质矿化不全:牙釉质基质形成正常而矿化不全所致。该病在临床上一般无实质缺损,多表现为白色不透光的白垩状牙釉质,患牙易色素沉着而出现浅黄色、橘黄色甚至棕色局部着色。病理表现为牙釉质软而多孔,有机成分增多而矿化程度低。

(2)牙釉质发育不全:牙釉质基质形成障碍所致(图7-2-3)。该病在临床上多可见牙釉质的实质性缺损,主要表现为窝状、带状凹陷,或整个牙釉质厚度降低。病理表现为釉柱数量减少,方向异常,甚至部分病变处无釉柱结构。

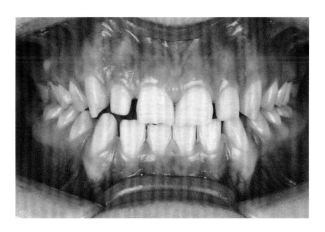

图 7-2-3　牙釉质发育不全

(四)遗传性牙本质发育不全

1. 概述　牙本质发育不全(dentinogenesis imperfect,DGI)是一种常染色体显性遗传性疾病,主要突变基因包括牙本质涎磷蛋白(dentin sialophosphoprotein,*DSPP*)、Ⅰ型胶原 α1前胶原链(*COL1A1*)、Ⅰ型胶原 α2 前胶原链(*COL1A2*)。

2. 临床表现及分类　牙本质发育不全根据病因及临床特征可分为三类。

(1)牙本质发育不全Ⅰ型(DGI-Ⅰ):除牙本质发育不全外,还伴有全身骨骼发育不全。

乳恒牙均可受累，同一个体内可同时出现正常牙与异常牙；患牙呈半透明的琥珀色，牙釉质易剥脱，磨损明显。

（2）牙本质发育不全Ⅱ型（DGI-Ⅱ）：遗传性乳光牙本质，无全身骨骼异常。乳恒牙均可受累，且所有牙均受累。患牙牙冠呈微黄色半透明，光照下呈现乳光；外形特征与 DGI-Ⅰ 基本相似，但牙颈部缩窄明显，形成球根状牙冠。牙釉质易剥脱，全口牙磨损严重。

（3）牙本质发育不全Ⅲ型（DGI-Ⅲ）：白兰地牙本质发育不全，孤立发生于美国马里兰州的三个隔离民族群中。该型患牙的形状、颜色与 DGI-Ⅱ型相似，但牙本质极薄，因患牙似壳状而称为"壳状牙"。髓室明显增大，牙釉质常断裂，牙齿易磨损。

（五）过大牙、过小牙、锥形牙

1. 过大牙　牙冠外形大小超过解剖正常值上限，且与牙列中其他牙明显不相称时，称为过大牙（macrodontia）。临床上偶见上颌中切牙牙冠过大而牙根短小者，此时容易导致菌斑聚积和牙周病的发生，且影响美观，可考虑拔牙后修复。

2. 过小牙及锥形牙　牙冠外形大小小于解剖正常值下限，且与牙列中其他牙明显不相称时，称为过小牙（microdontia）。过小牙外形呈圆锥形时称锥形牙（conic shaped teeth）。临床上过小牙较为常见，多见于上颌侧切牙、第三磨牙及额外牙，其中上颌侧切牙形态过小常影响美观。

二、后天获得性牙体美学缺陷

后天获得性牙体美学缺陷，包括龋病、牙外伤、楔状缺损、酸蚀症、磨损等。该类疾病具有明显的病因，临床诊治时，首先应积极去除病因，针对病程进展或严重程度，制订修复治疗方案；累及前牙者，还应考虑美学修复效果。其中龋病、牙外伤的病因、发病机制、临床表现可查阅第 5 版《牙体牙髓病学》，本部分将主要阐述楔状缺损、酸蚀症、牙齿磨损的病因、临床表现及分类。

（一）楔状缺损

1. 概述　楔状缺损（wedge-shaped defect）又称非龋性牙颈部缺损（non-carious cervical lesions，NCCL），是指发生在牙釉质和牙骨质处除龋损外的牙体硬组织丧失（图7-2-4）。NCCL 是一种多因素引起的疾病，发病可与牙颈部特殊的解剖特征（牙颈部的牙釉质层最薄，甚至缺如）、患者刷牙习惯、𬌗力、酸蚀、口腔卫生不良习惯等有关。NCCL 具有较高的患病率，且随着年龄的增长而增加，并可累及多颗牙。

2. 临床表现及分类　NCCL 病损区域主要呈楔状，此外还可呈浅凹状、圆盘状等，一般质地坚硬，表面光滑，边缘整齐，无或轻度着色。NCCL 累及组织深浅不一，临床症状亦有所差别：当缺损局限于牙釉质或牙本质浅层时，可无任何症状或出现轻度的牙本质敏感；累及牙本质中深层或伴随牙龈退缩时，牙本质敏感症状加剧，甚至可出现冷热酸甜刺激痛；累及牙髓腔则可出现牙髓炎、根尖周炎等症状；严重者还可导致牙折。NCCL 可仅累及牙冠部、牙根表面，或同时累及牙冠和牙根部，临床上常根据 NCCL 与釉牙骨质界的位置关系对其进行分类。

（1）第 1 类 NCCL：缺损位于釉牙骨质界冠方，未累及釉牙骨质界或仅累及釉牙骨质界冠方边缘，釉牙骨质界尚可清晰辨认。

（2）第 2 类 NCCL：缺损位于釉牙骨质界的冠根联合处，破坏釉牙骨质界形态使其难以辨认。

（3）第 3 类 NCCL：缺损位于釉牙骨质界根方，未累及釉牙骨质界或仅累及釉牙骨质界根方边缘，釉牙骨质界尚可清晰辨认。

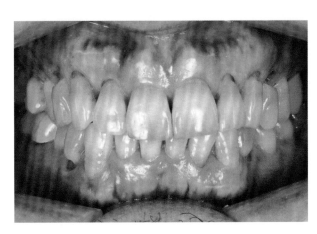

图 7-2-4　非龋性牙颈部缺损

（二）酸蚀症

1. 概述　酸蚀症（erosion）是牙齿长期受到酸的侵蚀而造成的牙体硬组织慢性、进行性损害。病程发展分为两步：第一步，牙齿表面接触非细菌源性酸或其螯合物，从而使牙体硬组织产生化学溶解，导致牙釉质表面脱矿、软化；第二步，脱矿患牙在食物、口腔软组织和牙刷等摩擦作用下发生牙体硬组织缺损（图 7-2-5）。

2. 临床表现　酸蚀症所造成的牙体损害具有不可逆性，可因致病因素、病程进展等方面的不同而呈现出不同的临床特征。

一般胃酸反流引起的酸蚀症，多累及上下颌牙齿的舌腭面或舌尖；职业性酸蚀症主要累及上下颌前牙唇面；食用酸性物质所导致的酸蚀症引起的牙体缺损部位具有差异性，如用杯子饮用酸性饮料，脱矿常发生在唇侧牙颈部；如用吸管饮用酸性饮料或食用酸性水果，缺损常见于后牙颊侧和咬合面。

酸蚀症早期仅有牙色异常和轻微的牙体表面质地改变，伴或不伴牙齿敏感。随后逐渐发生牙齿形态缺陷，此时多可见牙颈部出现带状缺损，缺损沿牙龈分布且其龈边缘有完整的牙釉质边界，发生于后牙者还可见牙尖磨损、𬌗面变平。晚期可出现牙冠大面积深度破坏，牙本质暴露，牙色改变，牙敏感加重；少数可累及牙本质深层并诱发牙髓炎症状；严重者牙冠大部分缺损,仅留下残根。酸蚀症累及口内多颗牙者,随着缺损程度的加重,往往可导致垂直距离降低,影响面容和咀嚼功能,诱发颞下颌关节症状等。

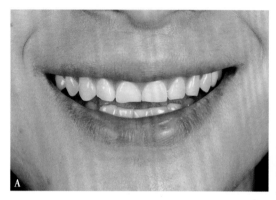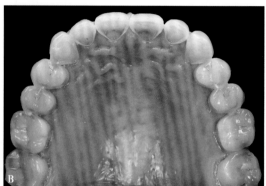

图 7-2-5 酸蚀症
A. 正面观;B. 上颌𬌗面观

(三)牙齿磨损

1. 概述 牙齿磨损(tooth wear)是指主要由机械摩擦作用或化学性酸侵蚀造成的牙体硬组织渐进性丧失。根据病因不同,可分为生理性磨损和病理性磨损两种。其中,生理性磨损是指在正常生理咀嚼过程中,随着年龄的增长,牙齿𬌗面和邻面因咀嚼作用而发生的均衡的生理性的硬组织丧失,又称为磨耗(attrition)。病理性牙齿磨损多指牙齿渐进性磨损的速度或程度超出可接受的范围,严重时能够导致牙齿敏感,引起美观或功能缺陷,常见于磨牙症、酸蚀症、先天性牙釉质发育不全、牙本质发育不全等患者。病理性牙齿磨损是一种临床常见的牙齿硬组织非龋性疾病,可导致全口牙列中多颗牙牙冠表面硬组织明显缺损,严重影响患者口腔功能和美观。

2. 临床分级与分类 牙齿磨损通常按照磨损程度和部位进行分级,且诊断时同时考虑部位和程度,以利于临床治疗方案的制订(图 7-2-6)。

(1)临床常用 Carlsson 指数法对牙齿磨损程度进行分级。

1)0度:牙釉质无丧失,𬌗面及切缘形态无变化。

2)1度:牙釉质有轻度丧失,𬌗面及切缘形态有轻微改变。

3)2度:牙釉质丧失明显,致牙本质暴露。

4)3度:牙本质暴露面积超过 $2mm^2$,失去正常的𬌗面或切端形态,受累牙尖的高度降低。

5)4度:继发牙本质暴露或牙髓暴露。

(2)一般根据牙齿磨损累及的牙位和数量将其分为四种。

1)牙弓前段磨损:牙齿磨损局限于牙弓前段,而后牙磨损不明显。多伴有前牙区牙齿过度萌出,牙槽骨发育过度,𬌗曲线异常。

2)牙弓后段磨损:牙齿磨损局限于牙弓后段,而前牙磨损不明显。磨损后牙𬌗面可出现牙尖高度均匀降低，呈光滑平面状；或出现中央窝局部杯状磨损，部分牙尖锐利。

3）全口牙列均匀磨损：全口牙列发生磨损，磨损量大致相同。多伴随咬合垂直距离降低，也可表现为前后牙牙尖均被水平向磨损或前牙垂直向磨损，而后牙牙尖高度降低或局部杯状磨损。

4）局限性杯状磨损：以中老年人第一磨牙多见，磨损深达牙本质深层，与对颌牙之间有细微空隙。

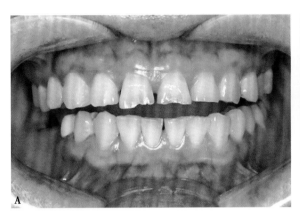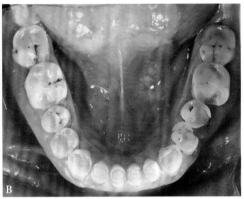

图 7-2-6　牙齿磨损
A. 前牙区中度磨损；B. 下颌牙列重度磨损

第三节
牙体美学缺陷的修复治疗

　　牙体美学修复是指在维持前牙功能的情况下，运用美学理论，对前牙区牙体变色、过小牙、牙体缺损等临床问题进行以美观效果为导向的牙体修复。近年来，随着口腔材料学、口腔修复工艺学、数字化口腔医学的发展，以及人们对最终修复美观效果的期望增高，学者们越来越重视前牙区美学修复，因此美学区术前的评估分析及最终修复方案的选择显得尤为重要。牙体美学修复的内容主要包含牙色修复及牙体修复，而针对复杂情况，有时还需要运用包括正畸治疗在内的综合治疗方案。

一、牙色修复

　　牙齿漂白是指通过漂白剂的作用，改变疾病（氟牙症、四环素牙、牙髓坏死等）、增龄性改变、外源性色素等造成的牙齿结构着色的一种方法，是针对牙色异常的常用微创美学修复手段之一。近年来，随着公众对牙齿美观需求的增加，以及牙齿漂白材料的逐步发展，越来越多的患者选择使用牙齿漂白技术增加牙齿美观效果。牙齿漂白按技术不同，主要分为内漂白和外漂白。外漂白包括诊室漂白（图7-3-1）、家庭漂白和联合漂白。诊室漂白根据是否联合辅助操作，可分为单纯化学美白、激光美白、冷光美白等。

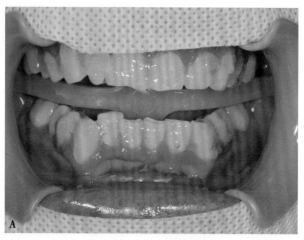

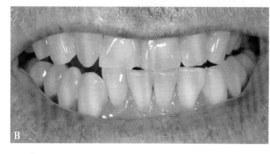
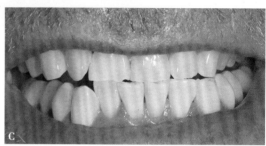

图7-3-1 前牙区诊室漂白
A. 诊室漂白；B. 漂白前；C. 漂白后

（一）牙齿漂白原理

目前尚未完全了解牙齿漂白的机制，多数专家认为主要是基于漂白剂"氧化"反应产生的高能活性氧自由基，可渗透到牙釉质、牙本质的有机物中，去除牙齿内部的着色和变色基团，进而改变牙齿颜色。临床常用的牙齿漂白剂根据所含的活性成分不同，主要分为过氧化氢、过氧化脲两大类。其中，过氧化氢类牙齿漂白剂性能活跃，偏酸性（pH＝5），起效快，反应时间短，故发生牙本质敏感的风险也较大。过氧化脲类漂白剂主要是由过氧化氢和尿素合成而来，与水接触即可分解为尿素和过氧化氢。因此，相较过氧化氢而言，过氧化脲漂白剂释放的漂白有效成分仅占其过氧化脲含量的36%，且呈弱碱性，反应相对温和且时间较长，对牙齿结构影响较小且安全可控。当使用牙齿漂白剂时，如搭配合适波长的激光，比如 Nd：YAG 激光等，可加速过氧化物的反应，增强漂白作用。同时，特定激光还可选择性作用于沉积在牙齿上的色素颗粒，将有机色素分解为无色素结构，提升美白的效率及安全性。此外，适当剂量的激光照射还可封闭牙本质小管，降低牙本质的通透性，减少牙齿漂白过程中发生的牙本质敏感症状。

（二）临床适应证

1. 外源性因素，如常年吸烟、饮用咖啡、浓茶等食物或其他特殊物质摄入过量引起的牙齿颜色改变，经机械洁治抛光后仍无改善者。

2. 内源性因素引起的牙齿颜色改变，不伴形态和结构缺损者，如轻至中度的氟牙症、四环素牙、牙釉质发育不全，以及牙髓坏死等引起的牙齿变色。

3. 增龄性因素引起的牙齿颜色改变。

4. 先天牙齿颜色偏黄。

5. 配合其他口腔治疗调整牙齿颜色，如正畸治疗后牙齿因部分脱矿产生的白垩色条纹颜色的调整，树脂、贴面、全冠修复前基牙颜色的调整，传统义齿修复及种植修复前后邻牙颜色的调整等。

（三）临床禁忌证

1. 外源性因素导致的牙色异常，色素主要沉积于牙表面，可通过洁治和抛光去除者，不属于牙漂白范围。

2. 牙体组织或修复体存在异常者，如冠边缘微渗漏、牙周炎、龋病、牙颈部敏感、牙隐裂等，应先治疗临床症状后再行漂白治疗。

3. 对漂白效果期望值过高，经临床医师引导仍不能调整要求者；或不能遵从医嘱、不能配合临床操作者。

4. 对漂白剂及相关制剂或材料过敏者。

5. 无法接受因漂白治疗而推迟最终义齿粘接时间的患者。

6. 妊娠期及哺乳期妇女、18岁以下患者原则上不可进行漂白治疗，除青少年患者因牙齿着色而产生社交、心理问题，且监护人知晓风险并同意漂白外。

（四）临床注意事项

1. 术前准备

（1）制订方案：在行牙齿漂白治疗术前，应认真了解患者的美观需求，判断牙齿变色的主要原因，评估术前牙齿颜色，并对患者进行面部整体及微笑分析，制订合适的治疗方案，这对漂白术后的美观效果至关重要。若患者牙齿变色严重，牙齿漂白技术应作为初步治疗，将牙色稍作调整后再行修复患牙，在尽可能保留牙体组织的同时，使后期修复体达到最佳美观效果。

（2）基础治疗：若患牙存在其他口腔疾病，应先积极开展对症的基础治疗，主要包括进行术前口腔卫生状况评估，制订口腔保健方案并指导患者执行，进一步复诊检测口腔卫生改善情况；对于牙龈或牙周病变的患者，应先完成牙周基础治疗；对于龋病、牙髓病、根尖周病，以及易导致牙本质敏感的非龋性缺损、酸蚀症、牙隐裂等患牙，应积极开展牙体治疗。

（3）记录牙色：记录漂白治疗前的牙色是必不可少的。通常应先对牙齿颜色进行评价，并且通过拍摄照片进行记录（图7-3-2）。

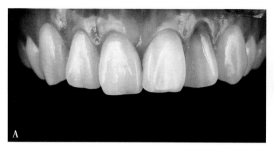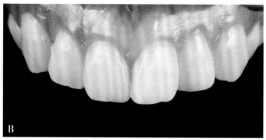

图 7-3-2　22 内漂白
A. 漂白术前；B. 漂白术后

2. 术中注意事项

（1）内漂白注意事项：死髓牙在行内漂白术前及术中均应进行 X 线检查，避免出现牙根外吸收。治疗时应去除根管充填物至釉牙骨质界，做好垫底充填后放置根管内漂白凝胶，玻璃离子封闭，定期复查。若封闭开髓孔的暂时性充填材料脱落，应及时复诊更换漂白剂及充填材料。

（2）外漂白注意事项：外漂白的治疗过程中易出现不同程度的牙本质敏感症状，此时如牙齿敏感严重，则可尝试使用低浓度漂白剂或降低漂白治疗时长、减少漂白剂使用频次，从而避免过度刺激导致牙齿受损。如敏感症状仍未缓解，则可考虑暂停治疗。如术中或术后仅有轻微不适，一般无须处理，症状可在数日内消退，但应避免冷、热、酸性饮食等刺激，也可使用脱敏牙膏，加快症状的缓解与消退。

此外，诊室漂白治疗过程中需要注意软组织的隔离保护，避免引发牙龈溃疡。若术中患者出现明显的软组织不适感，应即刻检查并去除软组织上附着的漂白剂，彻底清洁口腔，必要时停止治疗。若使用辅助光源，则医患双方均应戴用专业防护眼镜。家庭漂白治疗时，首先应注意检查个性化托盘的就位情况。托盘就位良好者，还应检测托盘厚度与患者的咬合情况，如出现前牙区开𬌗，则应裁剪对应后牙的托盘末端，直至达到患者正确的咬合。治疗期间还应尽可能规避各种外源性染色因素，尤其注意饮食来源的色素；避免热水冲刷或浸泡漂白托盘。

3. 漂白标准　临床上进行牙齿漂白治疗时，牙色异常的原因、患牙位置、漂白方案等不尽相同，且患者的牙龈敏感度和依从性存在差异，导致漂白治疗终止时间因人而异。通常来说，临床上完成漂白有两个参考标准：一是漂白牙颜色与巩膜颜色一致，即达到"好莱坞白"；二是尖牙与切牙亮度一致。但每颗牙齿都有漂白极限，若患者连续治疗后牙齿未变得更白，则说明牙齿漂白已达极限，继续漂白治疗没有效果。此外，若患者在治疗过程中出现严重的敏感症状，即使未达到预期美白效果，也应终止治疗。总而言之，治疗终止的标准应综合患者耐受程度、美白效果及患者满意度等进行灵活调整。

二、牙体修复

牙体修复是牙体美学修复的重点内容,其手段可分为直接修复和间接修复。其中,直接修复主要包括渗透树脂修复、美学树脂修复;而间接修复则主要包含贴面及部分冠、全冠、桩核冠等。因《口腔修复学》《牙体牙髓病学》教材中对牙体修复的临床修复原则及诊疗步骤、修复材料的种类及特性、牙体预备的步骤及方法等已进行较为全面的介绍,故此处将主要围绕适应证、临床注意事项等展开阐述。

(一) 直接修复

1. 渗透树脂修复 树脂渗透技术是指利用毛细作用使高渗透参数的低黏性树脂渗入脱矿牙釉质的微孔中,从而补偿缺损部位的牙釉质空腔、封闭开放的牙釉质通道、阻断牙釉质脱矿。树脂渗透技术对牙釉质白斑样病变的遮盖效果较好,可基本恢复正常牙釉质的颜色,取得良好的美观效果,因此临床主要运用于早期牙釉质龋损及白垩斑的治疗。

2. 美学树脂修复 美学树脂修复是指利用不同透明度、不同色彩美学树脂套装与染色剂,利用分层堆塑技术,从明度、色度、牙釉质的乳光效果、增强效果和特征效果五个维度,对牙体缺损处的外形及颜色进行重建的修复方式(图 7-3-3)。美学树脂修复操作相对较为方便快捷,可一次性完成牙体修复程序,减少患者临床就诊的次数,是微创、简便、快捷、经济且安全和高效的治疗方法(详见第十章)。

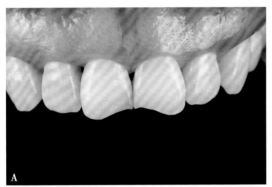
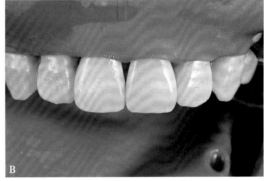
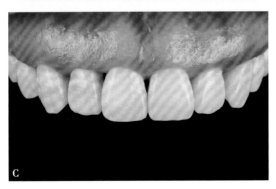

图 7-3-3 前牙树脂直接修复
A. 前牙区切端缺损;B. 橡皮障下充填;C. 树脂修复术后

3. 适应证 影响牙体直接修复适应证选择的因素较多,包括牙体缺损的大小和范围、牙体颜色变化、牙髓状况、修复体制作材料等方面,主要包括以下五点。

(1)前牙牙体缺损(Ⅲ、Ⅳ、Ⅴ类洞)。

(2)前牙轻度牙体变色,如氟牙症、四环素牙等。

(3)前牙形态异常(畸形牙、扭转牙)。

(4)前牙散在小间隙。

(5)前牙外伤冠折所致的小面积缺损。

4. 临床注意事项

(1)剩余牙体组织所能提供的有效粘接面积,是前牙树脂直接修复需要考虑的重要因素。若粘接面积过小,则不考虑使用树脂直接修复。患牙缺损部位若承受较大咬合力,或患牙无法局部隔湿操作,均不宜行树脂直接修复。

(2)前牙树脂修复中通常使用微颗粒填料的复合树脂,填料颗粒的平均直径为 0.04μm,具有良好的抛光性。修复承受咬合力的牙体组织应使用混合填料复合树脂,以提高充填物强度。

(3)树脂直接修复治疗应模拟天然牙体的颜色和纹理,同时需要考虑不同部位牙体明度与亮度的差异,以及光学因素。在修复之前对牙颈部、牙体和切端分别进行比色(详见第十章),并拍摄口内照片记录。

(4)充填修复时,应去净所有的龋坏及变色的牙体组织,尽量保留唇面的牙釉质,维持天然牙颜色;边缘预备洞斜面,使树脂材料和牙体有良好的移行过渡。若缺损较大,可使用多层分色充填修复技术,内层使用牙本质色树脂进行遮色,外层使用半透明性更好的牙釉质树脂,以达到最佳修复效果。前牙树脂修复时,可应用舌侧背板技术,不仅能使堆塑过程变得简单,还有助于殆面形态的准确恢复,尤其利于同时修复多颗前牙。

(5)无论是渗透树脂还是美学树脂修复,充填完成后均应进行调殆与抛光,其中进行精细的树脂抛光十分重要,有助于牙体与树脂交界处平整化,以维持前牙修复的美观效果。

(6)由于树脂易磨损,且会随着时间迁移而产生颜色变化,因此,树脂修复后应定期随访及复查。

(二)间接修复

1. 贴面 贴面是利用粘接技术,对前牙区牙体表面缺损、颜色及形态异常等临床常见问题进行修复的常用方法,能够在恢复前牙颜色、形态、美观的同时,最大限度保留牙体组织,达到令人满意的美学效果。当牙列不齐时,可先行正畸治疗,后续进行贴面修复(图 7-3-4)。当基牙牙色明显异常时,可对基牙及邻牙进行漂白,从而降低修复难度,增加美学效果。有学者将整合正畸、漂白及粘接的综合治疗方法命名为"ABB(align bleaching bonding)方案"。

(1)适应证

1)牙体缺损:前牙切端或切角缺损且舌侧牙体基本完整,前牙牙面小面积缺损或大面积表浅缺损,牙颈部楔状缺损。

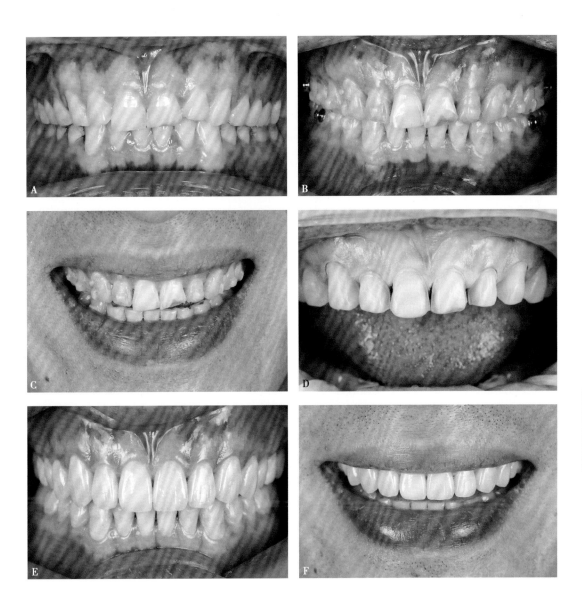

图7-3-4　前牙瓷贴面修复

A. 术前牙列不齐，牙体缺损；B. 隐形正畸治疗；C. 修复术前唇齿关系评估；D. 贴面牙体预备后；E. 贴面粘接；F. 贴面修复术后

2）牙体颜色异常：中度氟牙症、四环素牙、牙釉质发育不良。

3）牙体形态异常：轻度过小牙、畸形牙等。

4）牙体排列异常：牙齿轻度错位、扭转，患者因某些原因不能行正畸治疗；前牙区牙齿散在小间隙、轻度中线偏移等。

（2）临床注意事项

1）术前准备：术前应全面了解患者的基本情况，检测牙体、牙周及咬合状况，记录患者的肤色、牙色、唇线高度、笑线等，了解患者对修复体的期望值。收集口内术前照片，制备研究模型、诊断蜡型、诊断饰面等。参考邻牙及对颌牙的颜色，进行完善的比色。

2）类型应用：根据贴面覆盖前牙切端的位置分为开窗型、对接型及包绕型。随着粘接技术及材料技术的发展，贴面在前牙美学修复中的应用范围逐渐扩大，可根据牙体缺损面积大小、修复体形态及美观因素，设计是否包绕邻面和舌面。开窗型贴面不包绕切端，且通常修复体厚度较薄，因此若牙齿变色过深，则不适合选择此类贴面；对接型及包绕型覆盖切端，最终修复美观效果较好；若患者中线偏移或存在散在间隙及需要关闭"黑三角"，则应选用邻面包绕型贴面。

3）材料选择：目前临床常用的贴面材料主要包括玻璃基陶瓷和树脂基陶瓷。其中玻璃基陶瓷力学强度较低，半透明性能较好，具有优异的美观性、良好的半透明性能，且能够获得较高的强度。树脂基陶瓷材料成本更低，挠曲度更高，抗折性较好，且万一发生破损，可在口内直接修补。

4）微创预备：建议使用诊断饰面引导的贴面预备方法，以最大限度保留牙釉质。瓷贴面边缘应设计于牙釉质范围内，以确保树脂水门汀与基牙间获得长久稳定的封闭效果，预防微渗漏导致修复失败。边缘预备时应精细操作，以获得良好的边缘适合度，避免引发继发龋或牙龈炎症。

5）临时贴面的制作与粘接：牙体预备后应及时制作并戴入临时贴面，以避免牙体敏感不适。可采用"点酸蚀，点粘接"的方法粘固临时修复贴面。此外，临时粘接剂不可含有酚类物质，以避免影响最终修复体的粘接。

6）贴面粘接：粘接前应使用无氟抛光膏抛光牙面，磷酸酸蚀，粗化牙体粘接面，提高修复体粘接强度。玻璃基陶瓷类贴面的组织面应使用氢氟酸酸蚀，有利于微机械嵌合，之后涂布硅烷偶联剂，以利于贴面与树脂水门汀产生化学结合。粘接后，应除净粘接剂，谨防多余粘接剂残留，影响牙周健康。

7）咬合调整：修复后的咬合调整对贴面的持久留存至关重要。调𬌗时，应注意牙尖交错𬌗的着力点须避开贴面边缘，尤其局部𬌗贴面、舌贴面及部分冠修复时更应重视这一点。在遵循调𬌗原则的基础上，还应特别重视功能性前导的保持或重建。

8）提升美学效果：为使贴面获得完美的颜色效果，患牙预备前后均应进行比色，并根据患牙变色程度及患者要求，选择不同特性的瓷材料。同时，还可通过修复前牙齿漂白治疗、调整贴面厚度、选用不同颜色树脂水门汀等方法，对最终颜色进行灵活调整以获得满意的效果。在形态设计方面，除牙体外形外，还应对切缘位置、宽长比、牙龈美学、微笑美学等进行综合考虑，以相关美学标准为依据，对修复体进行整体美学设计，并可结合患者个性化需求进行形态调改，再利用诊断饰面或数字化技术完成美学预测，最终实现美学效果佳、患者满意度高的修复目标。

2. 全冠　全冠是包绕整个牙体表面的一类修复体，是前牙大面积缺损、错位、扭转而不能或不愿行正畸治疗患牙的主要修复体。此外，对于重度氟牙症、四环素牙等牙体严重变色者，全冠修复治疗也能达到良好的美观效果，并具有固位力佳的优点（图7-3-5）。

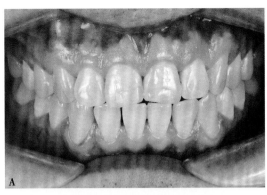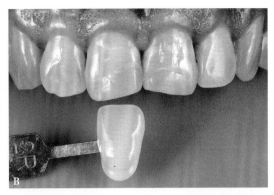
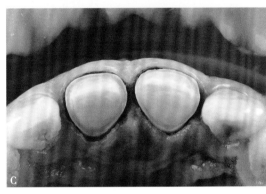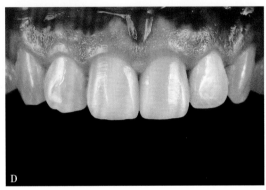

图7-3-5　前牙全瓷冠修复

A. 术前牙体缺损；B. 牙体预备前比色；C. 全冠牙体预备后；D. 全瓷冠修复术后

（1）适应证

1）前牙牙体缺损：牙体大面积缺损、波及舌侧的缺损、近远中缺损面积较大的患牙。

2）前牙牙体变色：中至重度氟牙症、四环素牙等牙体变色。

3）前牙牙体形态异常：畸形牙、过小牙需要关闭较大间隙。

4）前牙牙体位置异常：患者因某些原因不能行正畸治疗，错位、扭转的患牙。

5）不宜用其他方法，而患者要求达到美观效果的永久性修复。

（2）临床注意事项

1）术前准备：通过与患者进行前期沟通，进行口腔情况检查，制订初步治疗方案；前牙修复应结合面部及口腔三维数据进行术前设计，并制作诊断蜡型，在口内进行复位完成模型复制，利于医师判断牙体预备量，以及直观展现术后修复效果。

2）材料选择：根据缺损范围大小、基牙颜色深浅决定全冠修复体材料。通常前牙出于美观考虑，采用全瓷冠修复体，全瓷冠相较烤瓷熔附金属全冠，半透明性能更好，对牙龈刺激性小，不含金属，不易发生牙龈着色，美观效果更好。其中，氧化锆材料搭配饰面瓷制作的全瓷冠较为常见，可满足较高的美学及强度需求，但临床常出现氧化锆饰面瓷崩瓷现象。因此，近年来出现了高透型、超透型氧化锆及多层色氧化锆，增加了半透明性，可以更好地模拟天然牙的颜色和透光性。预着色、预成形的多层超透氧化锆圆盘制作的修复体，在烧结后甚至不需要染色和上釉，极大程度上减少了修复体的制作时间，增加了修复体整体强度和抗折性能，并可获得良好的美观效果。

3）边缘设计：前牙烤瓷冠唇侧边缘多采取有圈边缘的设计，基牙预备时，唇侧边缘应采用斜面型或肩台型龈下边缘。随着材料技术的发展，目前临床前牙全瓷冠唇侧边缘多采用龈下刃状边缘设计，不仅有利于增加全冠密合性，亦可获得更为满意的美观效果。

4）试戴粘固：全冠完全就位后，应分别从牙尖交错𬌗、侧方𬌗、前伸𬌗三方面进行精细的咬合调改。前牙全冠修复体调𬌗时，应保持在牙尖交错𬌗时修复体不接触，侧方𬌗时非工作侧无干扰，前伸𬌗时至少有两组牙同时保持接触。全瓷冠粘固前，需要使用与树脂水门汀配套的试色糊剂进行试戴牙，以明确最终戴牙后的色彩效果，必要时须调整树脂水门汀的颜色；粘固时，可使用含10-甲基丙烯酰氧癸基二氢磷酸酯（10-methacryloyloxydecyl dihydrogen phosphate，MDP）的磷酸酯类处理剂处理组织面，从而可形成化学结合，提升粘固效果。

3. 桩核冠 当剩余牙体组织不足以达到全冠固位形时，需要桩核增加修复体固位力，该方法通常为牙体缺损面积过大时的修复治疗方案（图7-3-6）。桩核冠主要由桩、核和冠三部分组成，通常可根据缺损范围及不同材料进行不同组合，在考虑前牙功能及美观效果的同时，选择最合适和个性化的修复方案。

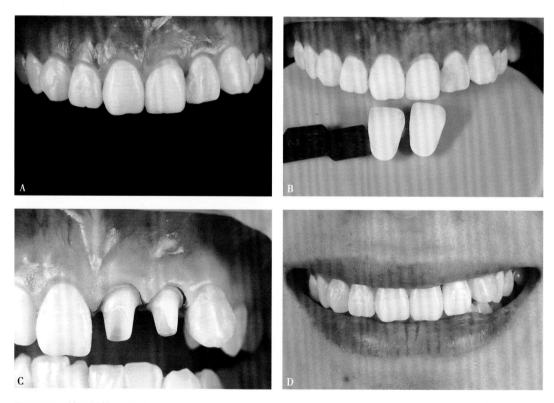

图7-3-6　前牙桩核冠修复
A. 21全冠边缘暴露，22根管治疗术后；B. 牙体预备前比色；C. 21、22桩核成形、牙体预备后；D. 桩核冠修复术后

（1）适应证

1）牙体大面积缺损且根管治疗术后的患牙。

2）不宜行正畸治疗的过度错位、扭转牙，患者要求美观修复的患牙，行根管治疗后桩核冠修复。

（2）临床注意事项

1）桩核冠修复的患牙应进行完善的根管治疗，根管充填密合，根尖封闭良好，根尖周炎症消除或得到有效控制，才可进行桩核冠修复。

2）桩是位于根管内的部分，利用摩擦力、粘接力与根管内壁产生固位，根据不同材料分为纤维桩、金属桩和陶瓷桩。其中，纤维桩和陶瓷桩因美观性好，多用于前牙修复，而陶瓷桩弹性模量与金属接近，硬度较高，易导致根折，临床应谨慎使用。

3）核是与桩相连接的部分，为全冠提供固位力。前牙修复中主要使用复合树脂核，一般与预成纤维桩通过树脂粘接而成，可与剩余牙体组织粘接固位，美观性较好，但强度较差，易折断。当前牙区牙齿剩余牙体组织量过少，而不得不使用金属桩核修复时，冠的制作应考虑固位及美观因素，在最终修复体粘接时使用遮色树脂，或在最终修复体制作过程中进行基底内冠遮色处理（图7-3-7）。

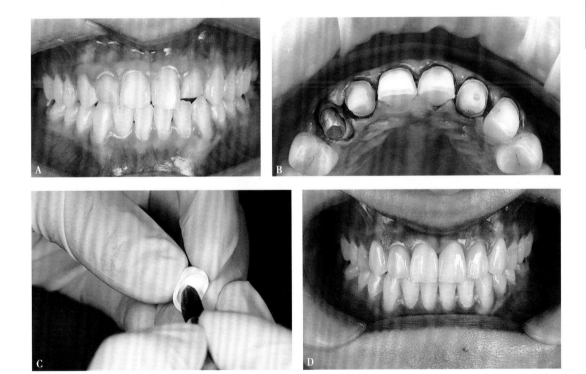

图7-3-7　前牙桩核冠遮色修复

A. 术前牙体缺损、牙色异常；B. 牙体预备后；C. 全瓷冠遮色处理；D. 修复术后

三、治疗策略

无论何种牙体美学缺陷，均应先尽可能解除病因、缓解临床症状，继而再进行修复治疗。修复治疗应遵循牙体缺损修复的基本原则，在牙体预备过程中注意保护硬组织健康，在修复体设计时应合乎牙周组织健康的要求、机械力学的原则，正确地恢复患牙的形态、功能和美观。

（一）常见牙体美学缺陷的治疗策略

常见的牙体美学缺陷包括发育异常所致牙体美学缺陷和后天获得性牙体美学缺陷两大类。其中，发育异常所致牙体美学缺陷多在牙萌出后发现，难以解除病因，一旦发现，除对患牙开展对症治疗外，还应积极对无症状或较轻症的余留牙进行风险因素控制，适当采取预防性干预措施。后天获得性牙体美学缺陷者，应首先考虑消除病因、阻断病程进展，再针对病情制订修复方案、开展相关治疗。常见牙体美学缺陷的修复治疗方案有一定的共性，应根据病变程度、缺损部位等选择合适的修复方式，以恢复良好的功能、形态与美观。

1. 早期或轻度无明显临床症状 轻度四环素牙、可疑或极轻度氟牙症无临床症状者，且美观影响轻微，此时如患者无美观诉求，可无须治疗，但应定期随访。牙釉质发育不全、牙本质发育不全者，由于该类疾病并发症多且进展快，应尽早识别，明确受累范围和病症类型。同时，应指导患者进行风险因素控制，并积极开展预防性干预，主要包括综合防龋干预，进行窝沟封闭剂和含氟化合物（包括含氟牙膏、局部涂氟、含氟水漱口等）的联合应用；预防性配戴覆盖𬌗面和切缘的𬌗垫，积极预防或抑制牙齿病理性磨损；指导口腔卫生，进行定期复查，维护牙周健康，抑制疾病进展。

2. 牙体结构完整，牙色异常 牙色改变影响美观，或患者对牙色不满意要求美白者，可选择牙色漂白技术进行治疗，常用家庭漂白和诊室漂白两种方式，此外，还可辅以激光照射治疗。需要注意的是，漂白治疗主要适用于外源性色素沉积，因此对中度四环素牙、轻度氟牙症的美学效果有限且远期疗效不稳定；而对于重度或极重度四环素牙，可进行贴面或部分冠修复以获得良好的美学效果。

3. 牙体结构完整，局部牙釉质脱矿 仅有牙釉质脱矿表现且无着色时，如轻中度氟牙症、牙釉质矿化不全者，可考虑渗透树脂微创治疗。渗透树脂具有亲水性、低黏度和表面张力小的特点，可渗透进入经酸蚀形成的牙釉质微孔，改变表层牙釉质对光的折射率以消除白垩状外观，同时还能封闭牙本质小管系统，修复脱矿牙釉质，从而增强牙体硬组织的强度，恢复外形与功能。如牙釉质浅层脱矿伴着色时，可采用微研磨法，磨除肉眼可见的表层着色牙釉质，再用可溶性抛光膏处理表面，结合化学腐蚀与机械作用去除病损，使牙釉质表层恢复颜色并且光滑。如脱矿着色范围累及牙釉质深层，可考虑微研磨与外漂白、渗透树脂联合应用治疗，即用微研磨去除着色最明显的表层组织，再进行外漂白处理，最后行渗透树脂治疗。如伴发牙本质敏感症，可进行脱敏治疗，临床常采用氟化钠、碘化银、氯化锶等，其中碘化银脱敏剂的脱敏效果佳,但易导致牙齿轻度着色,美学区患牙应谨慎使用。此外,激光照射治疗牙本质敏感症亦能获得良好效果。

4. 牙体缺损仅累及牙釉质 氟牙症或牙釉质发育不全等病症致牙釉质缺陷,且缺损面积不超过牙体表面积的 50%,患者对美观要求较高者,也可考虑贴面修复。此时应注意,患牙在牙体预备后应确保氟斑、蚀损可大部分去除,未累及或仅累及少量剩余牙釉质,否则将影响粘接效果及远期预后。如牙釉质缺损面积超过牙体表面积的 50%,剩余牙釉质可能不足以提供有效的贴面粘接界面,此时应考虑部分冠、全冠等修复方式。此外,树脂修复也是临床常用的修复治疗方式,且该法通常不需要进行任何牙体预备即可使牙齿恢复正常形态,但美学修复效果相对有限,远期易出现充填物变色、继发龋等问题。

5. 牙体缺损累及牙髓牙本质复合体 个别牙牙体缺损仅累及牙本质,且未导致牙髓感染者,患病乳牙可采用成品冠修复,恒牙则根据缺损类型选择相应的修复方式,包括树脂充填、嵌体、部分冠、全冠等。如累及牙本质深层或牙髓,且导致牙髓感染或根尖周病时,则应在根管治疗完成后,根据患牙牙体缺损程度,选择全冠、桩冠等修复方式。如多颗牙或全口牙列缺损、磨损致垂直距离降低,影响口颌系统正常功能时,则考虑进行咬合重建,具体可参见后文重度磨损部分。

6. 牙齿形态异常 过小牙根据畸形程度、与邻牙及对颌牙的关系、在牙弓内的位置情况,分析是否先行正畸治疗以获得其在牙弓内的正确位置和适宜的修复空间。过小牙常采用贴面或全冠修复以改善美观,但当患牙过小且锥度过大时,全冠修复常难以获得良好的固位形及足够的固位力,此时如牙根长度足够,则可考虑根管治疗后行桩冠修复。

(二)楔状缺损的治疗策略

楔状缺损(NCCL)因其特定的发病部位,除导致牙体疾病外,还可影响牙周,造成患者红白美学出现缺陷,所以制订 NCCL 治疗方案时,需要综合牙体、牙周两方面进行分析。

1. 轻度缺损无任何症状 可先观察、定期随访,指导患者进行风险因素控制。

2. 仅有牙体缺陷而无牙龈退缩 多由第 1 类 NCCL 及部分第 2 类 NCCL 所致,此时应根据缺损类型、进展程度制订牙体治疗修复方案。如引起牙本质敏感症、牙体缺损、牙髓炎等症状,可分别采取脱敏治疗、复合树脂充填、根管治疗。根管治疗术后的患牙,因其缺损位于牙体应力集中区,且颈部牙体组织缺损较多时,单独的树脂充填修复并不能增强其抗折能力,建议使用桩核冠修复增强抗折性能。对于前磨牙,将纤维桩置于颊侧根管比置于舌侧根管更有效。已发生牙折的患牙,需要根据余留牙根长度和预期临床牙冠长度,判断患牙是否可保留。对于拟保留的患牙,应进行根管治疗,必要时联合冠延长术,完全暴露牙体缺损并恢复生物学宽度后,再行桩冠修复。

3. 牙体缺损合并牙龈退缩 多出现在较严重的第 2 类 NCCL 及第 3 类 NCCL,此时除牙体修复治疗外,还应进行根面平整术及根面覆盖术,并根据情况选择是否联合冠向复位瓣术,从而改善牙周表型,获得更好的美学效果和更高的修复体长期成功率。

（三）牙齿磨损的治疗策略

1. 轻中度磨损的治疗 针对轻中度磨损，应积极消除病因，开展早期治疗防止病程进展。如磨牙症所致轻、中度磨损，建议配戴保护𬌗垫；如为酸蚀症导致的磨损，应尽快阻断酸蚀途径；如出现牙本质敏感现象，应进行脱敏治疗；如出现牙体硬组织缺损，可进行直接充填治疗或间接修复治疗。值得注意的是，磨损导致牙体缺损的患牙，常常面临修复空间不足、固位效果不佳等问题，是临床工作的难点。

2. 重度磨损的管理决策 首先应判定患牙的损伤属于生理性还是病理性，如为病理性磨损，且呈渐进性发展并具有明显的病因，则应医患共同商定可行的防治策略，并对磨损情况进行定期监测，必要时再开展修复性治疗。具体而言，如患者未感明显不适，可系统记录患牙的牙位、牙数及症状，定期随访和监督牙齿磨损的进展，每隔2～3年应重新评估患牙的磨损情况。若患者对磨损引起的患牙功能及美观上的变化感到不适，则可制订必要的修复治疗方案，同时告知患者修复只能改变磨损的速度，并不能消除病因、阻断进展。此外，修复治疗应尽可能保守、微创。

3. 重度磨损的治疗

（1）个别牙重度磨损：根据患者症状进行局部脱敏处理、局部树脂充填或全冠修复。必要时可联合正畸治疗压低对颌牙，以恢复𬌗曲线的连续和正常的咬合接触关系，同时为患牙修复提供必要的修复空间，利于修复体的远期预后。

（2）牙弓前段的重度磨损：正畸治疗是首选方案，特别是针对牙根长度较短、美学冠延长术后会产生冠根比失调的患者，可通过正畸治疗压低前牙获得修复空间，同时纠正前牙区牙槽骨的发育过度。对于不能接受正畸治疗方案的患者，如牙根长度较长、适宜行美学冠延长术者，可通过美学冠延长术降低基牙的牙周支持骨高度和龈缘高度，再联合修复治疗。对于前牙磨损后形成深覆𬌗、深覆盖的患者（多出现上颌前牙舌面及下颌前牙唇面纵向磨损），可通过抬高咬合垂直距离并前移下颌进行治疗，即在上颌前牙舌侧粘接导板抬高垂直距离使后牙开𬌗，数月后后牙发生自然过萌直至咬合接触，前牙区则可获得必要的修复空间，此时可根据新的颌位关系对前牙进行必要的修复治疗。

（3）牙弓后段、全口牙列重度磨损：对于牙弓后段或全口牙列重度磨损者，常常出现垂直距离降低、颞下颌关节症状，需要升高咬合后重建𬌗关系。咬合重建是指用修复方法重新建立牙列的咬合状态，包括改正颌位，恢复合适的垂直距离，重新建立正常的𬌗关系，使整个口颌系统协调一致。

临床常用的咬合重建治疗主要分为两个阶段，一个是过渡修复期，一个是永久修复期。过渡修复期多采用𬌗垫、诊断饰面等作为过渡性修复义齿，去除咬合障碍点，达到解除肌肉痉挛和疼痛，恢复生理垂直距离，纠正下颌偏位，使患者颌位调整到最舒适的位置，即获得治疗颌位，并为永久修复体设计制作提供参考和依据。永久修复期可根据患者要求、缺牙情况、牙磨损情况、垂直距离、𬌗间隙的大小等，选择可摘式𬌗垫、固定义齿、可摘局部义齿，以及固定 - 可摘义齿修复。对于行固定义齿美学重建者，则应进行修复体美学设计，制作诊断蜡型，再以诊断蜡型为模板，制作临时修复体，在患者口内试戴满意且功能良好后，再以此为模板进行美学和咬合的复制转移，完成最终修复。

（刘伟才　林淑贤　袁正林）

参考文献

1. BARATIERI L N. Inspiration: people, teeth, and restorations. London: Quintessence Publishing, 2013.

2. DAIYA W, KATAOKA S. Natural tooth morphology. Tokyo: Nagasue Shoten, 2014.

3. 梁景平. 非龋性颈部缺损的研究进展. 中华口腔医学杂志, 2020, 55 (5): 323-328.

4. 瞿星, 周学东. 酸蚀症的病因、诊断及防治策略. 中华口腔医学杂志, 2020, 55 (5): 289-295.

5. 中华口腔医学会口腔修复学专业委员会. 牙齿漂白治疗技术指南. 中华口腔医学杂志, 2021, 56 (12): 1191-1196.

6. 刘伟才. 口腔微创美容的理念及临床技术. 中华口腔医学杂志, 2015, 50 (11): 641-645.

7. 中华口腔医学会口腔美学专业委员会. 口腔美学修复中瓷贴面技术专家共识. 中华口腔医学杂志, 2021, 56 (12): 1185-1190.

8. 中华口腔医学会口腔美学专业委员会, 中华口腔医学会口腔材料专业委员会. 全瓷美学修复材料临床应用专家共识. 中华口腔医学杂志, 2019, 54 (12): 825-828.

9. ROBBINS J W, ROUSE J S. Global diagnosis: a new vision of dental diagnosis and treatment planning. London: Quintessence Publishing, 2016.

第七章

第八章

牙周美学

口腔医学美学追求"粉白美学"的和谐。"粉色美学"(牙周美学)以牙周组织为基础,包括膜龈颜色和膜龈形态美学,是"粉白美学"的核心组成部分。只有当牙周组织健康时,才有可能实现整体和谐。在牙周美学分析中,膜龈色彩、牙龈曲线、牙龈的临床解剖学特点(龈乳头高度、龈乳头外形指数、龈缘顶点、牙龈平面、牙龈高度、龈缘形态、附着龈的宽度、点彩)等都是评价牙周美学的重要标准。

随着人们对口腔美学的要求逐步提高,牙周美学越来越受大众所关注,人们对膜龈色素异常、附着龈宽度不足、露龈微笑、牙龈退缩等问题的牙周美学治疗需求也日益增加。协调的"粉白美学"能够实现与面部其他结构的完美搭配,临床上可通过牙周非手术与手术治疗,改善粉白美学不协调等相关症状,满足患者对美学的要求,实现预期的美学效果。

第一节

膜龈美学基础

膜龈美学是评估"粉白美学"的重要指标,膜龈美学基础中,牙周组织的基本结构、生理功能、牙龈的生物型与膜龈美学密切相关。全面、完整地认识牙周组织的宏观与微观解剖构造,是了解牙周整形美容手术原则的关键。

一、牙周组织的生物学基础

牙龈、牙周膜、牙槽骨、牙骨质共同构成了牙周组织(图 8-1-1)。牙周组织(periodontium)是牙齿支持组织,具有支持牙齿、维持膜龈美学的功能。

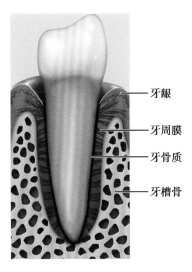

牙龈

牙周膜

牙骨质

牙槽骨

图 8-1-1 牙周组织结构

（一）牙龈

牙龈（gingiva）是覆盖牙槽骨及牙颈部的软组织，包括游离龈、附着龈及龈乳头。由于牙龈角化及色素沉着程度不同，膜龈联合线可视化程度也不同。临床上可通过牵拉唇、颊黏膜确定膜龈联合的位置。膜龈联合的位置在人的一生中相对下颌体下缘的位置基本固定。在上颌牙齿的腭侧、牙槽骨及腭部均为咀嚼黏膜覆盖，因此没有膜龈联合线（图8-1-2）。

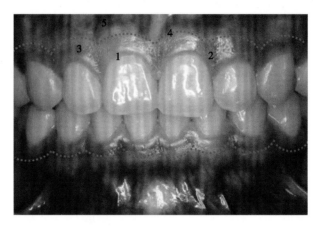

图 8-1-2　牙龈的表面解剖
1. 游离龈；2. 龈乳头；3. 附着龈；4. 膜龈联合线；5. 牙槽黏膜

1. 牙龈的临床解剖

（1）游离龈（free gingiva）：又称边缘龈（marginal gingiva），健康状态下呈粉红色，扇贝状外观，菲薄而紧密地包绕牙齿颈部。牙齿萌出后，在釉牙骨质界处，牙面与游离龈之间形成的间隙称龈沟。可用牙周探针来探查龈沟的深度，即为牙周探诊深度，是一个重要的临床指标，正常探诊深度不超过 3mm。

（2）附着龈（attached gingiva）：附着龈位于游离龈的根方，通过微向牙面凹陷的凹痕与游离龈进行分界。只有 30%～40% 的成年人口腔内存在游离龈凹痕，下颌前牙和前磨牙区唇颊侧最明显，下颌磨牙和上颌前磨牙区较少出现。由于附着龈血管较少，缺乏黏膜下层，通过固有层直接紧密附着于骨膜，因此，附着龈呈粉红色、质地坚韧、不能移动。40% 成人的健康附着龈表面有橘皮样的点状凹陷，称为点彩。当牙龈存在炎症时，牙龈红肿，附着龈表面的点彩会减少或消失。附着龈可以承受咀嚼摩擦力和邻近牙槽黏膜移动的牵拉力，缺失会导致龈缘与牙面分离、食物碎屑堆积、口腔清洁难以维持等问题，从而促使牙周炎症加重和牙龈退缩。

（3）龈乳头（gingival papilla）：又称牙间乳头（interdental papilla），大多数呈锥形，位于相邻两牙接触区根方的楔状隙中，但具体形状由釉牙骨质界走行、相邻两牙接触关系及接触区宽度共同决定。前牙区龈乳头更细长，后牙区龈乳头更低平。龈乳头与游离龈共同构成牙龈特有的连续扇贝状外观。在相邻两牙接触区下方，颊舌侧龈乳头交汇处稍凹陷，形成龈谷。由于其组织结构上皮无角化的特点，龈乳头受到局部刺激物刺激时易感染，发生炎症。

2. 牙龈的组织结构 游离龈及附着龈均属于角化龈，由表面的牙龈上皮和下方的结缔组织构成。

（1）牙龈上皮：由口腔上皮、沟内上皮、结合上皮组成。健康状态下，在口腔上皮、沟内上皮与结缔组织交界处由上皮钉突和结缔组织乳头形成波浪状融合。而结合上皮处，上皮钉突和结缔组织乳头则较少或没有。牙龈上皮通过结合上皮与牙齿紧密相连，形成龈牙结合部（dento-gingival junction），良好地封闭了软硬组织交界处。但由于结合上皮无角化层，也无上皮钉突，细胞和细胞间隙均较大，细胞之间联系松弛，因此，在不当的牙周探诊及牙周治疗过程中，易造成结合上皮穿透或撕裂。同时，结合上皮因上皮通透性高，也易受到外来刺激物的影响，引起免疫炎症反应。

1）口腔上皮（oral epithelium）：口腔上皮朝向口腔，由内向外可分为基底层、棘细胞层、颗粒细胞层、角质细胞层。口腔上皮为角化或角化不全的复层鳞状上皮，90% 为角质形成细胞，还包括黑色素细胞、朗格汉斯细胞、梅克尔细胞、炎症细胞等。其中黑色素细胞可以合成黑色素，牙龈黑色素沉着异常与该细胞有关。朗格汉斯细胞在口腔黏膜防御反应中发挥重要作用。梅克尔细胞为触觉感受器。

2）沟内上皮（sulcular epithelium）：沟内上皮朝向牙面，但不与牙面接触，为牙龈沟的衬里上皮，起始于游离龈顶部，止于结合上皮冠方。

3）结合上皮（junctional epithelium）：结合上皮连接牙齿与牙龈，通过基底板和半桥粒与牙釉质相附着，形成龈沟底。牙齿主动萌出时，结合上皮的位置不变，位于牙颈部；但牙齿被动萌出或发生牙周炎时，结合上皮的位置向根方移动，临床牙冠延长，同时发生牙槽骨的丧失。结合上皮更新时间为 1～6 天。当牙龈和结合上皮一起切除时，口腔上皮具有分化为结合上皮的能力，重新形成上皮附着，结构与原始结构一样，称上皮再附着，大约需要 1 周时间。

4）生物学宽度（biological width）：生物学宽度是由结合上皮和根方至牙槽嵴顶之间的结缔组织附着组成。由于结合上皮附着与牙槽嵴的关系不变，因此生物学宽度多恒定，约 2mm，包括结合上皮附着（宽约 0.97mm）和纤维结缔组织附着（宽约 1.07mm）。临床上，在牙冠延长术中确定去除的牙槽骨量时，应考虑生物学宽度、临床牙冠长度、正常龈沟深度及术后牙槽骨轻度吸收等因素。在 2018 年牙周病和种植体周病国际新分类中，学者们建议用"牙槽嵴顶冠方附着组织"（supracrestal tissue attachment，STA）取代"生物学宽度"。

（2）牙龈结缔组织：牙龈结缔组织由邻接上皮的乳头层和与牙槽骨骨膜相邻的网状层构成。

胶原纤维占牙龈结缔组织中蛋白质总量的 60%，其中 I 型胶原纤维是牙龈胶原纤维的主要成分，使牙龈与牙面紧密贴合，维持牙龈组织结构。由于游离龈与附着龈交界处缺乏固位胶原纤维束的支持，因此在解剖学上形成了游离龈凹痕。牙龈IV型胶原纤维及弹性纤维较少,分布于Ⅰ型胶原纤维之间。

Ⅰ型胶原组成的牙龈胶原纤维根据起止、排列方向,分为龈牙纤维、牙骨膜纤维、环形纤维、越隔纤维四组(图 8-1-3)。

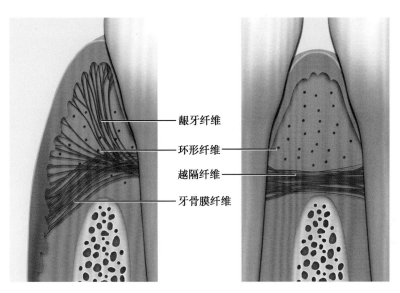

龈牙纤维
环形纤维
越隔纤维
牙骨膜纤维

图 8-1-3　牙龈结缔组织的胶原纤维及排列方向

牙龈上皮的角化或非角化,是由上皮下结缔组织决定的,这也是根面覆盖术中上皮下结缔组织移植的理论基础。因此,在供区取结缔组织瓣时,组织瓣需要保留一定的厚度以支撑游离结缔组织瓣形成新的角化上皮。

（二）牙周膜

牙周膜又称牙周韧带(periodontal ligament),是围绕牙根周围,连接牙骨质与牙槽骨的结缔组织。在 X 线片上,牙周膜显示为位于硬骨板和牙根之间,宽为 0.2~0.4mm 的低密度影,包绕牙根周围,形状似沙漏,根中部最窄。牙齿受到的微小压力可通过牙周膜分散至牙槽骨并吸收,牙周膜的宽度、高度、性质也与牙齿动度密切相关。

牙周膜最重要的成分为主纤维,主要为Ⅰ型胶原纤维和耐酸水解性纤维,根据主纤维束的位置和排列方向,可分为以下五组(图 8-1-4)。

1. 牙槽嵴组　走行于牙颈部到牙槽嵴顶,将牙齿悬吊于牙槽窝内。

2. 斜行组　斜行走向从牙槽骨到牙根,数量较多,对抗咀嚼压力,将力量均匀传至牙槽骨。

3. 水平组　水平走向从牙槽骨到牙根,数量较少,但力量强大,对抗侧向压力。

4. 根尖组　呈放射状从根尖向牙槽骨走行,防止牙齿向根尖方向移位,同时保护根尖及进出根尖孔的神经、血管。

5. 根间组　常位于双根牙或多根牙之间,防止牙齿被牵出。

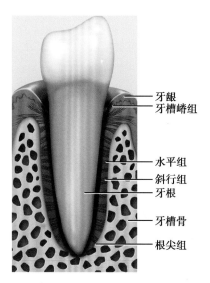

图 8-1-4　牙周膜主纤维束的位置及排列方向

（三）牙槽骨

牙槽骨又称牙槽突（alveolar process），是上颌骨和下颌骨的一部分，随着牙齿萌出而生长，形成牙槽窝，包围和支持牙根；当牙齿脱落后，牙槽骨则逐渐吸收。牙槽骨在人的一生中不断被改建，不停地吸收和重建。

牙槽骨由外侧的皮质骨、中间的松质骨和骨小梁、牙槽窝内侧的固有牙槽骨三部分组成，在 X 线片上表现为牙根周围一圈致密的骨白线，因此固有牙槽骨也称为硬骨板。牙槽骨顶部为牙槽嵴顶，位于釉牙骨质界根方，健康状态下两者间距离一般 <2mm。

牙齿唇颊侧的牙槽骨板较舌腭侧更薄，某些情况下，牙齿的位置特别偏唇侧或颊侧，牙齿唇颊侧（尤其是前牙和前磨牙唇颊侧）的牙槽骨呈"V"形吸收，牙根没有骨覆盖，直接与骨膜或牙龈接触，称为骨开裂；若缺损发生在相对根尖处，则称为骨开窗。骨开裂、骨开窗也可能发生于牙周手术之后或正畸治疗过程中，临床上能探及较深的牙周袋、龈下牙石，发生骨开裂的位点常伴随局部的牙龈退缩。

（四）牙骨质

牙骨质（cementum）位于牙根表面，含有 45%～50% 无机物、55% 有机物和水。牙骨质中有与牙面垂直埋入其中的外源性穿通纤维［又称沙比纤维（Sharpey fiber）］和与牙面平行的成牙骨质细胞产生的内源性纤维。牙骨质分为无细胞牙骨质和有细胞牙骨质两种结构。无细胞牙骨质形成于牙根发育过程中，主要分布在牙颈部至根尖 1/3 区，起支持作用；有细胞牙骨质形成于牙齿建立咬合关系之后，位于无细胞牙骨质外侧和根尖区，但牙颈部常常全部为无细胞牙骨质，两者之间具有一定通透性。牙骨质通过胶原纤维参与承受和传递咀嚼压力，参与牙周病变的发生和修复，新生也有赖于牙周膜细胞分化的成牙骨质细胞，因此牙骨质也是牙周组织的一部分。

釉牙骨质界（cemento-enamel junction，CEJ）位于牙颈部，是牙釉质与牙骨质的交界处，表现为三种形式：①牙骨质覆盖牙釉质，占 60%～65%；②两者端端相接，约占 30%；③两者不接触，占 5%～10%。第三种情况容易发生牙本质敏感。过度的牙周治疗也会去除牙颈部较薄的牙骨质，导致牙本质敏感。

（五）牙周组织的血供及神经支配

1. 牙周组织的血供 牙周组织的血液供应非常丰富。上牙槽动脉、下牙槽动脉的分支牙动脉进入牙槽骨间隔前分为间隔内动脉，穿入固有牙槽骨，供应牙龈、牙周膜。舌下动脉、颏动脉、颊动脉、腭大动脉、眶下动脉、面动脉、上牙槽后动脉终末支形成牙槽骨骨膜表面的血管，为牙龈提供血供。牙龈上皮及龈谷区内可见相互吻合的毛细血管袢。牙槽动脉进入根尖孔之前分出的纵向牙周动脉，通过牙周膜为牙龈提供血供。牙周膜内血管参与牙龈血供，同时来自牙龈血管与牙颈区牙周膜血管分支吻合供应牙周膜。多方血液供应在牙周膜中相互吻合成丛，因此在牙龈手术时不会影响牙周膜的血液供应。

2. 牙周组织的神经支配 牙周组织具有机械性和伤害性感受器，可以记录压力觉、痛觉和触觉。记录压力觉、痛觉和触觉的神经从半月神经节经由三叉神经和它的终支，到达牙周组织，使牙周组织可以感受到咀嚼力、外力等，并进行快速识别。因此，在牙周急性炎症及口腔临床检查时，患者能明确指出牙位。由于牙周膜的感受器与肌肉、肌腱中的本体感受器联动，在牙齿咬到硬物时，会快速停止咀嚼运动并张口。

二、牙龈生物型

（一）概念及分类

牙龈生物型（gingival biotype），又称牙周生物型（periodontal biotype），用以描述牙槽骨和牙周组织的形态特征。牙龈生物型最早由 Ochsenbein 等人在 1969 年根据牙龈解剖外形与牙槽骨形态的关系提出。1977 年，Weisgold 进一步说明牙龈形态和功能，并将牙龈生物型主要分为薄扇型牙龈（scalloped-thin gingiva）和厚平型牙龈（flat-thick gingiva）。厚平型牙龈生物型具有较明显的牙颈部凸起和较宽的牙间接触区，且接触区更靠近根方，炎症时容易形成牙周袋。而薄扇型生物型的颈凸起不明显，牙间接触区小，且接触区靠近冠方，炎症时容易发生牙龈退缩。近来研究发现，牙龈的宽度和厚度不仅在不同的个体之间有差异，而且在口腔的不同位置也不尽相同，上颌牙龈厚于下颌牙龈，上颌尖牙及下颌第一前磨牙的牙龈最薄，仅为 0.7～0.9mm。

"表型"是指在基因和环境等多因素作用下的组织特征，可能随时间变化，且具有位点特异性。2018 年牙周病和种植体周病国际新分类，将"生物型"改为"表型"，统一称为"牙周表型（periodontal phenotype）"。新分类中提出了牙周表型评估的两个主要因素：牙龈组织的形态（包括牙龈组织的厚度和角化牙龈的宽度）和骨形态（尤其是颊侧骨板的厚度）。除了这两个因素，还可根据牙齿的大小和形状区分表型。新分类详细区分了三类牙周表型：

①薄扇型,细长的尖圆形牙冠,较小的颈凸度,牙间接触区小且靠近切端,角化龈窄,牙龈薄,相对较薄的唇侧骨板。②厚扁平型,方圆形牙冠,颈部弯曲明显,牙间接触区大且靠近根方,牙龈角化范围较大,牙龈较厚,牙槽骨相对较厚。③厚扇型,牙冠细长,角化牙龈窄,牙龈厚呈扇贝状,较厚的唇侧骨板。一般来说,厚表型(51.9%)比薄表型(42.3%)更常见(图8-1-5)。

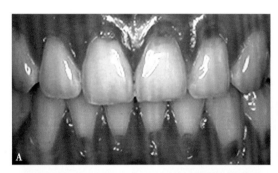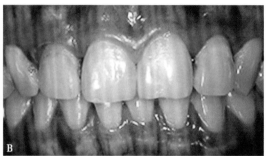
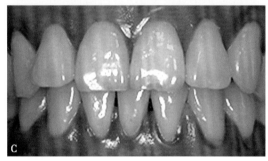

图8-1-5 三种不同牙龈生物型
A. 薄扇型;B. 厚扁平型;C. 厚扇型

(二)检查方法

牙周生物型的检查方法有牙周探针透视法、单纯视觉法、穿刺测量法、牙龈无压力卡尺法、超声波检测法和锥形束CT检测法,其中牙周探针透视法在临床应用最为广泛。

牙周探针透视法是将牙周探针置于被测牙齿唇侧龈沟内,根据探针的可见度对牙周表型进行分型。若可透过牙龈看到探针的轮廓,则为薄表型,反之则为厚表型。由于此方法重复性好,被认为是判定牙周生物型的金标准。但此方法没有对软组织厚度进行评估,仅为对牙龈的定性区别。2010年,Kan等提出以1mm的界限区分牙龈表型,如果测量厚度在1mm以下则认为牙龈表型较薄。

单纯视觉法可通过观察牙冠、龈缘形态及厚度,判断牙周生物型,此方法简便快捷,无创伤,但主要依靠临床医师的经验,具有一定的主观性。

穿刺测量法是在局麻下将探针等尖锐器械垂直刺入牙龈直至骨面测得牙龈厚度的测量方法。该方法较为直接,但创伤较大,不易为患者所接受,且受所用测量器械及操作角度等影响,测量结果会产生一定误差。

超声波检测法通过在湿润的牙龈表面放置超声探头测量回波信号传播的时间测定牙龈厚度。该方法虽然无创，但需要专用仪器且价格不菲，临床应用并不广泛。

锥形束 CT（cone beam computed tomography，CBCT）通过隔离唇颊组织或结合印模技术，可以较为准确地测量唇侧牙龈和牙槽骨的厚度，具有图像精度高、扫描时间短、辐射剂量小等优点，但费用相对较高，且受到口内金属修复体的影响。

（三）临床意义

厚的牙周表型具有充足的牙龈厚度、角化组织宽度及颊侧骨板厚度，对外伤、微生物等外界刺激具有较强的抵抗力，可以维持牙龈健康和防止附着丧失，并有利于口腔卫生维护和菌斑控制，手术治疗效果相对稳定。而较薄的表型受到上述刺激时，则容易发生牙龈退缩，手术后组织愈合不稳定。

牙周表型对牙周治疗预后的判断具有重要参考意义。有研究表明，不同表型在进行牙周基础治疗后，在牙周探诊深度、附着水平和牙龈退缩程度上无明显差异。厚表型者在牙周翻瓣术后易再次形成牙周袋，牙龈越厚其血供越好，故组织愈合的稳定性较好；薄表型者出现牙龈退缩、组织愈合的位置发生变化的可能性更大。牙龈退缩时，不同牙周表型的术后根面覆盖率也有明显差异，薄的牙龈表型根面覆盖成功率远低于厚的牙龈表型。同样，在一些牙周再生性手术后，厚表型者的手术效果明显优于薄表型者。厚表型者行牙冠延长术后，牙龈边缘冠方生长显著多于薄表型者。因此，临床医师应根据不同的牙周表型制订不同的治疗方式。

此外，牙周表型也可能对口腔其他治疗的预后产生不同影响。薄龈型患者由于唇侧骨板较薄，在正畸治疗后下颌前牙唇侧发生牙龈退缩、骨开窗或骨开裂的风险增加。一项回顾性研究发现，治疗前的牙周表型是判断正畸治疗后牙龈预后的重要指标，故有学者主张在下颌前牙正畸治疗前对薄龈型者进行软组织移植，预防局部骨开裂和牙龈退缩。薄龈型患者拔牙时，则需要尽量减少手术创伤以防止唇侧骨板骨折，并可以在牙拔除术后同期植骨以减少牙槽嵴的吸收。而修复治疗中，薄表型牙龈透明度较高，容易透出烤瓷冠的金属边缘，而金属离子渗出会造成组织染色。且薄表型牙龈组织容易发生牙龈退缩和龈炎。因此，临床上治疗薄龈型患者时，应尽量设计龈上肩台，并缩短排龈时间，在美学区域优先选择全瓷冠。

牙周表型涉及软硬组织的功能及美观，不同表型会影响各种口腔治疗效果和预后，因此，在治疗前应进行充分评估，根据其组织特点采取不同的应对策略，以达到理想的治疗效果。

三、膜龈颜色美学

不同人种的皮肤、牙齿、膜龈颜色各不相同。在临床分析牙周美学的过程中，膜龈颜色美学分析不可忽视。在口腔正畸、修复、种植与牙周联合治疗过程中，不仅要做到皮肤、牙齿、膜龈颜色协调一致，还应考虑患者的年龄、性别、职业、外界环境变化、全身健康状况、口腔局部因素等对膜龈颜色美学的影响。此外，膜龈颜色美学更是直接与患者的疗效和治疗后的生活质量密切相关。因此，膜龈颜色美学分析在临床治疗中发挥着重要作用。临床上常用色相、明度、彩度评估膜龈色彩，并制订相应的治疗方案。对于膜龈色彩异常的病例，如内源性色素沉着异常、外源性色素沉着异常、色素脱失，可根据病因采取物理、化学、膜龈美学手术、全身综合治疗等方式进行膜龈美学治疗。

膜龈色彩分析主要从色相、明度、彩度三个方面进行，牙龈在健康状态下呈现粉红色，下方的牙槽黏膜则颜色深红。但是，同一个体口腔中不同的部位，膜龈的色相、明度、彩度都会发生相应的变化。

1. 色彩三要素

（1）色相（hue）：人眼可以看见的光波主要在 302～950nm 范围内，超过 780nm 的为红外线，小于 380nm 的为紫外线。人眼看到的颜色名称即为色相。

（2）明度（value）：色彩的明暗程度，与颜色中黑色光所占的比例有关。

（3）饱和度（chroma）：色彩的彩度，即色相单色光在其与白色光混合产物中所占的比例。

2. 表达色彩的模型

（1）孟塞尔（Munsell）颜色系统（图 8-1-6）：中心为明度轴，顶部纯白，底部纯黑，外圈为色相圈，按饱和度向外排列。通常用 R（red）、Y（yellow）、G（green）、B（blue）、P（purple）分别表示五大色相红、黄、绿、蓝、紫，字母组合表示中间色相，YR 为红黄，GY 为黄绿，BG 为绿蓝，PB 为蓝紫，RP 为紫红，共计 10 类色相，每一类色相在连续光谱中波长的逐渐变化分为 10 种；V 表示明度，0 为最黑，10 为最亮；C 表示饱和度，0 为最低，100% 为纯色。组合在一起则是色相 H•明度 V/饱和度 C，如用 5R4/8 表示正红。

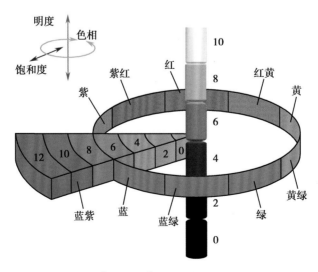

图 8-1-6　孟塞尔（Munsell）颜色系统

通过 Munsell 色标测量上下颌牙龈色彩发现，牙龈色相值通常在 10R～2.5YR 之间，80% 位于 5R～7.5R 之间。龈乳头、游离龈明度在 4.0～8.0 之间，附着龈明度在 4.0～7.5 之间。龈乳头、游离龈饱和度在 2.0～7.0 之间，附着龈饱和度在 1.5～7.5 之间。

（2）CIE1976（$L^*a^*b^*$）系统：目前最流行的测色系统，是均匀颜色空间和色差的计算方法（图 8-1-7）。在 CIE1976（$L^*a^*b^*$）系统中，L^* 表示明度；a^* 正值表示红色，负值表示绿色；b^* 正值表示黄色，负值表示蓝色。

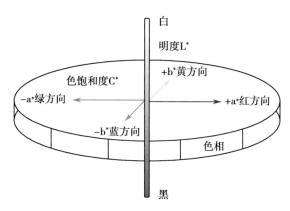

图 8-1-7　CIE1976（$L^*a^*b^*$）系统

王少海等应用 MINOLTA CR-321 便携式色差仪对中国上海、北京、广州、西安、开封五大城市的各 300 名牙龈健康人群进行了牙龈颜色分析，结果显示健康人群牙龈颜色无明显地区差异，中国汉族人群牙龈颜色的分布范围 L^* 值为 31.69～56.77，a^* 值为 3.58～15.66，b^* 值为 1.02～7.83。

3. 健康牙龈色彩分析　以往的研究显示，亚洲人牙龈的颜色通常用"粉红色"描述，但因个体差异，非洲人和亚洲人比白种人更容易出现牙龈黑色素沉着，此时，较多的黑色素沉着于牙龈，呈紫褐色，牙龈色彩的色相值、明度值变小，饱和度值变大。

牙位和牙龈的解剖部位不同，牙龈色彩的变化也不同。在前牙区，牙龈色相：尖牙 > 侧切牙 > 中切牙；在同一牙位，牙龈的色相随着龈乳头、附着龈、游离龈的顺序增大。牙龈明度值：中切牙 > 侧切牙 > 尖牙；在上颌牙，牙龈的明度随着附着龈、游离龈、龈乳头的顺序增大；在下颌牙，则按龈乳头、游离龈、附着龈的顺序增大。牙龈饱和度值：上颌尖牙及下颌侧切牙最高，其他牙齿饱和度值略低；在同一牙位，牙龈的饱和度值随着龈乳头、游离龈、附着龈的顺序增大。同名对称牙牙龈颜色相近，牙龈颜色的对称性较好。

此外，随着年龄的增加，牙龈的色相值、明度值逐渐变小，饱和度值逐渐变大。

4. 炎症牙龈色彩分析　当牙龈存在炎症时，牙周组织的毛细血管扩张，血流量增加，毛细血管增生，静脉回流受阻，血管内淤血和充血导致牙龈的饱和度值较健康牙龈升高。

5. 影响膜龈色彩分析的因素

（1）眼睛

1）年龄：年龄越大，人眼对蓝色的感受性越低，分辨白色和黄色的能力越差。

2）色觉缺陷：色盲或色弱对颜色的辨别能力较差。

3）疲劳程度：长期观看不同色调、观看高亮度颜色（如红色等）后，识别颜色和色彩感觉能力下降。

4）颜色适应：人眼在颜色刺激下，从心理上引起色彩感觉变化。

（2）外部环境

1）光线：在过亮或过暗的环境中观察颜色，或在黄光或白炽灯下观看，辨色能力会受到影响。

2）颜色对比：相邻区域不同颜色明度、色调、彩度对比时产生的相互影响。

3）面积对比：颜色相同的较大的物体感觉更明亮鲜艳，较小的物体则更暗淡。

4）前后进退和膨胀收缩错觉：排列一致、大小均等的物体，在明度和色调的改变下可能使人产生物体前后进退和膨胀收缩的错觉。

口腔医师、技师在比较膜龈颜色时，可能因为人眼及外部环境不同，导致辨色能力受到影响。因此，需要在同一标准光源照明、物体面积等大并在同一平面等标准条件下进行熟练、快速地比色，评估膜龈色彩，尽可能地减小膜龈色彩分析误差。

四、膜龈形态美学基础

随着人们对口腔健康、全身健康及美学的诉求越来越多，掌握牙周软组织特点和解决美学问题成为现代口腔医师必备的知识和技能。上颌前牙区的美观很大程度上取决于牙齿周围的牙龈组织外观，牙龈曲线特征和龈乳头形态是重要的膜龈形态美学指标，美观和谐的牙龈波浪形轮廓可以与面部其他结构完美匹配。解决龈乳头缺陷引起的前牙"黑三角"问题是近年来牙周病学、口腔修复学、口腔种植学，以及口腔正畸学广泛关注的内容，也是美学修复的难点之一。同时，充足的角化黏膜对维护牙龈健康和预防牙周疾病的进展都十分重要。

对临床医师来说，正确诊断是选择合适治疗方式的前提。口腔美学的核心是健康和协调，红色美学指数（pink esthetic score，PES）包括 7 个指标（图 8-1-8，表 8-1-1）：近中龈乳头、远中龈乳头、软组织水平、软组织形态、牙槽嵴缺损、软组织颜色和软组织质地，每个项目 0～2 分，2 分最好，0 分最差。但在牙周病患者中，天然牙及义齿的功能和美学前提是牙周健康，没有健康牙周的美学效果是不持久的。所以，有学者认为临床牙冠长或修复体龈间距大者，不必追求完全避免"黑三角"，更需要关注患者的健康和协调。

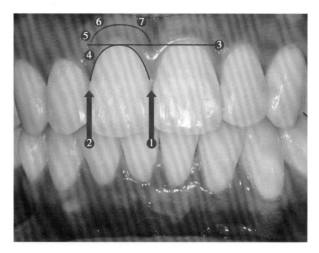

图 8-1-8　红色美学指数的 7 个指标

1. 近中龈乳头；2. 远中龈乳头；3. 唇侧黏膜水平；4. 唇侧黏膜弧度；5. 牙根凸度；6. 软组织颜色；7. 软组织质地

表 8-1-1　红色美学指数评分

评分项目	0	1	2
近中龈乳头	无	不完整	完整
远中龈乳头	无	不完整	完整
唇侧黏膜水平	缺损 > 2mm	缺损 1~2mm	缺损 < 1mm
唇侧黏膜弧度	不自然	中等	自然
牙根凸度	明显	轻微	无
软组织颜色（与对照牙相比）	差异明显	中等	无差异
软组织质地（与对照牙相比）	差异明显	中等	无差异
最高分			14 分

（一）牙龈曲线

1. 牙龈曲线的整体概念　前牙区软组织是口腔内重要的美学区域，美学效果主要体现于牙龈曲线，即上颌前牙唇侧牙龈边缘轮廓相连而形成的整体曲线（图 8-1-9）。上颌前牙区的龈缘应位于正确的位置。牙龈组织如果不对称，将明显影响天然牙或修复体外观的协调。牙龈曲线的特征由牙齿龈缘及龈乳头的形态特征决定，与龈乳头、龈缘顶点和牙齿接触点位置密切相关。通常认为，中切牙、侧切牙、尖牙三者龈缘顶点的位置关系为侧切牙龈缘顶点位于中切牙和尖牙龈缘顶点连线冠方 1mm 左右的位置。有研究对 120 名中国青年的健康上颌前牙区进行牙龈曲线形态分析，发现中切牙、侧切牙、尖牙近中龈乳头高度平均值依次为 4.49mm±0.86mm、3.64mm±0.77mm 和 4.12mm±0.92mm；远中龈乳头高度平均值依次为 4.09mm±0.72mm、3.48mm±0.83mm 和 4.13mm±0.94mm。

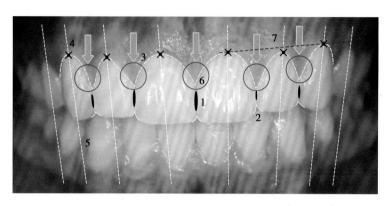

图 8-1-9 牙龈外形
1. 牙齿邻面接触点；2. 外展隙；3. 牙龈轮廓；4. 牙龈顶点；5. 前牙轴线；
6. 牙龈乳头；7. 侧切牙龈缘位于中切牙和尖牙龈缘连线冠方

2. 影响因素

（1）牙龈曲线高度：同样的牙龈曲线形态处于不同高度，会产生不同的美学效果。牙龈曲线高度是指牙龈曲线与口唇之间的位置关系。根据微笑时上颌前牙临床冠及牙龈的显露量，将唇、齿、龈三者特征的位置关系概括为三类（图 8-1-10）：①低位笑线，上颌前牙的临床牙冠暴露量不超过 75%，牙龈不显露；②中位笑线，上颌前牙的临床牙冠暴露量在 75%～100% 之间，露出约 1mm 牙龈；③高位笑线，上颌前牙的临床牙冠完全暴露，并暴露 2mm 以上的牙龈组织。中位笑线具有理想的牙龈曲线与口唇位置关系，仅露出少量牙龈，被认为是最美观的笑容。高位笑线会导致露龈微笑，通常露龈微笑会暴露 3～6mm 的牙龈，女性的发生率高于男性，是牙龈美学重点关注的类型。Garber 和 Salama 根据牙龈暴露量进行分类：①Ⅰ度，唇线高，牙龈暴露量为 2～<4mm；②Ⅱ度：露龈微笑，牙龈暴露量 4～8mm，美学风险低；③Ⅲ度：露龈微笑，牙龈暴露 >8mm，美学风险高。

众所周知，对于中、高位笑线人群，龈缘曲线排列不规则、龈乳头缺失等，既不利于健康，也是较为明显的美学缺陷。由于低位笑线人群微笑时不显露牙龈，所以即使这类患者牙龈不协调也不会造成明显的美学问题。

（2）对称性：前牙区中线两侧牙龈的对称性是影响牙龈曲线整体美学效果的重要因素，特别是中切牙牙龈形态的对称性。牙龈曲线不完全对称时，若双侧中切牙牙龈形态对称且整体效果基本协调，这种美学效果是可以接受的；但双侧中切牙牙龈形态不对称，尤其对于高位笑线患者，则需要调整。

（3）龈乳头高度：牙龈曲线还受龈乳头高度影响。当牙槽嵴顶距离牙齿邻面接触点不超过 5mm 时，龈乳头可以充满邻间隙。如果牙槽嵴顶距离邻面接触点过大时，则龈乳头不能充满间隙，在两牙邻面出现"黑三角"，是比较常见的一种美学缺陷。

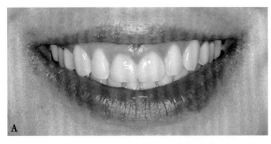
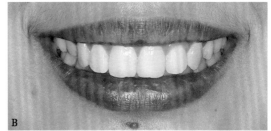
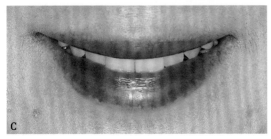

图 8-1-10　三种笑线
A. 高位笑线；B. 中位笑线；C. 低位笑线

（4）牙齿形态：牙齿形态可分为方圆形、卵圆形、尖圆形三种基本类型，不同的牙齿形态会呈现不同的牙龈曲线，常与人的面型相协调。卵圆形牙龈轮廓呈圆弧形，颈部和切缘缩窄，龈乳头细长，邻面接触区呈点状，多位于牙冠切 1/3 处，女性人群多为此类牙齿外形；方圆形牙齿的牙龈轮廓较平直，表现为较宽的颈部区域和大小近似的切缘，且龈乳头相对较短，邻面接触区大，男性人群多为此类牙齿外形；尖圆形牙齿的唇面龈缘轮廓在颈部明显缩窄，向切缘渐渐扩大，显得灵动可爱。临床上，应根据患者的整体面部特征设计牙齿形态，并使得牙龈曲线形态与牙齿形态相适应。有时义齿修复的牙齿形态又受限于局部软组织条件。当龈乳头缺失时，修复医师需要改变原有的牙齿形态，以求尽量关闭潜在的三角间隙。但这类解决方案的美学风险在于牙龈曲线的形态、牙齿形态与患者的面部特征不完全相符，临床医师需要与患者充分沟通预期的修复效果。

（二）牙龈美学指标

牙龈（gingiva）是指位于牙槽骨表面与牙颈部周围的咀嚼黏膜，包括上皮和下方的结缔组织，分为龈乳头、游离龈及附着龈三部分。龈乳头位于龈外展隙处，邻面接触区下方，龈乳头外形细长，稍呈凸形，与牙颈部贝壳样游离龈边缘相连接。附着龈下方由结缔组织牢固附着于牙槽骨，位置相对固定，角化程度高，对外界刺激有较强的抵抗力。龈乳头和游离龈共同构成扇贝状的牙龈外观，而附着龈的根方由膜龈联合（mucogingival junction）与深红色的牙槽黏膜分界。

1. 龈乳头（gingival papilla）　又称牙间乳头，呈锥形覆盖于两牙邻接区"V"形的外展隙中，形状由邻牙表面外形、邻面接触区、牙槽间隔共同决定。颊舌侧龈乳头在邻面接触区下方汇合，稍凹陷，称为龈谷。前牙区牙槽间隔薄，两牙之间的龈乳头形态更为细长，而磨牙区牙槽间隔增厚，龈乳头的形态更为宽厚。

（1）龈乳头高度（height of interdental papilla，PH）：1998 年，Norland 和 Tarnow 根据邻面接触点、唇面及邻面釉牙骨质界的位置将龈乳头高度分为四种类别。①正常：龈乳头充满接触点根方的邻间隙。②Ⅰ类：龈乳头顶点位于邻面的接触点和邻面釉牙骨质界之间。③Ⅱ类：龈乳头顶点位于颊侧釉牙骨质界与邻面釉牙骨质界之间。④Ⅲ类：龈乳头顶点位于颊侧釉牙骨质界水平或根方（图 8-1-11）。

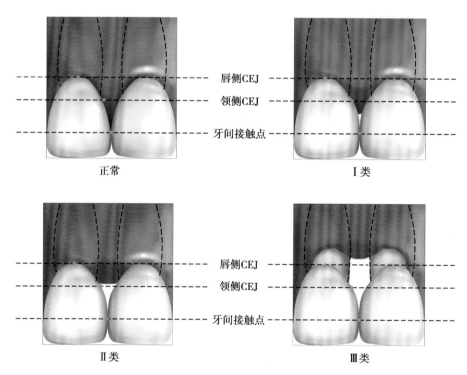

图 8-1-11　龈乳头高度分类

当天然牙邻面接触点至牙槽嵴顶的距离＜5mm 时，98% 的龈乳头充满邻间隙；当该距离≥6mm 时，只有 56% 龈乳头充满邻间隙，这种情况最常见；当该距离≥7mm 时，仅 27% 的龈乳头可充满邻间隙。因此，进行重建龈乳头手术之前，需要仔细评估邻面接触点至牙槽嵴顶的距离及软组织高度，以解决"黑三角"等美观问题。

（2）Jemt 龈乳头外形指数：①0 度，无龈乳头；②1 度，龈乳头高度不足邻间隙高度的 1/2；③2 度，龈乳头高度达楔状隙高度的 1/2，但未充满整个邻间隙；④3 度，龈乳头完全充满邻间隙；⑤4 度，龈乳头过度增生。Jemt 龈乳头外形指数是目前临床上常用的龈乳头评价方法，简便易行，能够具体反映龈乳头的退缩程度。

2. 游离龈（free gingiva）　也称边缘龈，呈浅粉色，菲薄且紧贴牙面，由冠方龈缘延伸至龈沟底，宽为 0.5～2.0mm。待牙齿完全萌出后，游离龈下方的结合上皮位于釉牙骨质界的位置。

（1）牙龈顶点（gingival zenith，GZ）：牙龈唇侧龈缘最靠近根方的点，又称龈缘顶点，对牙齿的形态非常重要，可在细节上影响牙龈曲线的美学效果。通常情况下龈缘顶点并不在牙齿的正中位置，也不在牙体长轴顶点，而应在牙体长轴偏远中的位置上。在牙齿和牙龈形态轮廓完全不变的情况下，仅是龈缘顶点位置的不同，即可改变牙齿外形轮廓的展示效果。需要注意的是，前牙区牙齿的牙体长轴倾斜度各不相同，通常牙体长轴均向远中倾斜，倾斜程度由大到小依次为尖牙、侧切牙、中切牙；而龈缘顶点位置则是在此倾斜度的基础上，偏向更远中的位置。

（2）牙龈高度：上颌牙牙龈顶点在垂直向上的相对位置高度。上颌中切牙、侧切牙、尖牙的牙龈高度并不在同一水平位置。侧切牙牙龈顶点一般位于在牙龈平面冠方 1～2mm 处。

（3）牙龈平面（gingiva plane）：同侧上颌中切牙龈缘顶点与尖牙龈缘顶点的连线为牙龈平面。根据这条直线与上颌侧切牙龈缘顶点的位置关系，可将牙龈曲线分为四类：①上颌侧切牙龈缘顶点与直线平齐（平齐型）；②上颌侧切牙龈缘顶点低于直线 1mm 以内（波浪型）；③上颌侧切牙龈缘顶点低于直线 1mm 以上；④上颌侧切牙龈缘顶点高于直线（图 8-1-12）。其中，前两类是美观的牙龈曲线，而后两类是存在一定美学缺陷的牙龈曲线，可通过手术方法予以改善。

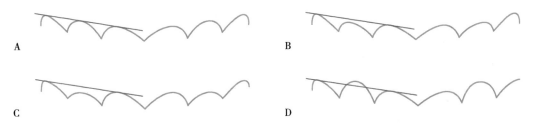

图 8-1-12　牙龈曲线的分类
A. 平齐型牙龈曲线；B. 波浪型牙龈曲线；C. 上颌侧切牙龈缘顶点低于同侧上颌中切牙和尖牙龈缘顶点连线 1mm 以上；D. 上颌侧切牙龈缘顶点高于同侧上颌中切牙和尖牙龈缘顶点连线

（4）龈缘形态：典型的牙龈缘形态为弧线形，呈扇贝状贴附于牙面，前牙区牙龈弧度较大，磨牙区弧度逐渐变缓。美观的龈缘形态具有对称性，即同名牙龈缘形态左右对称，上颌侧切牙龈缘较中切牙及尖牙龈缘更靠近冠方，下颌尖牙龈缘较中切牙和侧切牙更偏根方。其中，上颌中切牙龈缘的对称性在美学中非常重要。

（5）游离龈厚度：有学者用超声波测量"尖圆形""方圆形""混合型"三种牙体形态的游离龈厚度后，发现混合型组牙龈最厚（平均 1.27mm），尖圆形组最薄（平均 0.90mm），但差异无统计学意义；中切牙的牙龈厚度最厚（平均 1.23mm），侧切牙最薄（平均 0.93mm），差异亦无统计学意义。Muller 等则发现中切牙（1.28mm）在前牙区牙龈具有最大厚度。牙龈的厚度与性别、年龄均有关，女性的游离龈厚度较男性的薄。

3. 附着龈（attached gingiva）　是位于游离龈根方的角化龈。附着龈缺少黏膜下层，质地坚韧，紧紧地附着在牙槽骨骨膜，少数正常人的附着龈有色素沉着。大约40%的健康成年人附着龈表面有橘皮样的点状凹陷，称为点彩。点彩是由数个上皮钉突融合在牙龈表面形成的凹陷，是牙龈健康的特征之一。牙龈角化的程度越高，点彩则越明显。当牙龈有炎症时，点彩减少或消失；当牙龈恢复健康时，点彩会重新出现。点彩的数量可因人、部位而有所不同，唇颊面较舌面多，部分牙龈健康者可以没有点彩。点彩还可以随着年龄的变化而变化，一般来说，婴儿时期缺乏，随着年龄的增长，5岁左右开始出现于部分儿童，成年时最多，老年时，点彩可能逐渐消失。一般厚平型牙龈表面出现点彩的概率高于薄扇型牙龈。

附着龈宽度（width of the attached gingiva）是指从正常龈沟底至牙槽黏膜的距离，随着年龄增加而增加，是决定牙周组织健康及美观的重要指标，附着龈在不同牙位宽度变化很大，范围在1～9mm，前牙区较后牙区宽。上颌最宽为3.5～4.5mm，位于前牙唇侧，下颌前牙区唇侧附着龈宽度为3.3～3.9mm。前磨牙区由于系带及下层肌肉的附着牵拉而使附着龈宽度较窄，最窄处位于颊系带附着的第一前磨牙区，其颊侧附着龈宽度多小于2mm；其次是第二磨牙区，可能受到上颌结节翼内肌附着和下颌颞肌及沿外斜线附丽的其他肌肉的影响。由于上颌牙槽骨高于下颌牙槽骨，附着龈宽度在上颌较下颌同名牙位宽，而在男女性别和左右侧之间无显著差异，但与牙齿在牙列中的位置有关，牙齿的位置越偏颊侧，附着龈的宽度越窄。传统观点认为，充足的角化龈宽度是维持牙周健康的必要条件。角化龈宽度至少为2mm，而附着龈宽度需至少1mm以确保牙周健康。但近期有学者发现，缺乏角化龈的患者只要采取适当的口腔卫生措施，仍然可以维持牙周健康。

附着龈宽度是许多牙周手术的重要解剖基础。在牙冠延长术、膜龈手术等术前需要仔细测量手术牙及相邻牙的附着龈宽度，同时结合其他临床指标确定合适的手术切口位置。附着龈缺失除不利于种植体植入和义齿维护外，还会对种植体美学效果呈现和功能造成很大影响。在上颌前牙术区，种植体植入前需要足够宽度的附着龈来确保术后较好的美学效果。在菌斑难以控制的区域，种植体周需要足够的附着龈宽度来维持牙周组织健康。对修复治疗而言，附着龈所代表的粉色美学会影响修复体代表的白色美学。如果附着龈及龈乳头高度存在缺陷，调整修复体外形以改善软组织的粉色美学不足或关闭"黑三角"，会导致修复体与邻牙形态不协调，进而影响白色美学。另外，若附着龈宽度不够，修复体龈缘高度和牙龈曲线与邻牙不一致，会导致牙龈外形和高度与邻牙差异增大。

第二节
膜龈美学异常

一、膜龈色素异常

微笑或说话时，膜龈可能显露。若膜龈色素异常，会直接影响面部美观。膜龈色素异常主要分为内源性色素沉着异常、外源性色素沉着异常、色素脱失。

（一）内源性色素沉着异常

1. 黑色素沉着异常（abnormal melanosis） 黑色素沉着异常的病因目前尚不明确，内分泌疾病、艾滋病、代谢性疾病、神经纤维瘤病、异位皮脂腺、家族性息肉病、黑斑息肉病、原发性慢性肾上腺皮质功能减退症、黑色素瘤等均可引起膜龈黑色素沉着异常。黑色素沉着异常的病理表现为黑素细胞在基底层和固有层的积聚，黑素细胞高黑素生成。生理情况下，有一些皮肤相对较黑的人，牙龈也出现黑色或褐色色素沉积，常融合成片，一般不高出黏膜，成年后色素常可加深（图 8-2-1）。

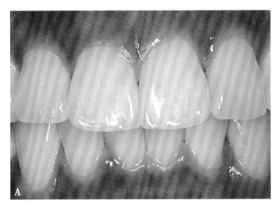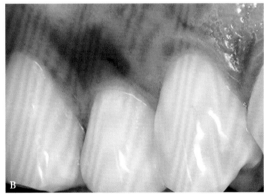

图 8-2-1 牙龈黑色素沉着
A. 正常牙龈；B. 牙龈黑色素沉着

黑色素沉着异常的评估标准主要包括两种。

（1）根据 Dummet 的描述，牙龈黑色素沉着分为轻、中、重三度。

轻度：浅棕色牙龈。

中度：呈深棕色或黑色。

重度：多种颜色混杂。

（2）黑色素沉着指数（melanin pigmentation index，MPI）

0＝无色素。

1＝龈乳头处独立存在的色素，不累及邻牙。

第八章

2 = 累及 2 个或 2 个以上的龈乳头,呈连续带状分布。

2. 血红蛋白沉着症 血红蛋白沉着症(haemochromatosis)又称血色素沉着病、血色素病。主要病因是高铁饮食、大量输血、身体疾病(红细胞生成障碍)或基因突变(最常见的形式是 *HFE* 中编码遗传性血色病蛋白的纯合子突变,特别是 C282Y 突变)引起铁代谢紊乱,导致体内铁沉积过多。临床上好发于中年男性,女性少见。在口腔黏膜内可见蓝灰色或蓝黑色的色素斑,在面部、上肢、手背、腋窝、会阴部呈青铜色或灰黑色。

3. 胆红素沉着症 胆红素是一种胆汁色素,是判断黄疸和评估肝功能的重要指标。溶血、肝细胞异常、胆管或胆道系统阻塞、胆囊炎、胆囊结石等,引起血液中胆红素大量升高,造成直接或间接型高胆红素血症,并且胆红素在口腔膜龈组织沉积,使之黄染变色。临床表现为膜龈、皮肤等黄染,颜色变暗。

(二)外源性色素沉着异常

重金属、银汞合金、修复材料、变色牙根、药物(抗疟药和米诺环素等)、烟草等均会引起膜龈色素沉着,颜色变暗(图 8-2-2A)。某些重金属如铋和铅等,进入人体后,除可引起机体的反应外,还可在龈缘出现颜色改变,对美学效果造成不良影响。选择不含金属的修复材料、牙齿内漂白、换药、戒烟等措施可以尽量减少这类问题的发生(图 8-2-2B)。

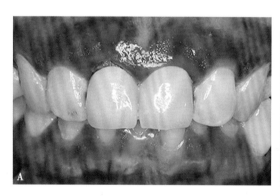 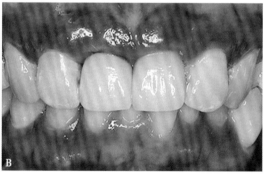

图 8-2-2 外源性色素沉着异常
A. 金属烤瓷修复体龈缘变色;B. 更换不含金属材料的修复体后龈缘颜色改善

(三)色素脱失

膜龈色素脱失是先天或后天因素(药物、化妆品、生活习惯等)引起机体缺乏酪氨酸激酶,导致体内酪氨酸不能转化为多巴而形成黑色素造成。常见的疾病有全身性白斑、无色素痣等。临床表现为膜龈颜色变浅,形状不规则,圆形或椭圆形,可伴发皮肤色素脱失。

二、附着龈宽度不足

近年来,口腔临床美学治疗追求的理想境界被概括为"粉白美学",其中附着龈等软组织是"粉色美学"的直接体现者。附着龈宽度会直接影响牙龈组织的健康状态、形状和结构，以及牙周表型，从而对审美效果造成影响，这在前牙美学修复治疗中尤为明显。随着口腔治疗技术的快速发展，患者及医师对于美学效果的要求也逐渐提高，附着龈宽度越来越多地受到口腔修复、牙周及种植领域的重视。附着龈宽度不足是影响口腔临床治疗美学效果的一个重要因素。

（一）附着龈宽度不足的原因

附着龈是与游离龈相连续的角化龈，是口腔粉色美学的重要组成部分。人的一生中，膜龈联合的位置基本是恒定不变的，因此根据附着龈宽度的定义，影响正常龈沟底位置及牙龈退缩的因素，亦即是影响附着龈宽度的因素，可概括为先天性因素和后天性因素等。

1. 先天性因素

（1）年龄：附着龈的宽度与年龄具有相关性，随年龄的增长而增加，并且与牙齿的增龄性变化呈现一致性。生长发育期不同牙齿萌出阶段，不管是乳牙列还是年轻恒牙列时期，随着年龄增长，平均附着龈宽度增加。相关研究发现，40～50岁年龄段的成年人牙龈宽度较20～30岁年龄段人群更大。然而，也有学者认为，在混合牙列期会出现附着龈宽度暂时减少的现象，这可能是在牙齿萌出的过程中会出现暂时性的龈沟加深，但随后龈沟变浅，附着龈宽度会增加。

（2）骨开裂/骨开窗：骨开裂是指牙齿的全部或一部分根面没有骨组织的覆盖（图8-2-3），有学者发现骨开裂深度（骨开裂最根方点至釉质牙骨质界的距离）与牙龈退缩量相关，两者平均相差2.76mm，是牙龈退缩的重要因素之一。骨开裂可以导致牙龈退缩，从而造成附着龈宽度不足。

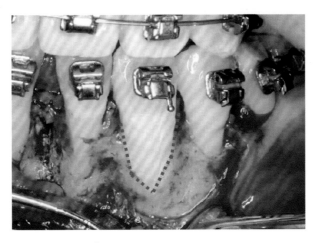

图 8-2-3　骨开裂

（3）系带附丽异常：唇系带、颊系带附丽的区域可能会引起附着龈宽度的减少，尤其是接近龈缘系带的牵拉对附着龈宽度影响较大，严重者会导致附着龈宽度不足（图8-2-4）。这可能与系带牵拉导致的牙龈退缩有关。

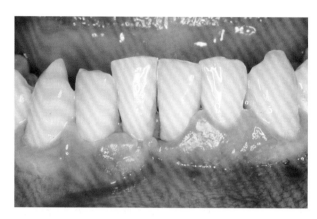

图 8-2-4　唇系带附丽异常导致牙龈退缩

（4）牙龈生物型：牙龈生物型也会影响附着龈宽度，厚平型牙龈通常较薄扇型牙龈的附着龈宽度更大。根据 Cortellini 等学者的测量，厚生物型患者的附着龈宽度平均值约为 5.72mm，薄生物型患者的附着龈宽度约为 4.15mm。

（5）牙列不齐：牙齿拥挤、旋转、突出、倾斜等所致的牙列不齐，可因牙齿偏唇颊侧或舌侧而影响附着龈宽度。偏唇颊侧生长的牙齿，唇颊侧牙周组织更薄弱，对机械刺激的抵抗力降低，容易发生牙龈退缩，可进而导致附着龈宽度不足（图 8-2-5）。Maynard 等学者 1975 年的研究发现，牙弓中牙齿的位置越偏颊侧，相对应颊侧附着龈的宽度越窄。

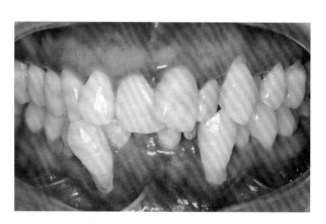

图 8-2-5　牙列不齐导致的附着龈宽度不足

2. 后天性因素

（1）牙周炎：牙周炎晚期病损中，随着炎症的扩展和加重，炎细胞浸润向深部和根方的结缔组织延伸，引起结合上皮从釉牙骨质界向根方增殖和迁移、探诊深度增加、牙周附着丧失，均会导致附着龈宽度的减少与不足。

（2）咬合创伤：咬合创伤会造成牙周膜胶原纤维的破坏，提高抗原对牙周组织的渗透性，导致免疫复合物形成区域的扩大并加速炎症反应，加重牙周组织破坏进程。由咬合创伤所致的深牙周袋、附着丧失会间接地引起附着龈宽度不足。但目前关于咬合创伤与附着龈宽度不足的直接关系未见相关报道。

（3）刷牙不当：不良的刷牙习惯，如拉锯式的横刷法、使用过硬的牙刷、使用摩擦剂颗粒太粗的牙膏等，导致的机械创伤是牙龈退缩的一个重要因素，容易导致附着龈宽度不足。刷牙不当导致的牙龈退缩多见于牙弓转弯处的尖牙、前磨牙部位，这些牙根较突出、唇颊侧骨板较薄，比较容易受机械摩擦而发生牙龈退缩及牙槽骨吸收。

（4）医源性因素：正畸治疗过程中牙齿的唇舌向移动，常易发生牙龈退缩。另外，唇颊侧牙槽骨板较薄，正畸力还易导致唇舌向相对骨量减少，甚至骨开窗或骨开裂。对于薄扇形牙龈，正畸治疗会增加牙龈退缩的风险，且牙龈越薄，角化龈丢失越多，越易导致附着龈宽度不足。

（二）附着龈宽度不足的临床表现

附着龈缺乏黏膜下层，由富含胶原纤维的固有层直接紧附于牙槽骨表面的骨膜上，表面角化程度高，血管较少，因此，正常情况下附着龈呈粉红色，坚韧，不能移动。而牙槽黏膜的上皮无角化，上皮薄，无钉突，下方的结缔组织较为疏松，且血管丰富，所以牙槽黏膜颜色深红，移动度大。因此牵动唇颊观察黏膜的移动度，即可确定膜龈联合的位置，进而可获得附着龈宽度。当附着龈宽度不足时，牵拉受试者唇颊部时，游离龈会相应地移动。

附着在牙槽骨上的附着龈表面的角化或不全角化的复层鳞状上皮，与牙槽黏膜等非角化复层鳞状上皮相比，质地坚韧，且对局部刺激有较强的抵抗力。因此足够的附着龈宽度有利于维护牙周组织的健康，而窄的附着龈不利于承受咀嚼时遇到的摩擦力和来自邻近牙槽黏膜肌肉的拉力，且容易出现龈缘与牙面的分离，易使食物碎屑堆积而影响口腔清洁，导致牙周炎症或加重牙周炎症，临床上可以表现为牙龈退缩、龈乳头退缩、邻间隙暴露、"黑三角"出现、牙根暴露、前庭沟变浅等。如正畸治疗中牙齿唇颊侧移动引起的唇颊侧牙槽骨快速吸收导致的唇颊侧附着龈宽度不足，可表现为牙龈退缩、牙根暴露；活动义齿修复时如果附着龈宽度不足，会影响义齿固位力，当同时伴有前庭沟过浅时，甚至会导致活动义齿无法戴用；种植修复时，附着龈宽度不足可导致种植体周牙龈等软组织退缩、种植体暴露等。

此外，一定宽度的健康附着龈是确保口腔临床治疗美学效果的重要因素。附着龈是属于"粉白美学"中粉色区域的重要组成部分，其宽度不足，会导致牙周软组织的不足，牙龈质地颜色的差异亦可影响整体的视觉效果。

三、露龈微笑

微笑是无声的语言，是容貌美的重要组成部分，随着人们的生活、经济水平的逐渐提高，人们对美有了越来越多的追求，露龈微笑因影响面部美观，而受到越来越多的医师及患者的重视。

（一）露龈微笑的病因

露龈微笑（gummy smile）即牙龈过度暴露，是指微笑时暴露过多的上颌前牙唇侧牙龈（通常大于 2mm），也被定义为导致审美不协调的非病理状态，在一定程度上破坏面部的美观和谐，甚至给一些爱美人士带来心理上的负担。对患者面部轮廓的全面评估可以提供很多有用的信息，如通过正面观和/或侧面观可以评估面中 1/3 的形态，X 线头影测量分析可用于帮助判断上颌骨是否有发育异常，这些都有助于分析露龈微笑的病因。露龈微笑通常是多因素的，然而无论是单一病因还是多种病因，只有详细了解病因才能决定哪种治疗方式最适合患者。牙龈过度暴露的相关因素大致可概括为三个方面的发育异常：上颌骨发育异常、唇部软组织异常，以及牙龈异常。

1. 上颌骨发育异常　由于上颌骨垂直向和/或矢状向发育过度、上颌过突，导致上颌前牙唇侧牙龈过度暴露，即上唇、切牙、颌骨之间不协调，会出现露龈微笑。

2. 唇部软组织异常　正常上唇长度的范围值：男性为 22mm±2mm，女性为 20mm±2mm，当上唇过短时，则会出现牙龈过度暴露。参与微笑的上唇提肌的肌力过强，唇周肌肉功能亢进、嘴唇活动过度也是导致露龈微笑的因素。此外，牙龈增生也是露龈微笑的一个重要影响因素。

3. 牙龈异常　牙齿正常萌出时龈缘一般会随着牙齿的萌出逐渐向根方退缩，上颌中切牙临床牙冠正常值：长 10.5～11.0mm；宽 8.0～8.5mm。如果龈组织肥厚并伴有纤维性变时，即出现牙齿延迟性被动萌出或萌出不足，牙龈缘退缩会变得缓慢，导致上颌前牙临床牙冠长度较短，牙冠呈短方形，同时上颌前牙牙龈表现为过度暴露；上颌前牙异常萌出时，牙龈附着的位置异常也会导致临床牙冠不能完全暴露，从而导致临床牙冠过短，容易造成牙龈过度暴露；龈炎形成的假性牙周袋、药物性牙龈增生等形成的过多牙龈组织，会使上颌前牙的临床牙冠变短，在微笑时亦会导致牙龈暴露过多。

（二）露龈微笑的临床表现

影响微笑的解剖学标志是上颌骨、嘴唇、牙弓形态和牙齿，所有这些解剖结构都必须相互协调，才能实现美学微笑。自然、怡人的微笑总能给人留下美好的印象。Tjan A H 等根据微笑时暴露的上颌前牙临床牙冠与牙龈的情况，将微笑分为三类：①高位微笑，微笑时，整个上颌前牙临床牙冠和部分牙龈露出；②中位微笑，微笑时，露出 75%～100% 的上颌前牙临床牙冠；③低位微笑，微笑时，露出少于 75% 的上颌前牙临床牙冠。露龈微笑属于高位微笑的范畴（图 8-2-6），主要临床表现是微笑时暴露过多的上颌前牙唇侧牙龈（通常大于 2mm）。大量研究发现，露龈微笑有性别差异，女性露龈微笑的发生率明显高于男性。

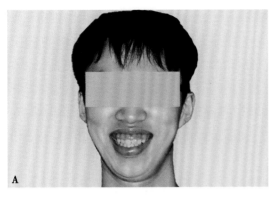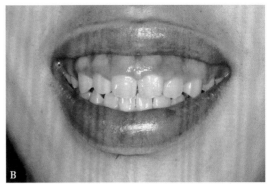

图 8-2-6　露龈微笑的临床表现
A. 高位露龈微笑正面像；B. 高位露龈微笑口内像

四、牙龈退缩

正常的牙龈由游离龈、附着龈和龈乳头组成，覆盖在牙颈部及牙槽骨表面，牙龈包括上皮及其下方的结缔组织。当存在一些病理性情况和长期暴露在危险因素下时，牙龈组织可能会出现根向移位，即龈缘从生理位置（釉牙骨质界冠方 1～2mm）向根方移位，导致病理性根面暴露，即牙龈退缩（gingival recession，GR）。

（一）牙龈退缩的病因

大量研究表明多种致病因素参与牙龈退缩的发生，其中主要包括七种因素。

1. 菌斑和炎症　牙龈退缩作为牙周炎的主要临床表现，与菌斑的存在密切相关。长期的菌斑及毒素的存在会导致牙龈组织中上皮和结缔组织的炎症，并引起宿主的免疫反应，造成组织内胶原和基质降解，牙槽骨吸收，上皮细胞活性下降，形成牙周袋和牙龈退缩。不同地区和国家的研究均表明口腔卫生情况较差及菌斑指数高的人群更容易出现牙龈退缩。

2. 机械创伤　如果口腔内局部存在机械创伤，如不良刷牙方式、牙线使用不当，都会导致牙龈退缩。Khocht 等人对 182 名 18～65 岁的受试者研究发现，有硬毛牙刷使用史的受试者更容易出现牙龈退缩，随着年龄增长比例从 43% 至 81%，且与刷牙频率呈现正相关。Rajapakse 等人通过对 29 篇刷牙与牙龈退缩的文献进行回顾发现，8 项研究表明刷牙频率与牙龈退缩存在显著正相关，且存在潜在危险因素如刷牙持续时间、力度、牙刷更换频率及刷毛硬度等，但也有 2 项研究表明两者的相关性并不显著。后续还需要更多完善的随机对照临床研究来明确两者的相关性。此外，错误地使用牙线，将牙线拉进软组织，也可能损伤牙齿线角处的牙龈组织，造成牙龈退缩。

3. 咬合创伤　为了维持健康牙列，保证正常的口腔功能，咬合和牙周组织之间的和谐关系是必要条件。在健康的咬合中，上颌和下颌牙齿在最大牙尖交错位时存在均匀接触；在前伸、后退和侧向运动期间，存在前牙引导𬇕，尖牙保护𬇕或组牙功能𬇕，从而避免牙齿和牙周组织受不良咬合的危害。当咬合出现异常时，这种机制受到干扰，并在开闭口期间只有少量牙尖或单个牙尖承受咬合力,从而出现咬合干扰影响牙齿和牙周组织的健康。如果口腔内存在咬合创伤和咬合干扰,也会更容易导致牙龈退缩。有临床研究选取了50名18~25岁存在牙龈退缩的患者,发现他们几乎全部存在前伸、后退及侧方殆干扰,且牙面有着不同程度的咬合磨损。

4. 年龄 增龄性变化往往与致病因素的积累作用相关,如果不存在其他危险因素,单纯的年龄增长并不一定会导致牙龈退缩的出现。因此积极地去除致病因素,尽早治疗可以很好地预防牙龈退缩的出现和加重。

5. 解剖异常 与其他口腔疾病的发生一样,当存在异常的软硬组织解剖时,也会促进牙龈退缩的出现。研究发现牙齿排列不齐如存在颊侧错位或异位萌出时,相应位点更容易出现牙龈退缩。也有研究表明不同的牙龈生物型也会影响牙龈退缩的发生,关于这一点尚存在争议,因为薄龈型患者如果清洁良好且不存在其他危险因素,即使附着龈窄也不一定会出现牙龈退缩。此外,如果局部系带附丽过高也会对相应位点的牙龈产生机械性牵拉,更容易造成牙龈退缩。

6. 吸烟 虽然有研究发现非吸烟者和吸烟者之间牙龈退缩的患病率并无显著差异,Müller 等人在临床研究中发现23%的非吸烟者出现了超过 2mm 的牙龈退缩,但只有7%的吸烟者在6个月的观察期内出现了进一步的牙龈退缩。吸烟已被明确证明是影响牙周炎进展的重要危险因素,因此为了防止炎症性牙龈退缩的出现,吸烟也是需要控制的重要危险因素。

7. 医源性因素 Joss-Vassalli 等人通过文献回顾研究了正畸治疗和牙龈退缩的关系,发现在正畸治疗期间,牙龈退缩的出现与不同的附着龈宽度、口腔卫生情况、牙周状况和牙槽骨厚度存在统计学上的相关性。当需要唇向移动牙齿时,过薄的牙槽骨厚度更易导致骨开窗和骨开裂,引起牙龈退缩,附着龈窄的患者在正畸期间也更容易出现牙龈退缩。除正畸因素外,如果口内存在充填体悬突,或者冠修复体边缘不良,也会对局部牙龈造成刺激,增加牙龈退缩出现的风险。此外,在修复过程中,如在基牙预备或取模过程中造成牙龈损伤时,也有可能导致牙龈退缩。

(二)牙龈退缩的分类

经典的牙龈退缩分类通常是指 Miller 于 1985 年提出的分类,也是临床上使用最广泛的牙龈退缩分类,Miller 通过对退缩位点软硬组织的分析及治疗预后的预测制定了该分类,分为四度(图8-2-7~图8-2-10)。

Miller Ⅰ度:牙龈组织退缩未超过膜龈联合,邻面无牙周组织(骨及软组织)丧失,根面覆盖术预后良好。

Miller Ⅱ度:牙龈组织退缩超过膜龈联合,邻面无牙周组织(骨及软组织)丧失,根面覆盖术预后良好。

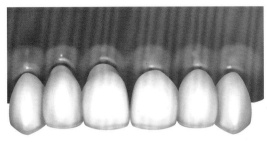

图 8-2-7　Miller Ⅰ度牙龈退缩

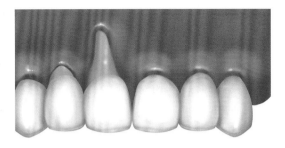

图 8-2-8　Miller Ⅱ度牙龈退缩

Miller Ⅲ度：牙龈组织退缩达到或超过膜龈联合，邻面有牙周组织（骨及软组织）丧失，位于釉牙骨质界的根方，但仍位于唇侧退缩龈缘的冠方，根面覆盖术预后较差。

Miller Ⅳ度：牙龈退缩达到或超过膜龈联合，邻面有明显的牙周组织（骨及软组织）丧失，邻面骨丧失达到唇侧龈缘退缩的水平，无法预期根面覆盖术的效果。

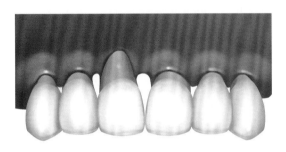

图 8-2-9　Miller Ⅲ度牙龈退缩

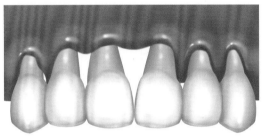

图 8-2-10　Miller Ⅳ度牙龈退缩

Miller 分类虽然应用广泛，但是也存在一些不足之处，并未完全包含临床上牙龈退缩的情况，比如单纯应用龈乳头丧失作为进行根面覆盖预期的判断是否仍失之偏颇，其他一些因素如牙根突度、牙体长轴扭转及牙颈部牙体缺损的深度等，同样应考虑在内，因此有学者通过纳入牙齿缺失和腭侧牙龈退缩的情况等进一步完善了 Miller 分类，提出了一些改进分类的方法。

（三）牙龈退缩的临床表现

牙龈退缩时，龈缘位置向釉牙骨质界的根方移位，从而引起牙根暴露、根部牙本质敏感、根面龋等一系列临床症状。

1. 牙根暴露　牙龈出现退缩后上皮附着水平丧失，会引起釉牙骨质界暴露，从而造成临床牙冠变长，牙根暴露。

2. 根部牙本质敏感　牙釉质和牙骨质在牙颈部相接，相接处有三种不同的情况，约有60% 是牙骨质少许覆盖在牙釉质表面；约有 30% 是牙釉质和牙骨质端端相接；还有约 10%是二者不相接，牙根暴露后易出现根部的牙本质敏感，影响患者的正常生活和口腔功能。

3. 根面龋　由于牙龈退缩后根面暴露，口腔内的细菌直接接触牙根表面，而牙本质和牙骨质中有机物含量高而矿物质含量低，因此更容易出现龋病，且龋损面积大、发病隐匿，更易引起牙髓和根尖周病变，影响患者的口腔功能和美观。

第三节
膜龈异常的治疗

一、膜龈内源性沉着色素异常的治疗

手术是治疗黑色素沉着最有效的方法，通过切除上皮细胞可去除黑色素，但是患者较为疼痛，目前掺铒钇铝石榴石晶体（Erbium doped yttrium aluminum garnet，Er∶YAG）等激光疗法也逐渐成为临床治疗的主要途径。

黑色素沉着常用激光治疗，因为在激光照射皮肤后，黑色素颗粒会被激光产生的高能量击碎，击碎的色素碎屑会通过循环排出体外，达到去除黑色素的目的。

研究发现掺铒钇铝石榴石晶体（Er∶YAG）激光能有效地消融含有黑色素沉着的上皮组织。1周时，所有病例的牙龈上皮化迅速，外观健康。2周时，牙龈愈合良好，颜色明显改善，组织厚度恢复。1个月时，观察到完全愈合；经过3个月的评估，未观察到牙龈畸形或退缩。只有1例发生轻微复发。

二、附着龈宽度不足的治疗

附着龈是角化龈的重要组成部分，上皮的角化性质与牢固插入牙骨质和/或牙槽骨的致密胶原纤维，一起有效地抵抗刷牙所造成的物理性损伤，并且有利于菌斑控制，因此附着龈的存在对牙龈健康的维持起着重要作用。在缺乏角化龈区域的进展性牙龈退缩病例中，建立足够宽度的角化龈能够稳定牙龈缘的位置。尤其对那些修复体边缘位于龈下的牙齿，以及正畸移动到唇颊侧的牙齿来说，更为重要。

附着龈宽度不足的治疗方式主要是通过膜龈手术的方法增宽附着龈，包括根向复位瓣术、带蒂瓣术（全厚瓣或部分厚瓣）、侧向转位瓣术、双乳头瓣术、多个龈乳头瓣术、无牙区带蒂瓣术、自体游离龈瓣移植术、上皮下结缔组织瓣术、前庭沟加深术与系带修整术等手术方式，必要时可采用多种术式联合应用。其中，根向复位瓣术是目前临床中增加附着龈宽度的一种重要术式，通过骨膜缝将组织瓣固定于理想的位置，可加速促进患者角化黏膜的生长，能起到同时消除牙周袋和增宽附着龈的作用；游离龈瓣移植术具有高效增加角化龈的疗效，尤其是针对有进展性牙龈退缩的病例，可直接覆盖裸露的根面，防止牙齿唇颊向移动引起的牙龈退缩。

在临床中，对于附着龈宽度不足病例的综合治疗，应首先分析宽度不足的病因，针对病

因采取相应治疗措施。如由先天性因素骨开窗/骨开裂、系带附丽异常等导致的严重附着龈宽度不足，一般需要行上述提到的牙周手术治疗；而对于年龄因素导致的附着龈宽度不足，一般不需要外科干预。Saario 等报道，儿童期附着龈宽度不足常常在 6~12 岁替牙期可逐渐自我纠正；而对于牙列不齐（牙齿拥挤、旋转、突出、倾斜）导致的附着龈宽度不足，经正畸治疗恢复牙齿在牙弓中的适当位置后，附着龈的量可有一定程度恢复；后天因素，如炎症、咬合创伤、刷牙不当等造成的附着龈宽度不足，首先需要去除刺激因素，如积极控制牙周炎症、咬合调整、改变刷牙方式等；对于治疗后仍无法恢复理想附着龈量的病例，也应采用牙周手术治疗。

附着龈宽度在一生中是不断改变的，足够的附着龈宽度有助于维护口腔卫生和控制菌斑，降低结缔组织附着丧失，而附着龈宽度不足会影响牙周、正畸、种植、修复治疗的效果。但也有研究发现不同个体的附着龈宽度差异较大，如果可以认真控制口腔卫生和菌斑，即使附着龈很窄或无附着龈也能保持健康的牙周组织。但对于口腔卫生不够理想者，则仍需要保证有一定宽度的附着龈。

三、露龈微笑的治疗

露龈微笑与颌骨、面部软组织结构、牙齿异常等多种因素之间存在相关性，并且可能是以上两种或两种以上因素的共同作用造成，因此针对病因进行相应的治疗，有助于尽早恢复面部的美观和协调。根据病因的不同，露龈微笑可概括为骨型、唇型、肌型、牙龈型，以及混合型。

（一）骨型

对于颌骨发育异常造成的露龈微笑，应在治疗前进行颅颌面部的整体评估，充分考虑患者的垂直向和矢状向骨量情况、唇肌收缩力、牙龈覆盖情况，以及患者将来的增龄性变化等因素。

轻中度的骨性露龈微笑可通过牙冠延长术（图 8-3-1），将牙龈翻瓣后进行牙槽骨的修整，切除部分牙龈，延长上颌前牙的临床牙冠长度以进行掩饰性治疗，如牙冠长度过大可后期行截冠术，但对于附着龈宽度不足的患者，要注意切除的牙龈量，应在保证一定附着龈宽度的基础上进行操作，不应以破坏牙周组织的健康状态来换取美观的改善。此外，近年来随着学者们对美学认识的不断深入，正畸治疗在牙周美学上的应用引起了大家的关注，目前已成为较为常用的治疗露龈微笑的方式。通过正畸治疗（微种植支抗、"J"钩高位牵引等）对前牙的内收和/或压低，可以治疗颌骨垂直向和矢状向不调所致的轻中度露龈微笑。

正畸治疗是相对比较安全的露龈微笑治疗方法，但对前牙的压入量和内收量都有限，且正畸治疗的疗程一般需要 1.5~2.0 年左右，时间较长。因此对于比较严重的骨性露龈微笑，正颌外科手术才是最直接的方式。上颌垂直向发育过度所致的露龈微笑可行 Le Fort Ⅰ型骨切开术，值得注意的是，该术式在使上颌向上移动的过程中上唇亦随之上移，因此在术

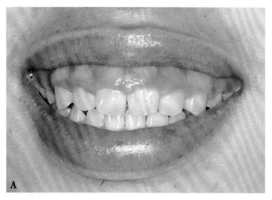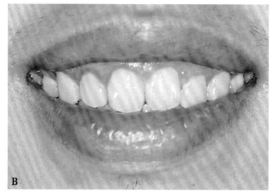

图8-3-1 牙冠延长术治疗露龈微笑
A. 术前；B. 术后

中应适当过矫正，以获得良好的唇齿关系；上颌矢状向发育过度的患者可行上颌骨前部骨切开术，后退上颌骨前份的牙及骨段；对于垂直向和矢状向均存在发育过度的患者，应根据上颌上移的量确定手术方式，如上颌垂直向发育轻微过度，可在上颌骨前份骨切开术中上移上颌前部牙骨段进行矫正；若为重度垂直向发育过度，则需要同时行 Le Fort Ⅰ型骨切开术。虽然正颌外科手术是治疗骨性露龈微笑的最直接方法，但是多数情况仍需要结合正畸治疗，方能取得满意的效果。此外，术前对于上颌垂直向或矢状向骨量情况的掌握和分析也至关重要，以免过多去除骨量导致低位微笑，出现苍老面容。

（二）唇型、肌型

轻度的上唇过短可通过降低肌肉收缩力、正畸治疗、牙冠延长术等进行掩饰性治疗，美观影响较小的唇、肌型露龈微笑也可不处理暂观察，因为随着年龄增加，皮肤弹性减小，口周软组织将下垂，露龈微笑也会有所减轻。如严重上唇长度不足，则需要行手术延长上唇长度。对于唇部及唇周肌肉功能亢进导致的肌型露龈微笑，治疗主要是通过各种方法减弱肌肉的肌收缩力，如部分切断提上唇肌阻断亢奋的肌肉活动、注射肉毒杆菌素阻断肌肉收缩、唇再定位术等。

肌型露龈微笑的患者在治疗的同时也应配合功能训练，松弛紧张的肌肉。如进行唇肌功能训练，每天闭唇10～12小时。生长发育期儿童可用正畸治疗的方式包括功能调节器、肌激动器在内的功能矫治器进行口周肌训练。使用肉毒杆菌素治疗露龈微笑，要注意肉毒杆菌素的功效短暂，随着新的神经肌肉接头的建立，肌肉功能可以再次恢复，因此对于需要继续维持治疗效果的患者，可在6个月后再次注射治疗。唇再定位术是治疗肌力型露龈微笑的新方法，通过调整上唇系带及前庭沟软组织，使前庭沟形态发生变化来限制上唇提肌的活动，从而达到较少牙龈暴露的问题。唇再定位术创伤相对较小，无须去骨，同时具有长效特点，但对术者的操作技术、精准性要求较高，一旦治疗不当，就可能会导致笑容不对称、不自然。

（三）牙龈型

牙龈型露龈微笑一般可根据上颌中切牙的临床牙冠长度和龈沟探诊深度进行诊断。当上颌中切牙的临床牙冠明显短于平均值且龈沟探诊深度达3～4mm，并伴有无炎症性的牙龈纤维增生时，可通过切除多余的牙龈组织，延长上颌前牙临床冠的长度进行治疗。

（四）混合型

对于多种因素导致的混合型露龈微笑，治疗需要综合以上各种治疗方法。首先要找出致病原因，分析每种原因所占的比重，然后根据病因选择合适的治疗方案。治疗时要遵从一定的顺序，首先解决肌肉收缩力亢进的问题，然后解决骨组织和牙龈的问题。

露龈微笑会对患者的美观、自信心、社交能力等产生影响，病因比较复杂，因此必须经过充分全面的诊断分析，结合患者主诉和其他颌面结构特点，才能选择最佳的多学科综合治疗方案。值得注意的是，事实上轻度露龈微笑在自然人群中普遍存在，是可接受的形态学变异，而且微笑还受其他视觉因素和感情因素的影响，因此临床医师应避免轻易向患者提及患者的微笑是不正常或不美观的，以免误导患者对自身微笑的判断。

四、牙龈退缩的治疗

主要通过口腔卫生宣教和定期复查来提高患者对疾病的认识并及时去除危险因素，针对不同情况的牙龈退缩，相应治疗方式主要分为非手术治疗和手术治疗两大类。

（一）非手术治疗

1. 观察和随访 临床上，当不涉及美学区域的牙齿出现了牙龈退缩，且未伴发牙本质敏感及根面龋时，不一定要进行特殊的治疗，通过及时去除相应危险因素并进行良好的口腔卫生宣教，对患者的牙龈退缩情况进行定期随访观察，也可以控制疾病进展并达到良好的效果。有研究指出，当患者符合以下所有情况时，可以考虑暂不处理，只需要进行定期随访观察：①无证据显示患者有进展性的牙龈退缩；②临床附着丧失≤5mm；③牙龈退缩＜2mm；④目前和之后都不会有龈下修复体、口腔正畸、与牙龈组织有不良接触的口腔饰物，以及不良口腔治疗。很多研究也都表明通过去除危险因素，并指导患者养成正确的口腔卫生习惯，可以使牙龈退缩情况保持稳定，不恶化进展。

2. 牙本质脱敏治疗 通过局部使用脱敏剂或牙本质粘接剂等对牙本质进行脱敏处理，可以改善牙龈退缩引起的牙本质敏感，针对非美学区域且轻度的牙龈退缩可以采用该方法阻塞牙本质小管，达到减轻敏感的作用。抗敏感的牙膏和漱口水，因为含有钾盐的氟离子、草酸钙等成分，可以阻断神经传导，阻塞牙本质小管，以缓解根面敏感的症状。临床上还可以通过激光治疗让牙本质小管内蛋白凝固，从而减少渗透，以解决根面的牙本质敏感问题。

3. 复合树脂充填 在牙龈退缩位点也可以通过复合树脂修复来解决根面敏感的问题，治疗过程中为了避免对牙龈组织造成医源性的损伤从而加重牙龈退缩，切忌形成悬突，并仔细抛光。

（二）手术治疗

当经过非手术治疗后，患者仍有以下任何情况之一，并存在美学需求时，可考虑采用手术治疗：①有证据显示患者出现进展性的牙龈退缩；②临床附着丧失＞5mm和／或牙龈退缩≥2mm，并伴有持续的牙龈炎症（如探诊后出血、牙龈肿胀、颜色鲜红和／或质地脆弱等）；③口腔前庭沟浅，不利于口腔清洁，系带位置异常影响口腔卫生并造成组织损伤；④存在龈下修复体、正畸治疗、接触牙龈组织的口腔饰物，以及不良口腔治疗。

通过手术治疗可以改善患者的美观和功能，显著缓解敏感症状并形成利于患者自洁的口腔局部环境。临床上通过手术方式的不同主要分为以下几类：冠向复位瓣术（coronally advanced flap，CAF）、侧向转位瓣移植术（laterally positioned flap graft，LPFG）、游离龈移植术（free gingival graft，FGG）、上皮下结缔组织移植术（subepithelial connective tissue graft，SCTG）、引导性组织再生术（guided tissue regeneration，GTR）等。

1. 冠向复位瓣术（图8-3-2）　指通过手术让软组织瓣向牙冠侧移动，从而达到根面覆盖的效果。冠向复位瓣是最基本的改善牙龈退缩的手术方式，根据不同情况可以联合应用引导性组织再生术、游离龈移植术和上皮下结缔组织移植术，以达到更好的根面覆盖效果。

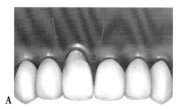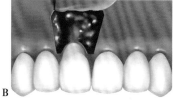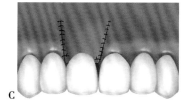

图8-3-2　冠向复位瓣术
A. 术前切口设计；B. 制备梯形瓣；C. 冠向复位并缝合

2. 侧向转位瓣移植术（图8-3-3）　是利用相邻牙的健康牙龈形成带蒂半厚瓣或全厚瓣，向牙龈退缩病变区移动，以覆盖裸露根面的手术方法。主要适用于个别牙较窄的牙龈退缩，带蒂瓣的移植因为有自身血供营养，能够促进与受体区域的血管网形成和重建，促进愈合。

3. 游离龈移植术（图8-3-4）　指将自体健康的角化牙龈组织移植到患区，供瓣通常选择上颌前磨牙至第一磨牙腭侧的角化牙龈组织，移植瓣包括角化上皮及下方少许结缔组织，通过移植到受区以加宽附着龈，或加深前庭沟，多用于下颌前牙多颗牙齿的唇侧。

4. 上皮下结缔组织移植术（图8-3-5）　又称结缔组织移植术（connective tissue graft，CTG），通过在牙龈退缩受区形成半厚瓣与自体的游离结缔组织相结合，治疗单颗牙或多颗牙的宽而深的牙龈退缩。通过在受区制备半厚瓣，从腭侧供区获取结缔组织移植瓣，减少了腭侧供区的创伤，可以使腭侧供区更快恢复，术后牙龈退缩手术位点的牙龈颜色和形态也会更加和谐美观。

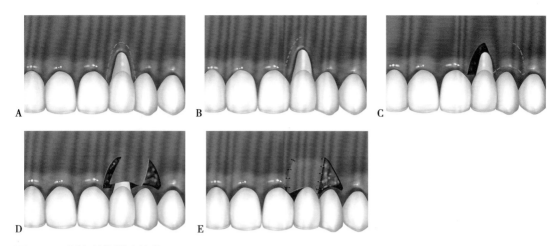

图 8-3-3　侧向转位瓣移植术
A. 测量需要覆盖的原缺损范围；B. 测量形成受植床后需要覆盖的范围；C. 瓣的设计；D. 制备侧向转位瓣；E. 龈瓣转位缝合

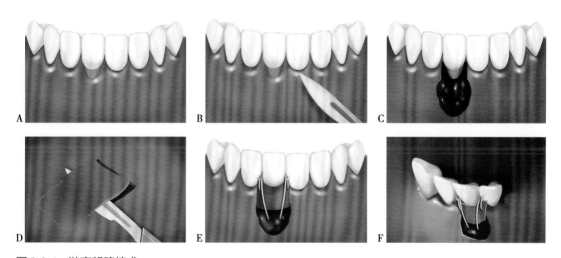

图 8-3-4　游离龈移植术
A. 下颌切牙区浅而窄的牙龈退缩；B. 切口设计；C. 受区预备；D. 供区制备游离龈；E. 龈乳头基底部间断缝合，受累牙近远中行弓形水平褥式缝合；F. 移植组织的冠向边缘与牙冠凸起处紧密贴合

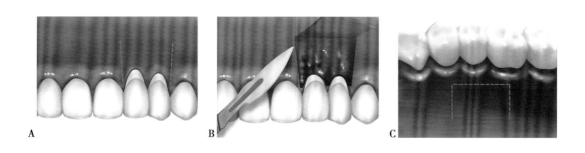

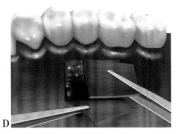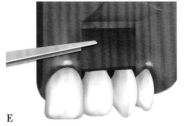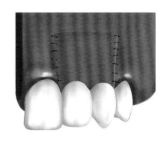

图 8-3-5　上皮下结缔组织移植术

A. 上颌前牙颊侧牙龈退缩；B. 锐性分离翻起半厚瓣；C. 供区切口设计；D. 供区锐性分离制取上皮下结缔组织瓣；E. 移植瓣覆盖缺损区域；F. 冠向复位缝合移植瓣

5. 引导性组织再生术　是在牙周手术中利用膜性材料作为屏障，阻挡牙龈上皮在愈合过程中沿根面生长，防止牙龈结缔组织与根面接触，并提供一定的空间，引导具有形成新附着能力的牙周膜细胞优先占领根面，从而在原先暴露于牙周袋内的根面上形成新的牙骨质，并有牙周膜纤维埋入，形成牙周组织的再生。当缺损根方有足量的角化龈时，GTR 通常和 CAF 联合应用以达到更好的根面覆盖效果，手术翻开形成龈瓣后放入生物膜性材料，完全覆盖缺损区域，之后将龈瓣冠向复位缝合。

6. 其他　为了减小手术创伤并减轻患者的术后反应，牙周微创手术的发展方兴未艾，通过改良缺损区域龈瓣的切开方式，形成信封瓣和隧道瓣以减少切除过多组织造成的血供不佳，可以帮助术后牙龈更快地恢复，并维持稳定的治疗效果。

（闫福华　李艳芬）

▏参考文献

1. 孟焕新. 牙周病学. 5 版. 北京：人民卫生出版社，2020.

2. 朗，林德. 临床牙周病学和口腔种植学：第 6 版. 闫福华，陈斌，张倩，等译. 沈阳：辽宁科学技术出版社，2020.

3. FÜRHAUSER R，FLORESCU D，BENESCH T，et al. Evaluation of soft tissue around single-tooth implant crowns: the pink esthetic score. Clin Oral Implants Res，2005，16（6）：639-644.

4. MALPARTIDA-CARRILLO V，TINEDO-LOPEZ P L，GUERRERO M E，et al. Periodontal phenotype: a review of historical and current classifications evaluating different methods and characteristics. J Esthet Restor Dent，2021，33（3）：432-445.

5. TJAN A H，MILLER G D，THE J G. Some esthetic factors in a smile. J Prosthet Dent，1984，51（1）：24-28.

6. RAVIPUDI S，APPUKUTTAN D，PRAKASH P S G，et al. Gingival recession: short literature review on etiology，classifications and various treatment options. Journal of Pharmaceutical Sciences and Research，2017，9（2）：215-220.

7. PINI-PRATO G. The Miller classification of gingival recession: limits and drawbacks. J Clin Periodontol，2011，38（3）：243-245.

8. MERIJOHN G K. Management and prevention of gingival recession. Periodontol 2000，2016，71（1）：228-242.

种植体周美学

美学种植修复的目标是获得与相邻天然牙、牙列、牙周组织及颌面部其他结构之间自然、和谐的关系。这要求种植治疗能够重建种植体周的软硬组织。本章将从种植体周软硬组织的美学基础和评价标准、种植体周组织常见的美学缺陷及其影响因素、种植体周美学缺陷的手术治疗和种植体周软组织塑性等方面讨论种植体周美学。

第一节

种植体周软硬组织的美学基础和评价标准

种植体周美学的实现依赖于软硬组织的健康、美观与和谐。通过软组织缺损修复、轮廓维持或塑性、引导性骨再生术、自体骨移植等，最终可获得与天然牙周类似的美学修复效果。然而，种植体周软硬组织与天然牙周软硬组织存在诸多不同，因此了解种植体周软硬组织结构是十分必要的。

一、种植体周软组织基础

（一）种植体周软组织的结构

从组织学来说，种植体周软组织包括种植体外侧的口腔上皮、种植体周龈沟上皮、种植体穿黏膜部分。种植体穿黏膜部由两部分组成，即屏障上皮和结缔组织附着区。种植体表面的屏障上皮长度约为 2mm，主要通过基底板与半桥粒附着于钛种植体表面。结缔组织层为 1.0～1.5mm，与种植体表面直接接触，其胶原纤维来自牙槽嵴顶的骨膜，由骨膜向软组织边缘伸展，方向与基台表面平行。

当种植体与口腔连通时，在种植体周建立软组织封闭是维持种植体功能、确保种植体支持的修复体周围美观的重要过程。种植体穿黏膜部分形成的软组织屏障可以保护种植体不受口腔环境的感染，维持下方种植体与骨组织之间的骨结合。因此，维护健康的软组织封闭对种植体长期发挥功能及预后良好具有重要意义。

1. 龈乳头 种植体周的龈乳头高度是影响美学效果的主要因素。龈乳头的存在受到多种因素的影响。天然牙之间的龈乳头主要受到牙槽嵴和邻接点的影响。

研究表明，种植牙和天然牙之间的龈乳头主要取决于邻牙的牙周附着水平，当邻接点到牙槽嵴顶的距离≤5mm，龈乳头可以完全充满牙间隙；而当距离＞5mm，则龈乳头充满的概率降到50%。

相邻种植体之间的龈乳头高度在 3.4mm 左右，比天然牙和种植牙之间的龈乳头低 1.5mm 左右。这表明种植体和天然牙之间的解剖结构不同对龈乳头的高度有极大的影响（图 9-1-1）。这种解剖结构的差异也解释了目前关于如何恢复种植体周龈乳头高度的科学证据缺乏的原因。

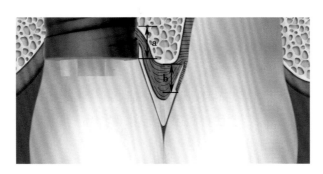

图 9-1-1 天然牙与种植牙结构比较

2. 角化龈 大量研究证实角化龈宽度对提高种植体成功率、维持种植体周组织健康和长期美学效果是必要的,角化龈不足的种植体更容易出现舌侧菌斑堆积、探诊出血及颊侧软组织退缩。因此,尽管角化龈对维持种植体周组织健康的作用尚无准确结论,但增加角化组织的宽度可以提高患者口腔卫生状况并维持软组织水平,维持种植体的长期美学效果。

3. 黏膜组织生物型 黏膜组织生物型对修复和手术结果有重要影响,目前确定的分类主要有三种:①薄龈型,主要是黏膜较薄的高扇贝状;②厚龈型,主要是黏膜较厚的低平状;③中等生物型,特点介于两者之间。

薄龈型的特点是角化附着龈少,根面唇侧骨开窗,黏骨膜菲薄。中切牙呈尖圆形,近端接触点在切端 1/3。手术治疗往往会引发软组织丢失和上皮附着的根向迁移,并伴有牙槽嵴吸收。此类患者治疗后更容易出现软组织退缩,当此类患者需要进行即刻种植或者美学区的种植修复时,可视为高美学风险。

厚龈型的特点是角化龈附着多,黏骨膜厚、致密且纤维化。中切牙较短,形态为方圆形或卵圆形,近端接触区较长、较宽。因此,龈乳头高度明显小于薄龈型。在外科手术和修复手术后,厚龈型患者不容易发生软组织的根向移位和牙槽嵴吸收,但是牙龈组织瘢痕更明显,因此切口线必须精心设计,以避免留下难看的瘢痕,影响美观。

4. 结合上皮(屏障上皮) 种植体周结合上皮是上皮细胞通过形成半桥粒构成厚度低于 200nm 的基膜贴附在种植体表面,与龈沟上皮相延续,宽度约为 2mm,通常比天然牙表面更宽,厚度约为 40μm。结合上皮内有以 T 细胞为主的炎症细胞浸润,但临床上并无炎症表现。这种炎症浸润可作为防止外界抗原刺激的生理性屏障。

生物学封闭受到损伤会引起邻近软组织产生炎症,随即骨表面破骨细胞活化,导致种植体周骨组织的慢性吸收。随着肉芽组织的形成、持续性的骨丧失,种植体逐渐松动,"泵送"作用将进一步促使细菌毒素渗入种植体周的内环境。严重的组织破坏将导致急性化脓性炎症、骨吸收或种植体松动,甚至脱落。破坏过程发展到如此阶段,唯一有效的治疗方法只能是去除种植体,并彻底清除病灶。

5. 种植体周结缔组织 种植体周结缔组织是指结合上皮根端到牙槽嵴顶之间的结缔组织,与种植体表面紧密附着,宽度约为 1.5mm,是种植体周软组织封闭的最重要部分。形成的结缔组织层（厚 50～100μm）黏附在植入物表面，里面富含胶原纤维，血管化较差，细胞极少，具有与瘢痕组织相似的特征，具有限制结合上皮向根方迁移、防御病原微生物和异物侵入的作用。

由于种植体表面缺少牙骨质层，因此种植体周结缔组织内胶原纤维的起始方向和附着位置与天然牙不同。天然牙周组织的胶原纤维呈扇形排列，一端埋入牙骨质，另一端埋入牙槽骨内，相互交织成束状和网状。种植体周结缔组织内的胶原纤维起始于牙槽嵴顶和固有牙槽骨的骨膜，多平行于种植体长轴排列，垂直指向种植体周的口腔上皮组织，呈环形排列，并通过结缔组织和种植体之间厚约 20μm 的糖蛋白牢固地黏附于种植体表面。在一些实验中也见到了横行排列的胶原纤维垂直插入种植体表面的现象，尽管机制目前还难以完全解释，但这种附着方式无疑会增强胶原纤维的附着稳定性。

（二）种植体周软组织的愈合

种植体周软组织的愈合主要是指种植体穿黏膜部分的愈合，是口内软组织对种植体的适应性反应，主要与种植体的体部或基台接触。当种植体/基台部分与软组织结合时，首先在交界面形成血凝块，随后被进入的中性粒细胞浸润。如果没有细菌入侵，在种植后的第4天，初始黏膜开始形成种植体周的封闭。这个愈合过程需要 4～12 周的时间，以完成种植体周软组织封闭，白细胞通常局限于种植体的冠状部分，而产生胶原的成纤维细胞通常位于种植体周界面的顶端部分。

（三）种植体周软组织与天然牙

种植体周软组织与天然牙在形态和结构上都类似，由上皮和纤维结缔组织构成。但应该注意到两者在附着组织长度、胶原纤维、血液供应及本体感觉方面的不同（表 9-1-1），在进行种植治疗及设计时应该全面考虑这些不同，以达到最佳的美学效果。

表 9-1-1　天然牙周与种植体周的比较

	天然牙周	种植体周
附着组织长度	约 2mm	3～4mm
胶原纤维	胶原纤维插入牙根，软组织牢固锚定于牙颈部	胶原纤维仅与种植体方向平行
血液供应	来源于骨膜血管和牙周膜血管丛	来源于种植区牙槽嵴外侧骨膜血管的终末分支
本体感觉	由牙周韧带的特殊感受器提供，反应较灵敏	缺乏感受器，种植体周触觉灵敏度和反射功能显著降低

二、种植体周硬组织基础

种植体与骨组织的直接接触和功能性负载，是种植成功及维持种植美学的基础。骨组织的量决定了种植体能否取得良好的三维位置，骨质量则与种植体的长期成功率息息相关。

为了取得良好的治疗效果，一方面要在植入前保证骨量充足；另一方面，在植入后，要尽力规避各种不良的并发症引起的骨吸收。

种植体周骨组织不仅对种植体的长期存活有极大意义，其骨组织水平和骨轮廓还决定了上覆软组织的水平和轮廓，并直接关系到种植体周软组织屏障的建立，以及美学效果。骨量不足，可能会导致软组织唇侧塌陷、龈乳头高度降低、种植体之间的龈乳头高度不足等问题。缺牙区可用牙槽骨的密度也是种植体治疗计划和成功的关键影响因素，多年的临床研究表明，较高的骨密度会带来较高的成功率，较低的骨密度（Ⅳ型骨）则出现较低的种植存活率。

种植体边缘骨水平直接决定了种植体周软组织（如游离龈缘和龈乳头）的高度，当骨高度降低，软组织可能会随之退缩。如果软组织没有退缩，种植体周袋深度的增加可能导致进一步的种植体周骨丧失。修复体负载后种植体边缘骨水平的影像学评估是评价种植牙治疗临床效果的一项重要标准，也是监测种植体周健康和评估种植体长期成功的重要参考标准之一。种植体边缘骨丧失的原因很多，主要的假说包括种植体周致病菌的定植和侵入、不正确的修复设计、种植体植入手术后生物学宽度的重建等。

三、美学种植修复的目标

恢复天然牙齿的美学形态是种植体周美学的最高标准。尽管种植修复是对缺失牙齿形态上的恢复而非结构上的再生重建，但是种植体周美学的目标依然是尽可能地恢复缺失区域与邻牙、牙列之间的自然和谐。

（一）种植体周组织粉美学评价指标

1. 龈缘顶点位置　龈缘最靠近根尖的点为龈缘顶点。龈缘顶点可在细节上影响种植体周软组织的美学效果。龈缘顶点通常在牙体长轴偏远中的位置上。美学区牙体长轴均向远中倾斜，倾斜程度从小到大依次为中切牙、侧切牙、尖牙，龈缘顶点的位置则以此为基础稍向远中偏移。

2. 龈乳头高度　是否存在三角间隙，由龈乳头高度直接决定，龈乳头高度会对美学效果产生重要影响。龈乳头高度与邻面接触点到牙槽嵴顶的距离密切相关。

3. 协调对称性　牙龈的轮廓、颜色、质地、角化龈宽度等，都应与邻牙、对侧同名牙的牙龈组织协调一致。

（二）牙冠修复体

牙冠修复体应模拟天然牙的外观，上颌中切牙的牙冠唇面形态通常会分为方圆形、卵圆形、尖圆形三种基本类型。通常来说，方圆形牙冠更适合男性，而卵圆形牙冠更适合女性，尖圆形牙冠偏灵动。临床应根据患者的整体美学特征设计牙齿形态，当龈乳头不充盈时，需要制作方圆形牙齿，以尽量关闭潜在的三角间隙。牙冠的颜色、大小、通透性等也需要慎重选择，以达到和谐、自然。

（三）牙槽骨轮廓

牙槽骨应当有一定的唇侧丰满度，理想状态是呈现出根形隆起的牙槽骨轮廓外形。

第二节

种植体周组织常见的美学缺陷及其影响因素

一、软组织缺陷

（一）种植体周软组织质量对美学的意义

软组织的质量对保持种植体的长期美学效果而言是必不可少的。一方面，角化龈组织的垂直厚度对构建种植体周的生物学宽度和封闭屏障起到了至关重要的作用；另一方面，角化龈组织的水平向厚度对耐受种植体周的食物摩擦和对抗炎症刺激有重要作用，足够宽的角化龈组织能够最大限度减少种植体周软组织炎症、种植体周炎、颊侧牙槽嵴吸收、软组织退缩等风险。此外，在前牙美学区，饱满、健康的种植体周软组织还可以支撑和塑造唇侧的轮廓和形态，使种植体周软组织与种植修复体间的过渡自然、协调，这对口腔颜面部的美观具有积极的贡献。

（二）软组织过薄

1. 原因　可分为生理性原因和医源性原因。生理性原因是指患者先天的软组织生物型为薄龈生物型，这种生物型在亚洲人群较为常见。医源性原因是指患者的软组织厚度因经过骨增量手术或医师的不恰当操作而变得过薄。

2. 带来的美学缺陷　颊侧软组织过薄容易透出基台的颜色，使得修复体边缘发暗，颜色与邻牙不协调。此外，颊侧软组织过薄会使软组织轮廓塌陷，不利于构建正常的修复体外形。而当软组织的垂直向厚度不足时，容易导致牙槽骨代偿性骨吸收以构建正确的生物学宽度，进而增加了牙龈退缩的风险。

（三）角化黏膜宽度不足

1. 原因　慢性牙周炎引起的牙龈退缩、缺牙时间过长、骨增量手术中角化黏膜的冠向复位、拔牙时拉拢缝合等原因均可引起角化黏膜宽度不足。

2. 带来的美学缺陷　角化黏膜宽度不足不利于种植修复体的清洁，容易引起牙龈退缩或种植体周炎。此外，角化黏膜宽度不足还使得修复体周围的软组织质地与邻牙不协调。

（四）瘢痕

1. 原因　包括垂直切口的设计、术中出现软组织撕裂、未能对位缝合、伤口术后愈合不良、伤口感染等。

2. 带来的美学缺陷　瘢痕的质地、颜色与周围的软组织极其不协调，会严重影响种植修复的美学效果。

（五）瘘管

1. 原因　包括拔牙后愈合不良、种植体周炎、粘接剂残留、植骨材料出现感染、愈合基台松动等。

2. 带来的美学缺陷　瘘管的出现会破坏软组织整体颜色和形态的协调。

（六）着色

1. 原因　使用金属基台或金属冠可能会使软组织染色。

2. 带来的美学缺陷　着色会使种植修复体周围软组织的颜色与邻牙周围软组织颜色不一致，进而影响最终的美学修复效果。

（七）种植体植入位置不佳

1. 原因　种植体植入位点偏唇侧、种植体植入轴向偏唇侧、种植体植入距邻牙太近、种植体植入过浅或过深均会导致软组织美学效果不佳。

2. 带来的美学缺陷

（1）种植体植入位点偏唇侧（图 9-2-1A）：种植体唇侧的骨板厚度不足，容易引起牙龈退缩、基台颜色暴露、唇侧塌陷等美学并发症。

（2）种植体植入轴向偏唇侧（图 9-2-1B）：通常需要使用角度基台校正种植体的轴向，而角度基台可能会压迫唇侧组织，易引起牙龈退缩。

（3）种植体植入距邻牙太近（图 9-2-1C）：种植体应距离天然牙至少 1.5mm，否则会引起邻牙牙槽嵴的吸收，进而使得龈乳头的高度降低或丧失，种植修复体与邻牙出现"黑三角"。

（4）种植体植入过浅（图 9-2-1D）：容易暴露金属基台或种植体平台的颜色。

（5）种植体植入过深（图 9-2-1E）：容易引起周围牙槽骨的吸收，进而导致牙龈退缩。此外，种植体的平台过深也不利于菌斑控制，易引起持续的炎症。

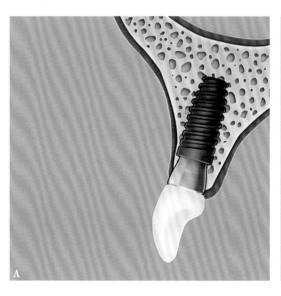
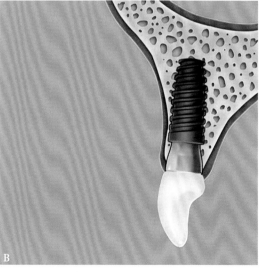

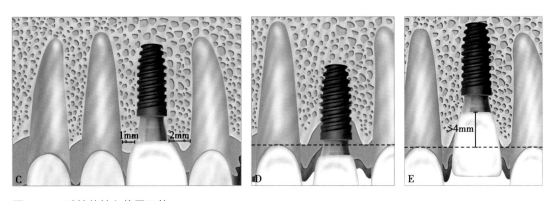

图 9-2-1　种植体植入位置不佳
A. 植入位点偏唇侧；B. 植入轴向偏唇侧；C. 植入距邻牙太近；D. 植入过浅；E. 植入过深

二、硬组织缺陷

（一）种植体周骨组织轮廓对美学的意义

种植体周的骨组织轮廓对获得长久而稳定的美学效果具有重要意义。首先，成功的骨结合是获得种植美学效果的先决条件之一，而种植体周需要有足够的骨量才能实现并维持种植体的骨结合。其次，许多临床研究表明缺乏颊侧骨板或颊侧骨板的厚度不足会增加软组织并发症的概率，并对种植修复的预后效果不利。最后，理想的骨弓轮廓是获得轮廓美学的关键。

（二）水平骨量不足带来的美学问题

水平骨量不足带来的美学问题包括唇侧的骨弓轮廓丰满度不足、牙龈退缩、修复体的自洁能力较差等。水平向骨缺损可通过骨劈开、外置法（onlay）植骨等骨增量手段修复。

（三）垂直骨量不足带来的美学问题

垂直骨量不足带来的美学问题包括牙冠过长、龈乳头缺失、修复体的自洁能力较差等。垂直向骨缺损可通过 onlay 植骨、牵张成骨等骨增量手段修复。

第三节

种植体周美学缺陷的手术治疗

种植体周软硬组织的质量对维护种植体周健康、促进口腔整体和谐美观有重要意义。软组织过薄、角化黏膜宽度不足、瘢痕、瘘管、着色等软组织缺陷可能对维持种植体长期疗效及美学效果造成不利影响。对于明显的软硬组织缺陷，应积极处理，以获得更好的种植美学效果。

一、种植体周软组织缺陷的手术解决方案

（一）软组织手术方法

1. 结缔组织移植　上皮下结缔组织移植（subepithelial connective tissue grafting，CTG）指将移植物置于受区唇颊侧瓣和骨膜之间。一方面，CTG由于可以获得双侧组织的营养支持，成活率高。另一方面，CTG由于唇侧黏膜的覆盖避免了移植物与受区颜色、质地不匹配的问题，更适用于前牙美学区。手术创伤小，伤口易于关闭，并发症少。CTG通常从上颌腭侧或上颌结节获取。

CTG可以在种植治疗的不同阶段中使用，包括在即刻种植或牙槽嵴保留中用于关闭伤口，在骨增量手术或种植体植入同期增量唇侧较少量的组织缺损，在基台连接和修复期间增量唇侧软组织等。

2. 游离龈移植　游离龈移植（free gingival grafting，FGG）通常用于附着龈增宽等膜龈手术。由于上表面无法直接获得受区营养供应，所以FGG移植物的血管化和存活更为困难，相较CTG风险更大，手术难度更高。与CTG类似，FGG也从上颌腭侧或上颌结节获取。

FGG通常用于增加种植区附着龈宽度，当附着龈宽度小于2mm时建议通过FGG增宽角化黏膜。长期缺牙、无牙颌的患者前庭沟变浅或消失，可通过FGG重建种植体周附着龈宽度，成形或加深前庭沟。由于腭侧黏膜与牙龈黏膜色泽、质地差异较大，除特殊情况外，FGG用于上颌前牙区需要慎重。

（二）常见软组织缺陷的解决方法

对于软组织缺陷，首先要找到问题原因（表9-3-1）。当种植体位置过于偏唇侧或有明显骨缺损时，仅通过软组织手术效果有限，并不能替代骨增量手术；当感染、金属修复体着色等因素引起软组织缺陷时，首先应消除病因。

表9-3-1　软组织缺陷的解决方案

软组织缺陷类型	解决方案
软组织过薄	CTG
角化龈不足	FGG、CTG
瘢痕	FGG、CTG
瘘管	消除病因、FGG、CTG
着色	消除病因、FGG

注：CTG.上皮下结缔组织移植；FGG.游离龈移植。

二、种植体周硬组织缺陷的手术解决方案

（一）引导性骨再生术

引导性骨再生术（guided bone regeneration，GBR）是由引导性组织再生术（guided tissue regeneration，GTR）发展而来。Buser 等于 1993 年率先提出了 GBR 的概念。原理是将屏障膜置于软组织和骨缺损之间建立生物屏障，创造一个相对封闭的组织环境，阻止结缔组织细胞和上皮细胞进入骨缺损区，允许有潜在生长能力、迁移速度较慢的前体成骨细胞优先进入骨缺损区，维持空间、保护血凝块，实现缺损区的骨再生（图 9-3-1）。GBR 技术常应用于牙槽嵴水平向、垂直向骨量不足，即刻种植及早期种植，种植失败后的治疗，牙槽嵴保存等临床情况。GBR 技术的难点在于面对不同骨缺损，该如何选择合适的植骨材料、屏障膜及维持植骨区域的稳定。

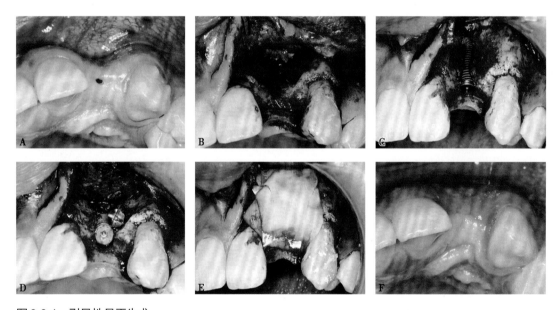

图 9-3-1 引导性骨再生术

A. 术前殆面观示轮廓凹陷明显；B. 翻瓣后可见明显骨缺损；C. 种植体植入后，唇侧种植体螺纹暴露；D. 植入帐篷钉，维持植骨区轮廓；E. 植入骨替代材料，覆盖双层膜；F. 术后 6 个月殆面观示轮廓恢复明显

（二）外置法植骨术

外置法植骨术即 onlay 植骨术，是将从自体不同部位获取的游离骨块固定在骨增量部位的骨膜下方，严密缝合黏骨膜瓣促使移植骨块与原有牙槽骨愈合的骨增量方法（图 9-3-2，图 9-3-3）。自体骨块的来源包括上颌结节区、磨牙后区、下颌颏部，以及颅骨、髂骨、肋骨、胫骨等。自体骨是骨移植材料的金标准，因此 onlay 植骨术广泛应用于各类骨缺损的重建。然而，自体骨取骨的并发症明显，骨吸收无法避免，手术存在一定的技术敏感性。

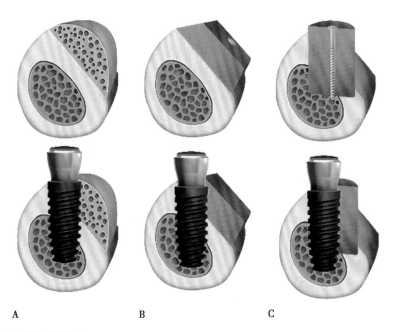

A   B   C

图 9-3-2　外置法植骨术

A. 当牙槽骨存在有利型水平骨缺损时,使用 GBR 技术进行骨增量;B. 当牙槽骨存在不利型水平骨缺损时,使用外置法进行骨增量;C. 当牙槽骨存在垂直骨缺损时,使用外置法进行骨增量

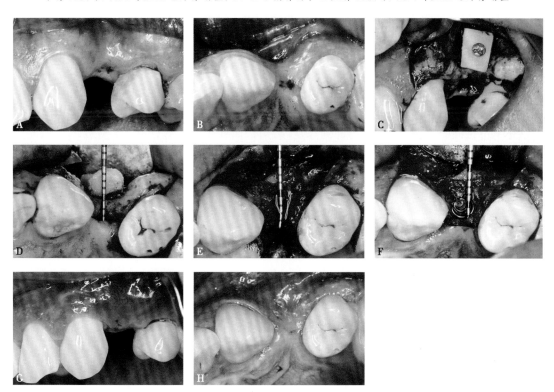

图 9-3-3　外置法植骨术

A. 术前颊面观;B. 术前𬌗面观示轮廓凹陷明显;C. 牙槽骨水平吸收明显,外置法植骨颊面观;D. 外置法植骨𬌗面观;E. 植骨后 6 个月再次打开,牙槽骨宽度恢复;F. 植入种植体后,种植体颊侧骨宽度约 3mm;G. 种植体植入后颊面观;H. 种植体植入后𬌗面观示轮廓恢复明显

（三）牵张成骨术

牵张成骨术的原理是利用手术预备的骨折端逐渐受控移位来增加骨量，现已引入种植手术中以增加骨量。牵引器在骨折段移位期间产生的间隙被未成熟的非钙化骨填充，这些骨在随后的预定时间内开始机化，并最终矿化形成成熟的骨组织。牵张成骨术的优点包括获得大量天然软硬组织的能力，以及降低伤口裂开和随后感染的风险；缺点包括技术敏感性高，患者对牵引器接受度差，并且经常需要额外的骨增量程序。

三、种植体周软组织缺陷非手术方案——软组织塑形

种植体周软组织塑形是在修复阶段进行的种植体周软组织成形，包括利用愈合基台、过渡义齿和种植体支持的临时冠进行的牙龈塑形。在种植修复中要想获得协调、美观的软组织轮廓，种植位点有足够的软硬组织、种植体植入到理想的三维位置是先决条件，而软组织诱导成形也非常必要。通过修复体塑形可以获得与对侧同名牙协调一致的龈缘曲线、龈缘高度及龈乳头充盈度，从而获得良好的种植修复粉色美学效果。

（一）愈合基台成形种植体周软组织

临床上常使用愈合基台对种植体周牙龈袖口进行塑形，理想的愈合基台应该能够让软组织维持天然牙齿的轮廓。利用愈合基台成形种植体周软组织是一种简便的操作，包括预成愈合基台（例如唇侧带有斜面的美学愈合基台和解剖式愈合基台等）和个性化愈合基台。预成愈合基台的形态和我们将要修复的牙齿颈部的外形并不一致，且直径经常比理想牙齿颈部外形要小，适用于美学风险低、牙龈厚度及缺牙间隙适中的位点。在一些特殊情况下，可以制作个性化愈合基台塑形牙龈，例如在即刻种植时，如果种植体植入的初期稳定性不足 35N·cm 或咬合过紧，不能进行即刻修复，就可以制作个性化愈合基台。这样既可以起到封闭拔牙窝、支撑牙龈的作用，又避免了种植体过度负荷。除此之外，当患者牙龈过厚，或者缺牙间隙偏大时，预成愈合基台无法进行很好的牙龈塑形，也可以制作个性化愈合基台。制作个性化愈合基台的方法与制作临时冠类似，通常用临时基台和聚丙烯酸树脂制作完成，预留螺丝通道，高度抛光外表面后戴入口内。在种植体周组织愈合期间，可以一次或多次调整个性化愈合基台穿龈部分形态，逐步诱导龈袖口成形。

（二）种植体支持式临时修复体成形种植体周软组织

临床上，仅使用愈合基台进行种植体周牙龈塑形具有一定的局限性。在二期手术安装愈合基台后，如果按照牙龈袖口的直径制作牙齿，牙齿的颈部外形、龈缘位置可能与邻牙不协调；如果按照邻牙的外形制作牙冠，由于牙齿与牙龈袖口的不协调，远期牙龈会出现改建，但这个改变我们可能无法预料。有大量的实验研究发现，没有制作临时冠塑形，永久修复完成后，龈乳头的高度会有所增加，唇侧龈缘水平会有不同程度的退缩，以最终修复体戴入后的 3 个月至 1 年间变化最为明显。采用临时冠进行牙龈诱导成形的种植体周黏膜的最终美学效果，显著优于未进行临时修复的位点。

在美学区，为了最大限度地获得美学治疗效果，获得良好的穿龈轮廓和过渡带形态，在戴入最终修复体之前使用临时修复体（provisional restoration），以引导和成形种植体周软组织。通过1～3次调整临时修复体的穿龈轮廓，一次或逐步建立理想的修复体形态，获得所期望的穿龈轮廓和黏膜质量。戴入临时修复体后3～12个月内，种植体周黏膜将趋于成熟和稳定。因此，建议临时修复体至少要戴3个月。同时，临时修复体对未来种植体周软组织的美学效果和最终理想的修复体外形具有诊断价值。

临时修复体的穿龈轮廓设计与最终修复体的穿龈轮廓设计原则基本一致。有学者将种植义齿的穿龈轮廓分为两个区（图9-3-4）：关键区（critical contour）和次关键区（subcritical contour）。种植修复体位于龈缘下1mm左右的部分称为关键区，该区域对牙冠外形和龈缘水平具有直接影响。龈缘下1mm再向根方直至种植体肩台的部分称为次关键区。临时冠的穿龈轮廓设计十分重要，应遵循以下原则：当种植体植入位点适中，基台螺丝孔从切端或稍偏腭侧穿出时，可将种植义齿唇侧关键区设计为微凸形，以支撑龈缘位置和形态；次关键区设计为平直或者微凹形，给软组织提供足够的空间。当种植体植入位点偏唇侧、轴向偏唇侧较大、薄龈生物型或取模前龈缘位置已经偏根方时，则应将唇侧穿龈轮廓关键区设计为平直形或者凹形，次关键区设计为凹形，减小对周围软硬组织造成的压力，否则易引起牙龈退缩。当种植体植入位点过度偏腭侧或取模时龈缘位于对侧同名牙冠方1mm以上时，则应将唇侧关键区和次关键区均设计为凸形，适当挤压唇侧软组织，以获得与对侧同名牙一致的龈缘水平和形态。

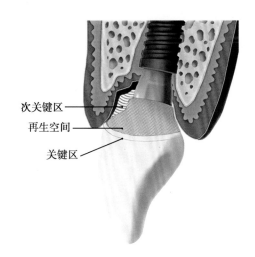

次关键区
再生空间
关键区

图9-3-4　关键区和次关键区

1. 即刻种植即刻修复塑形　即刻种植时，进行即刻修复是常用的软组织塑形技术之一。临时冠能够支撑软组织，维持天然的龈缘和龈乳头形态，减少多次就诊及取模对软组织的机械刺激。即刻种植即刻修复时，软组织塑形与骨结合过程同时进行，避免了后续复杂的组织增量操作，能够预防牙龈退缩，增加美学效果。同时，即刻种植即刻修复极大缩短了缺牙时间，深受患者青睐。即刻种植时，临时冠的主要作用除让患者舒适美观外，还包括维持现有的软组织轮廓，避免软硬组织塌陷，给种植体周组织再生预留空间（图9-3-5）。

为了获得期望的软组织轮廓，即刻种植的临时冠穿龈轮廓设计应遵循以下原则。

（1）关键区的外形能够支撑现有的龈缘和龈乳头高度。可以维持原有的天然牙腭侧和邻面轮廓，而唇侧应缩小0.5～1.0mm，以便牙龈在愈合过程中稍往冠方移动。这一点在拔牙前就存在唇侧牙龈退缩时显得尤为重要。

（2）次关键区尽量设计为凹形，以便给软硬组织再生预留足够的空间。

（3）临时冠穿龈部分应平滑过渡，且表面高度抛光，以有利于软组织附着并减少菌斑累积。选择恰当的临时冠大小对获得理想的效果至关重要。在获得种植体周结缔组织再生所需的空间和制作平滑过渡的次关键区形态之间获得平衡并非易事，需要充分考虑种植体植入深度、颊舌向位置和平台高度对理想的修复体外形的影响。

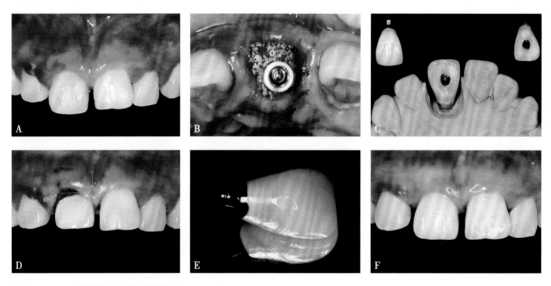

图9-3-5　即刻种植即刻修复塑形
A. 术前口内像；B. 即刻种植；C. 即刻修复的临时修复体；D. 即刻修复后口内像；E. 永久修复体；F. 永久修复后口内像

2. 延期修复体塑形　延期临时修复体塑形牙龈是更为常见的方式。当种植体植入时初期稳定性不足，或植入同期进行了组织增量手术时，通常采取埋入式愈合，在种植二期手术时安装愈合基台。当移除愈合基台后，龈袖口是圆形，与天然牙周围的牙龈形态不一致，尤其是切牙，天然牙拥有一个近似三角形的穿龈轮廓。动态加压技术可以实现种植体周软组织结构的重塑。通常在二期手术安装愈合基台后一段时间再戴入临时修复体。临时修复体最好采取螺丝固位的方式，有利于摘戴，以进行塑形（图9-3-6）。

初期，临时修复体近远中的形态稍大于最终形态，对黏膜造成一定的压力。这种压力造成黏膜泛白的程度应适度，通常在15分钟内消失；黏膜泛白的范围需要被限制在邻牙的一半,并且避免对组织造成损伤或坏死。建议在椅旁等待黏膜泛白消失,确认周围的血运已经重建。

在临时修复的前2周,可用流动树脂或光固化丙烯酸树脂增加体积来选择性加压。可以在体外用铅笔做记号之后,再添加材料。每次添加材料后都需要进行打磨抛光。

2周后,通过去除邻面或颈部的体积来进一步塑形,为软组织的生长创造空间,并且允许龈乳头的长入。

通过1~3次调整临时修复体的穿龈轮廓,一次或逐步建立理想的修复体形态,获得所期望的穿龈轮廓和黏膜质量。戴入临时修复体后3~12个月内,种植体周黏膜将趋于成熟和稳定。因此,建议临时修复体至少要戴3个月。

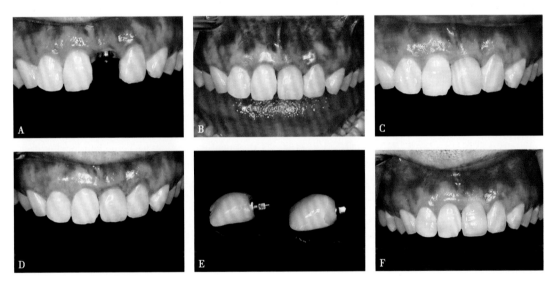

图 9-3-6 延期修复体塑形
A. 二期手术安装愈合基台;B. 戴入临时修复体;C、D. 调整临时修复体牙颈缘形态,诱导牙龈成形;E. 临时修复体与永久修复体;F. 永久修复后口内像

3. 桥体周围软组织塑形 在进行种植固定桥修复时,同样可以通过修复体来塑形义齿周围软组织形态。种植位点的修复体形态设计与种植单冠修复时类似,重点是桥体部分的形态设计。当种植固定桥修复位点的牙龈轮廓不理想时,可以进行软组织劈开术,通过将桥体龈端设计为卵圆形来塑造理想的龈乳头、龈缘曲线和唇面凸度(图9-3-7)。

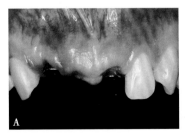
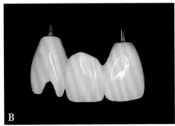
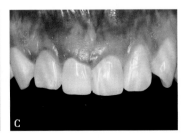

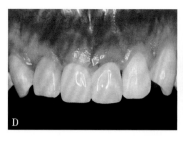 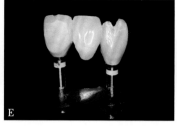 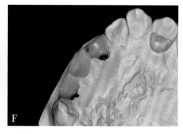

图 9-3-7　种植固定桥周围软组织塑形
A．二期手术安装愈合基台；B．临时修复体；C、D．调整临时修复体牙颈缘形态，诱导牙龈成形；E、F．个性化取模

（张玉峰　张晓欣）

参考文献

1. 宿玉成．口腔种植学．2 版．北京：人民卫生出版社，2014．

2. 赖红昌．当代口腔种植学进展：contemporary advances in implant dentistry．北京：科学出版社，2014．

3. BELSER U C, MARTIN W C, JUNG R, et al. ITI treatment guide: volume 1: implant therapy in the esthetic zone: single-tooth replacements. Berlin: Quintessence Publishing, 2007.

4. ROCCUZZO M, SCULEAN A. ITI treatment guide: volume 12: peri-implant soft-tissue integration and management. Berlin: Quintessence Publishing, 2021.

5. THOMA D S, COSYN J, FICKL S, et al. Soft tissue management at implants: summary and consensus statements of group 2.The 6th EAO consensus conference 2021. Clin Oral Implants Res, 2021, 32（Suppl 21）：174-180.

第十章

口腔美学色彩

随着社会的发展与生活水平的进步，人们逐渐提高了对自我口腔环境的关注意识。在日常的临床诊疗工作中，患者往往也会参与口腔美学治疗的决策过程。这就要求临床医师必须具备丰富的美学知识与扎实的基本功，与患者建立良好的沟通与信任。在口腔美学的知识体系中，色彩是第一要素，尤其对不具备专业知识的普通人而言，他们往往首先关注到的是口腔内牙体组织色彩的统一性。此外，有研究显示，色彩是最先进入人眼的视觉刺激因素。因此，在恢复患者口腔美学的要素中，关注牙体形态的同时，色彩也同样不可忽视。

第一节

色彩学基本概念

在口腔中，牙体、牙龈、黏膜软组织、舌体共同构成了整个口腔可视环境。即便在这样狭小的看似色彩构成简单的空间里，仍然存在着多种影响口腔内色彩再现的因素。口腔内各组织的色彩也并非单一的元素构成，了解色彩学基本内容，对于我们分析口内软硬组织与色彩的关系，科学合理地运用色彩学知识，再现组织的最佳美学效果至关重要。

一、色彩的形成与感知

（一）色彩形成的基本原理

五彩缤纷的世界丰富了人类的视觉感受，色彩的元素充斥着生活的方方面面。自然界里多姿生长的万物，人类世界丰富的艺术表达，以及生活中的种种应用都离不开色彩的呈现。法国著名的哲学家笛卡儿曾有名言："我思故我在。"这句话的含义是通过思考而意识到了（我的）存在，由"思"而知"在"。而色彩的存在有着异曲同工的妙处，颜色能被发现和定义除了要有光源和被观察物的共同作用，还必须要有人对颜色的感知和判断（图10-1-1）。

（二）色彩形成的光学基础——光源

1. 光的分类　色彩的产生必须要有光源的作用，自然界的绝大部分物体都不会发光，因此在缺乏光源的黑夜，人们的视觉感知度、能见度都将受到影响，从而无法或难以辨别周围物体的细节和颜色。当光源照射在不同的被观察物上，部分光线会被吸收，其余光线会发生反射、透射、折射等，这些未被吸收的光经过人眼的接收与大脑的研读和判断，才能被发现和辨别。事实上，光分为可见光与不可见光。

（1）可见光：1666年艾萨克·牛顿实施了著名的色散实验，他观察到原本呈现白色的太阳光经过三棱镜的散射，会分解为红、橙、黄、绿、蓝、靛、紫七种不同颜色的色光，即可以被人眼观察到的可见光。其实可见光是由不同频率的电磁波组成，波长范围在380～780nm之间，每一种光波对应的波长决定了它的颜色，其中紫色光波波长最短，红色光波波长最长（图10-1-2）。可见光不仅包含最常见的自然光源——太阳光，还包括人造光源，例如白炽灯、霓虹灯、荧光灯等。这些光源的存在为人类的生产生活提供了极大的便利，同时也加速了人类文明的进步。但事实上，可见光仅占电磁波中极其微小的组成部分，其余波长的电磁波为不可见光。可见光与不可见光的区别，以及不同颜色的可见光之间的区别，在于电磁波波长与频率的大小。

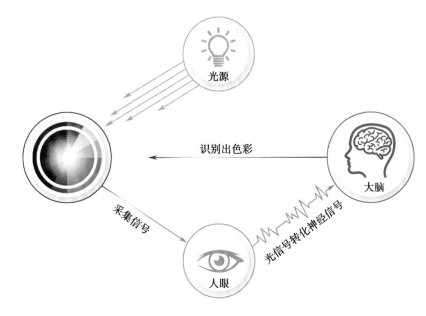

图 10-1-1 人感知色彩的过程

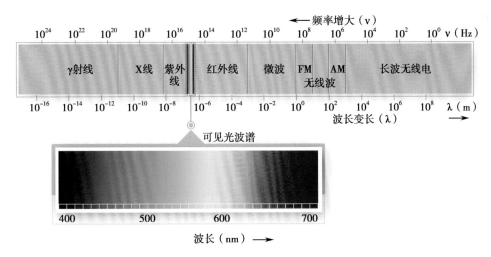

图 10-1-2 电磁波频谱及可见光范围

（2）不可见光：人眼无法感知的电磁波，包括红外线、紫外线、X 线、无线电波等，它们的存在对人类的生活同样不可或缺。例如红外线用于夜视设备和热成像等技术领域；紫外线应用在医疗环境中的杀菌、消毒等方面；X 线应用于医疗辅助检查等。但部分不可见光也会对人体造成危害,例如较强的红外线可以造成皮肤的灼伤,高海拔地区高强度的紫外线可引起人体眼部组织蛋白质变性诱发白内障。

2. 光的传播 当光源照射到不同的物体表面时,光线会以不同方式和方向传播。有的光线会被吸收,有的光线未被吸收,后者因被照射物体的材质不同,部分改变传播方向,部分穿透介质,而产生反射、折射、透射等光学现象。

(1)光的反射与折射:当光源在两种物质的分界面上改变传播方向,又折返回原来的物质上称为光的反射。这是由于部分光波被吸收,剩余未被吸收的光波遇到无法穿过的介质后改变传播路径,发生了折返(图10-1-3)。也正是这些未被吸收的光波决定了我们所能观察到的颜色。一个物体能够吸收所有的色光,则该物体为黑色;而当一个物体能够反射所有的色光,则该物体为白色。光的反射与被照射物体自身的颜色、光滑程度及物体本身的物理性质(分子结构或密度)有关。当光源照射在表面光滑均质的物体表面时,会发生镜面反射;当照射在凹凸不平的非均质物体表面时,则会发生漫反射。有了镜面反射和漫反射,我们才能在日常生活中看清自己的样貌及生活周围环境。

在两种介质的交界处,反射与折射是同时发生的。折射是光从一种透明的介质斜射入另一种透明的介质时,传播方向发生了变化。这是由于光线在不同密度的透明介质中传播速度不同所形成光线的折射。其中,反射光的传播速度与入射光相同,而折射光的传播速度与入射光不同。在生活中,一根筷子插入水中会产生筷子折断的错觉,正是光发生折射的体现。

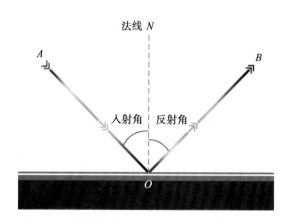

图 10-1-3　光的反射

(2)光的透射:当光源照射在透明或半透明的物体表面时,一部分入射的光波会穿透该物体并射出,这样的现象称为光的透射。此时人们观察到的颜色取决于穿透物体的光波的波长。理论上,当光线穿过的介质完全不透明,所有的光波全部被吸收,我们观察到的即为黑色;而当所有数量相等的光波能完全穿透时,则会观察到白色。但事实上,并不存在能发射光波数量完全相同的光源。当光源作用于物体时只会产生特定的波长。因此在不同的天气条件下，光源的差异使得同一片大海透射出的颜色也不相同。

（3）光的散射：当光源穿过不均匀的物质表面时，一部分光线会偏离原来的方向继续传播，这样的现象称为散射。这种散射光在后续的传播途径中只会沿着一个方向继续传播，也叫偏振光。在大自然中，原本无色透明的空气呈现出蔚蓝的天空，日落后失去光源的傍晚，我们仍能观察到晚霞呈现出绚丽的色彩，都是由于地球外围大气层中的气体分子使太阳光进行散射而形成的。波长越短，散射的光越多，在光谱中蓝色的光波较短，因此空气越纯净干燥，我们所看到的天空就越蓝。

（三）被观察物

由以上内容可知，光线的传播必须依赖介质的存在。因此，除了光源，还需要有被观察物的作用，光线才能得以通过不同的传播方式进入人眼，否则我们无法看清任何事物。人眼观察到的物体千差万别，对色彩的识别使我们能清晰地分辨物体之间的区别。试想，如果世间万物的颜色均为统一的色彩，那么我们将很难辨别物体间的差异，继而影响人类社会的秩序和生产生活。

（四）色彩的感知——观察者

当光源照射在物体上，经过不同传播方式进入人眼后，颜色才能被识别。识别颜色的生理基础，首先是具备正常的视觉感知系统。视觉的传导过程：光线经过人眼角膜，穿过瞳孔、晶状体、玻璃体到达视网膜。由视网膜上的感光细胞接收光源信号，并转化发出神经冲动信号，通过双极细胞层及神经节细胞层传递至大脑后部的视觉皮质中枢，视觉信息在中枢得到处理后，形成视觉及生理反馈。

在视觉形成的过程中，人眼接收光源的感觉细胞是视网膜底层的视锥细胞和视杆细胞。这两种细胞都含有可吸收光的视紫红质，能接受光刺激，将光能转换为神经冲动。虽然视锥细胞（600万～700万个）的数量远少于分布在视网膜表面的视杆细胞（约1.2亿个），但是视锥细胞对强光和色彩的差异具有高度的分辨能力，能够识别红色、绿色和蓝色的波长。而视杆细胞与神经末梢的连接主要是多对一的形式，因此视杆细胞对弱光和颜色明亮度的感知更加敏感。猫头鹰与家鸡的视觉区别就在于，猫头鹰的视网膜中视杆细胞较多，因此在夜间活动中受光线强度的影响较小；而家鸡的视网膜中视锥细胞较多，所以黄昏后视觉减弱。由此可见，视觉的形成特点与生物自身的生理结构存在重要的关系。

综上所述，颜色的感知过程，必须要由光源的刺激与被观察物体的共同作用，经过观察者的识别才能被发现，三者缺一不可。

二、色彩的表述方法与色立体

随着人类文明的发展，人们逐渐对新事物的发展规律和机制加以研究和总结，建立新的科学知识体系，形成共识，便于描述、沟通及合理的运用。以下将介绍色彩的组成元素、颜色的分类与表达色彩的方法，以及它们与口腔医学之间的联系。

（一）色彩的组成及透明度

1. 色相（hue）　又称色调、色别（图 10-1-4），是区分颜色最基本的特征，用于描述物体的颜色，由光线照射在物体反射出的波长决定。换言之，色相是指颜色的名称，也就是前文列举的红、橙、黄、绿、蓝、靛、紫这七种不同颜色的光波。色相是颜色间相互区别时最本质的定性元素。波长的长度差别决定色相的差别。

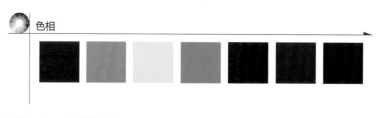

图 10-1-4　不同的色相

2. 明度（value）　又称亮度（图 10-1-5），反映颜色的明暗程度，由物体对光的反射率决定，即光波的波长相同，振幅不同，决定色相明暗的程度。反射率越高，亮度越亮；反射率越低，亮度越暗。明度是一个定量的元素。

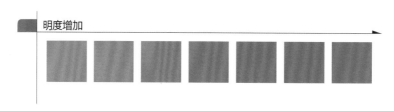

图 10-1-5　不同的明度变化

3. 饱和度（chroma）　又称纯度、彩度、色度（图 10-1-6），是指色调浓度的高低，由色调中有色成分的比例决定。饱和度越高，颜色越纯，色彩越鲜艳；饱和度越低，彩度越低，颜色越深暗。饱和度也是颜色系统中定量的元素。

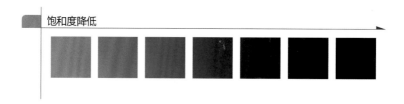

图 10-1-6　不同的饱和度变化

4. 透明度（transparency）　在口腔中牙体的颜色不仅涵盖以上三种元素，还具有一定的透明度。透明度高的物体，光线穿透的程度越高，明度越低；透明度低的物体，光线被吸收得越多，光线穿透率越低，明度越高。

（二）色彩的分类

了解色彩的分类有助于我们观察和分析口腔中牙齿的颜色特点，在帮助患者恢复牙体形态的同时，更好地再现天然牙的色泽。此外，当充填体或修复体颜色效果不佳时，也利于医师准确调整改善修复体颜色的异常。

1. 无彩色与有彩色

（1）无彩色：指除彩色以外的黑、白、灰三种色相的颜色。明度从 0 至 100，饱和度几乎为 0。

（2）有彩色：指可见光谱中各波长相对应的颜色。如红、橙、黄、绿、蓝、靛、紫及它们之间相互混合后形成的颜色，或它们与无彩色混合后产生的颜色，均为有彩色。有彩色不仅含有明度，还具有色相与饱和度。

2. 表面色与物体色

（1）表面色：指光线照射在非透明的物体表面，光线发生吸收与反射，反射光出射到人眼的颜色，就是物体表面的表面色。

（2）物体色：指光线照射在半透明或透明的物体上，光线经过吸收、反射、透射，反射光与透射光入射到人眼的颜色，由物体表面的光谱反射率决定。

物体的表面色与物体色都取决于未被吸收的光波的波长与频率。口腔中牙齿因切端的半透明特点，颜色既包含了物体色（牙本质色），又包括表面色（牙釉质色）。

3. 初级色、次级色、补色

（1）初级色：指红、黄、蓝三种三原色。

（2）次级色：两种初级色混合得到的颜色为次级色，为橙、绿、紫。

（3）互补色：分为美术互补色与光学互补色。在色相环中成 180° 对角的两个颜色即为美术互补色，例如红色与绿色，蓝色与橙色为互补色。当美术互补色等量混合时可以得到黑色或灰色。当两种色光以适当比例混合能得到白光，即为光学互补色。

4. 光学三原色、颜料三原色

（1）三原色：又称三基色，是指经过棱镜分解后不能再次分解且独立存在的三种颜色。特点是三种颜色相互混合可以形成所有其他的颜色，但三原色中任何一种颜色无法由另外两种原色混合形成。

（2）光学三原色：又称加色三原色，分别是红、绿、蓝（red green blue，RGB）三种颜色的色光。RGB 模型是色光的叠加模型，将三种三原色色光按照不同的比例混合可以得到所有颜色的色光（图 10-1-7）。三原色色光中的一种光波被吸收，其他两种色光等量重叠时会产生以下颜色：红色叠加绿色产生黄色 R + G = Y（yellow），红色叠加蓝色产生紫色 R + B = M（megenta），绿色叠加蓝色产生青色 G + B = C（cyan）。当这三种颜色的等量色光完全重叠在一起时会产生白色，R + G + B = W（white）。加光混合后颜色的明度会提升，因此以上过程也称加光混合或加色混合，这三种三原色也称为加色三原色。生活中由于显示器是一种自发光的装置,人类通过运用不同色光叠加的原理,实现了黑白电视到彩色电视的过渡。

（3）颜料三原色:又称减色三原色,它们分别是青、紫、黄(cyan megenta yellow,CMY)三种色料颜色。CMY 模型是物体吸收 RGB 光波波长的减色三原色(图 10-1-8)。物体的表面色在光照条件不变的情况下,颜料混合的颜色越多,被吸收的光线越多,物体的颜色最终由反射出的光线决定。这时物体的颜色实际上是照射光源减去被物体吸收的光线后所呈现的颜色,因此以上的过程又叫减光混合或减色混合。减色三原色两两混合会产生以下颜色:青色混合紫色产生蓝色 C＋M＝B(blue),紫色混合黄色产生红色 M＋Y＝R(red),青色混合黄色产生绿色 C＋Y＝G(green)。理论上减色三原色同时等量叠加会产生黑色。生活中彩色印刷、彩色照片、绘画油漆均通过颜料三原色的减色法原理实现,还广泛应用于被动发光的场合。由于实际上等量混合的色料产生的是深灰色,而不是真正的黑色,所以在印刷技术中,还需要添加真正的黑色颜料,所以 CMY 模型也称 CMYK 模型。其中为了与蓝色 blue 区分,字母 K 使用了 black 的尾字母代表黑色。口腔中牙体组织或修复体的颜色调整正是利用了颜料三原色模型的原理,通过添加不同颜色的颜料,增加被吸收的色光,以调整改善牙齿的颜色及明度。混合的颜色越多,明度越低。

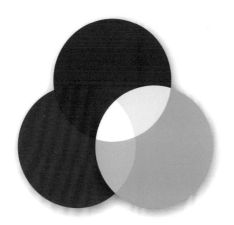

图 10-1-7　光学三原色

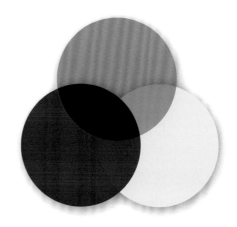

图 10-1-8　颜料三原色

（三）色彩的表述

对于色彩的描述体系有色环和色立体两种表示方法,它们就像不同版本的"色彩字典",可以定位各种颜色在"色彩字典"中对应的坐标,是描述颜色的定位系统,即表色系统。

1. 色环　也称色相环,是可见光谱中的色相按照波长频率的顺序将头尾相连成圆环形排列。不同的颜色系统中色环的种类及色相的数目也不尽相同。在牛顿色环的基础上,发展出 10 色相环、12 色相环、24 色相环、100 色相环等。较为常用的是由近代瑞士色彩学大师约翰斯·伊登设计的"伊登十二色相环"(图 10-1-9),它的设计特点是以红黄蓝三原色为基础色相,通过减色混合的方式产生其他 9 种颜色,按照光谱的排列顺序均分 360° 圆环并独立排开,色环中的三原色形成等边三角形。位于直径两端对立位置的颜色互为补色对,例如红绿、黄紫为补色对。色环上 90°以内的颜色为类似色，例如红橙、黄绿等均为类似色。色环通过平面的形式简单明了地展示了色相的序列及色相间的相互关系。

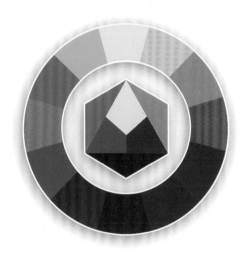

图 10-1-9　伊登十二色相环

2. 色立体　是通过色度学（比色法）中色相、明度、饱和度三种基本要素立体展示颜色之间逻辑关系的表色系统。色立体在口腔临床工作中的应用主要体现在两种常用的表色系统：孟塞尔表色系统、国际照明委员会表色系统。

（1）孟塞尔表色系统：20 世纪初，美国艺术家阿尔伯特•孟塞尔（Albert H. Munsell）创立了三维的颜色分析系统，即孟塞尔颜色系统（Munsell color system）。该系统不仅被公认为是颜色定位系统的基础，也是目前依旧应用最广泛的表色系统。

孟塞尔表色系统的模型为类似球体的颜色立体模型（图 10-1-10）。模型中的中心轴为无彩色的黑白灰色。中心轴表示 0～10 的明度等级，数值越小，颜色越暗。白色位于中心轴顶端，明度为 10；黑色位于底端，明度为 0。每一水平面的色相盘由 10 种色相组成：红、黄、绿、蓝、紫心理五原色为主色相，相邻色相混合形成的五种中间色相，即黄红、黄绿、蓝绿、蓝紫、紫红。它们按照顺时针的方向等分圆环依次排开。饱和度则体现在同一色相水平方向上距离中心轴位置的差异，距离中心轴越近，饱和度越低，色彩越不明显；距离中心轴越远，饱和度越高，色彩越鲜艳。孟塞尔表色系统在口腔诊疗工作中主要指导视觉比色。

（2）国际照明委员会表色系统：CIE 表色系统即国际照明委员会表色系统（international commission on illumination color system），是国际照明委员会在 1976 年公布的一种模拟人眼视觉观察颜色的表色系统（图 10-1-11）。为了平衡人眼在颜色识别时主观因素产生的差异，同时满足电子设备精确测量颜色的要求，国际照明协会通过人眼颜色视觉实验，先后确立了标准观察者、标准光源的定义，以及颜色匹配实验所需的视野。由最初制定的 CIE XYZ 基色系统进一步推导出 CIE XYZ 颜色系统，最终为了解决 XYZ 系统和它在色度图上表示颜色间的距离与观察者感知一致性的问题,制定了 CIEL*a*b* 表色系统。该系统由 CIE XYZ 非线性转化而来,弥补了 RGB 与 CMY 两种色彩模式的不足,能够客观定位每一种颜色的色度值,从而实现了颜色的数字化、定量化的标准计算、表达与测量。

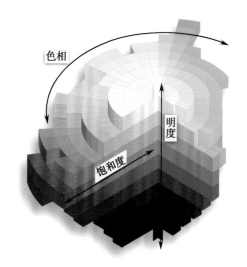

图 10-1-10　孟塞尔表色系统

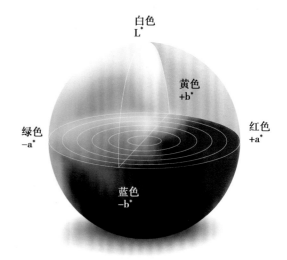

图 10-1-11　CIE 表色系统

  CIEL*a*b* 表色系统采用假想的球体三维描述色彩三要素的立体颜色模型。L* 值代表 "lightness",也指明度,位于模型的纵轴,从上到下明度逐渐减低,由 0 至 100 代表明度值的变化。a* 值代表"redness",描述红绿色度的饱和度,位于模型的水平轴,正值表示红色,负值表示绿色。a* 值越高,颜色越红。b* 值代表"yellowness",描述黄蓝色度的饱和度,同样位于模型的水平轴,与红绿度坐标轴在水平方向上垂直相交,正值代表黄色,负值代表蓝色。b* 值越高,颜色越黄。a* 值与 b* 值的绝对值决定了饱和度的大小。

拓展内容

奥斯特瓦尔德表色系统

  奥斯特瓦尔德表色系统(Ostwald C color system),由一位德国物理化学家威廉•奥斯特瓦尔德于 1920 年发表(图 10-1-12)。他认为所有的色都是由黑、白、纯色三种成分按照不同面积比例混合得出。奥斯特瓦尔德的色相环以红、黄、绿、蓝四原色为基础,两组补色分别相对位于圆周的 4 个等分点上,再于四原色之间添加橙、紫、蓝绿和黄绿四种色相,组成色立体中 8 个基本色。每一个基本色分成三种色相,最终形成由原色和减色组成的 24 色相。该颜色立体模型为一复圆锥体,中央轴也是非彩色轴,由8 个梯度的明度组成,顶端为白色,底端为黑色。色立体以中央轴的长度作为底边形成等边三角形,顶点为各个颜色的纯色色相,以黄、橙、红、紫、蓝、蓝绿、绿、黄绿依次顺时针排列,该三角形形成的面称为等色相面。

奥斯特瓦尔德表色系统的规律性给色彩的调和提供了理论依据，但仍然存在饱和度与明度阶段的相关位置不对称，无法在色立体中准确定位混合色的问题，目前较为少用。

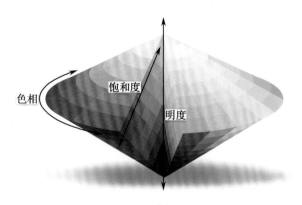

图 10-1-12　奥斯特瓦尔德表色系统

三、影响色彩感知的因素

正常情况下，人们接受外界信息中绝大多数的内容都是由视觉传入大脑的，例如物体的轮廓外形、空间位置的界限都是通过色彩的差异和明暗关系的反差得到反映的，而首先引起视觉反应的是色彩。在感知色彩的过程中每一个因素都会影响人眼对颜色的辨别。从感知者的生理、心理因素，到照射光源、背景环境的差异，再到被照射物体的性质，无一不对色彩的辨别产生重要的影响。

（一）环境因素

众所周知，太阳光的差异会让天空和大海在一年四季中的每天，甚至同一天不同时段都能呈现不同的颜色。可见光源与颜色的关系密不可分，它无时无刻不影响着我们识别色彩的效果。事实上光源会通过以下指标影响颜色的表达：光源的种类、光源的强度、色温、照度、显色性和比色背景。

1. 光源的种类　光源分为自然光源和人造光源。自然光源最常见的就是太阳光。此外，各种人工光源的出现加速了人类文明进程的发展，例如白炽灯、钨丝灯等，使人们在缺乏自然光源的夜晚也能进行正常的生产生活。自然光源的优势在于光谱连续平缓，光线均匀，照射面积大，物体明暗变化丰富，层次多样，对比协调。而人工光源下物体的明暗变化较为突出，对比明显。因此，在口腔治疗的比色环节中，我们应尽可能在自然光源下观察牙体的颜色，高质量地选取与天然牙接近的不同层次的颜色。但自然光存在照度不稳定，变化幅度较大的缺点。这时在自然光线较差的情况下，选取合适的人工照明显得尤为关键。国际照明委员会在 1931 年确立了不同条件下的标准照明体系，以统一颜色测量时的照明光源。其中对临床工作的照明要求为标准照明体 D_{50}，该标准的照明体最接近太阳光，从而为术者提供了较为合适的光照条件。

2. 光源的强度 光源的强度是指光源的发光强度，光源在单位立体角内发出的光通量，单位是烛光或坎德拉（cd），即每球面度 1 流明。人眼根据光源的强度通过眼部的肌肉和感光细胞自动调节瞳孔的大小，以控制进入眼睛的光量并适应光线的变化。当瞳孔扩大，视锥细胞充分接收适当强度的光源刺激，人眼才能准确判断物体的颜色。通常情况下，光源的强度要求为 150～200cd。当光线较强或较弱时，都会影响人们对颜色的感知与辨别，眼部组织会随着光线的刺激过度调节，人眼产生视觉疲劳，对颜色的感知能力下降，产生对颜色的误判。光线较强时，我们看到的颜色偏白；光线较暗时，首先消失的是红色与黄色，而蓝色与紫色更明显，这是因为它们的反射能量大，且与人眼的感受器分布有关。

3. 色温 色温是环境光源的平均波长。色温是通过加热理论层面上的绝对黑体（能吸收所有的光而不反射也不透射），使其吸收热量逐渐变色，每一种颜色的光谱对应的加热温度就是它的色温，单位是开尔文（K）。色温通过以上的计算方式计量描述光线中含有的颜色成分。一天中清晨与黄昏的光线以红、橙色为主，色温偏低；正午或在高海拔的地区以蓝、绿色光源为主，色温偏高，此时人眼所观察到的颜色都会失真。为了减少色温对于物体颜色的影响，比色时标准色温被规定为 5 500～6 500K，标准照明体 D_{50} 即为该色温的光源。

4. 照度 照度是指被照明物表面单位面积上接受的光通量，与光源的发光强度及照射距离有关，也称光照强度，单位为勒克斯（lx），即每平方米 1 流明。照度较小时，人眼难以看清物体表面的细节信息，也会影响对颜色的准确判断。照度过量时，也会引起视觉的偏差，进而影响辨色。口腔环境内比色合适的照度为 1 500lx。

5. 显色性 在相同色温的光源照射下，同一物体的颜色仍然会存在差异。这是因为光源中光谱含量的构成比例对物体颜色的呈现程度造成了影响，即光源的显色性能决定物体的颜色外貌。通常情况下，由光谱连续且组成较广的光源照射的物体，颜色的再现效果更加优异，照射出的物体色彩丰富，饱和度适中或较高，色彩较逼真。显色性能较低的光源会对人眼视锥细胞的敏感度造成影响，加剧眼疲劳。长时间处于照明显色指数低的环境下，物体的色彩失真，观察者辨别色彩的能力减弱，会进一步导致色盲、色弱等眼部疾病的发生。评价光源显色性的优劣主要通过显色指数（Ra）来衡量。显色指数代表光源光谱的完整性，定量评价光源的显色性。在口腔比色的过程中 Ra 值应大于 90 以上。

6. 比色背景 被观察物周围的环境背景也会对辨色产生影响。环境中每一个物体的颜色都不是独立存在的，其他物体反射的光也会照射到观察物表面，进而对物体本身的色彩产生影响。色彩间的相互对比，会在人眼视觉上产生不同的效果，而这个过程又掺杂了人的生理、心理因素（详见后文"观察者感知系统"）。临床工作中，口腔医师应尽可能消除口内软硬组织再现过程中所有影响牙齿或牙龈色彩准确识别和表达的因素。例如，在对牙体进行比色时，医师选用黑色或灰色的背景屏蔽软组织对牙体颜色的影响。

此外，在色彩领域会出现同色异谱的现象：两个物体在同一光线下表现出一致的颜色，而在另外一种光源条件下颜色会产生差异（图 10-1-13）。临床上为了避免同色异谱现象的发生,口腔医师或技师应在不同的光线下进行比色,以印证选取颜色的客观统一。

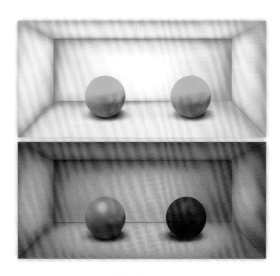

图 10-1-13　同色异谱现象

(二) 被观察物的特性

被观察物的性能在一定程度上也会引起视觉对色彩的不同观察效果。主要包括材料成分、材料性质(粗糙程度、透明程度、材料的厚度与密度)、物体体积大小、物体的静止时间。

不同的物体因材料成分的差异,对光的吸收反射率也是不同的,会导致相同颜色在不同的物体材质上反映出不同的颜色效果。例如金属材料因自身以原子之间的金属键紧密结合,内部的自由电子能吸收所有波长的光谱,具有不透明性及高反射率,能显示出自身的金属色。而玻璃、石材、陶瓷等非金属物质的表面色泽均属于"非金属色"。其中玻璃材料因内部的电子无法吸收可见光,而呈现透明状。石材的颜色是由内部所含矿物质决定。陶瓷材料的颜色则与土质的差异、加工工艺中的烧结温度、加入不同的金属氧化物有关。

材料的粗糙程度决定了光线的反射方式,当光源照射在粗糙度较高的材料表面时,光线容易发生漫反射,表现为物体的明度提高,饱和度降低,使人眼有较为舒适的视觉体验。当物体表面光滑时,光线容易发生镜面反射,此时的反射光线具有较强的方向性,因而具有较亮的光泽。

物体的透明程度、厚度、密度的均匀程度不同,会使光线的透射率产生差异。透明程度越高,透射率越高,物体的颜色则由透光的光色决定;透明度较低的物体的颜色则由反射的光色决定。厚度不均的透明体会使光分解。透明体内部结构密度均匀时,从侧面无法观察到色光透过;当透明体密度不均时,光线会发生散射,会产生在不同的观察角度下色彩的变化。

物体的体积越大,且处于静止状态下,越利于对颜色的辨别。当物体的体积小到一定程度时,人眼很难判断真实的色彩。当物体高速运动时,人眼也难以捕捉本身的颜色。

（三）观察者感知系统——生理因素、心理因素

1. 生理因素

（1）健康的生理要素：观察者感知色彩的生物基础是必须具备健康的生理视觉结构，它体现在人眼器官的生理功能方面，主要包含以下几个方面。

1）视野：视觉的范围，是指人单眼目视前方一点时所看到的空间范围，主要通过角度来衡量（图 10-1-14）。注视点 30° 以内的空间范围属于中心视野，30° 以外为周边视野。当物体的尺寸越大，距离观察者越近时，视野越大，反之则视野越小。当人对观察物的视角小于一定的程度时，则无法准确判断物体的真实性状与颜色。

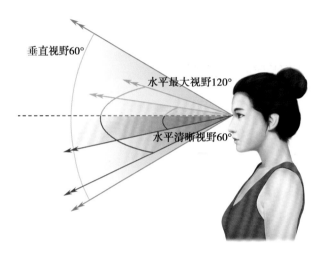

图 10-1-14　人眼平均视野

2）视角：瞳孔与物体两端（上、下或左、右）连线形成的夹角。在观察距离相同时，体积较大的物体具有的视角有利于辨色。正常人眼能识别物体的最小视角为 1 分。

3）视网膜中央凹：位于眼球后极处视网膜中央最薄处的凹状结构，呈淡黄色，也叫黄斑。由色素上皮细胞与视锥细胞两层细胞构成。由于视网膜中央凹的视锥细胞与双极细胞均一对一的连接，因此该处的视觉最为敏锐精准，也称中心视觉。当视网膜中央凹退化或受损时，会直接引起视觉能力的下降。

4）视敏度：辨别物体形态细节的能力，也称视力。亮光条件下，视网膜中央凹的视敏度与周围区域相比最灵敏；而弱光环境下，中央凹视敏度则显著下降，周围区域视敏度相对较高。

（2）外界刺激下的视觉变化和退化：当人眼处于病理状态中或受到外部环境的强力刺激，以及增龄性退化，均会引起眼组织的功能变化，导致观察到的物体的颜色会在一定程度上失真。

1）色觉异常：例如色盲，是视网膜上的视锥细胞功能障碍，导致患者无法辨别可见光谱

中的色光,继而无法准确感知各种色彩。色弱患者辨别颜色的能力较差,虽然他们能看到正常人所看到的颜色,但遇到光线较弱的情况时,几乎无法辨别所有的颜色。

2)眩光效应:当人眼在强光的刺激下,视觉会出现模糊的现象,称为眩光效应。此时瞳孔显著缩小,视敏度迅速降低,引起视觉下降。

3)视觉退化:随着年龄的增长,人眼视网膜中央黄斑区的黄色素会逐渐增加,玻璃体混浊,落在视网膜上的光线越来越少,造成视觉老化减退,尤其对蓝绿色的识别减弱较为明显。

4)视觉适应:主要包括色彩适应、明暗适应、距离适应。

A. 色彩适应:当人们在户外选择戴着墨镜抵抗紫外线的同时,所观察到的物体的颜色会随之变暗。当摘下墨镜后,物体的颜色会再度发生变化,待一段时间后又恢复正常。这样的现象即为色彩适应。正常人色彩适应的时间为5～7秒。

B. 明暗适应:当人们长时间处于黑暗的环境中,突然打开灯光,会产生光线刺眼、视觉模糊的感受。当处在强光的环境中持续一段时间后恢复正常,这便是视觉对明暗环境变化的明适应。相反,当人们从明亮的环境中突然进入黑暗的视野里,最初很难看清周围物体的形貌,随着时间的延长,也会逐步适应,这样的过程即暗适应。视觉明暗适应的时间因人而异,通常明适应所需的时间比暗适应所需的时间短。

C. 距离适应:人眼在一定的距离范围内能识别物体形态色彩的差异,这便是视觉存在的生理功能为基础的距离适应。这个过程主要是人眼中的晶体,通过改变厚度自动调节焦距,而使人眼能够看清一定范围内远近距离不同的物体。

2. 心理因素 日常生活中,色彩的变化会产生不同的视觉效果和心理效应。人的大脑在不同色温环境中会存在不同的表现:在高色温(白天)照明下会比较有精神,在低色温(傍晚)照明下会比较平静。而颜色自身的一些特性会引起人心理不同的感受。例如将各式各样的颜色搭配在一起,色彩之间的对比也会对人眼辨别颜色产生不同的视觉效果。

(1)色彩的对比效应

1)色相对比:指将不同的色相搭配在一起进行对比,通常色环上距离(角度)较近的色相对比效果较弱,反之对比效果较强。根据对比的强弱效果分为同类色对比、邻近色对比、对比色对比、互补色对比(图10-1-15)。

A. 同类色对比:指色环上角度约为60°的色相对比。对比效果较为单纯,只有明度深浅之分,色相对比极弱。给人以平静而单调的感受。

B. 邻近色对比:指色环上角度约为90°的色相间相互对比。将邻近色的色相搭配在一起外观统一协调、对比效果稍强于同类色对比,耐看,但也会稍显单调,需要借助明度与饱和度的调整,来增强色相间的差异。

C. 对比色对比:指色环上角度约为120°的色相间相互对比。对比效果较为鲜明、丰富饱满、令人兴奋,但色相间缺乏融合,易出现视觉疲劳。

D. 互补色对比：指色环上角度约为180°的色相间相互对比。对比效果最为强烈，给人以充分的视觉刺激，具有较强的吸引力，但易产生不和谐，缺乏雅致的视觉效果。

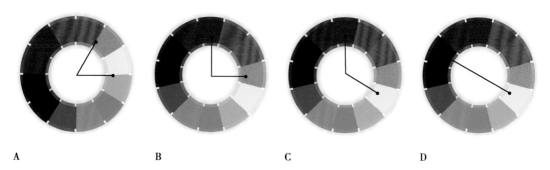

A   B   C   D

图 10-1-15 色相对比
A. 同类色；B. 邻近色；C. 对比色；D. 互补色

2）明度对比：指色彩明暗程度的对比效果。色彩的层次与空间关系主要依靠明度对比来表现。在无彩色中，明度最高的是白色，最低的是黑色。在彩色中，当把相同的色相放置在不同明度的颜色背景上，放在明度较暗的背景上的颜色会比较亮，放在明度较高的背景上的颜色偏暗。将两个同类色的色相放在一起，明度值调整成同一数值时，图形的清晰度并不是很高；相反，将互为互补色的两种色相搭配在一起，明度值相差较大，图形的清晰度反而很高（图 10-1-16）。

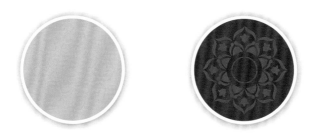

图 10-1-16 同一色相放在不同背景下（同类色、互补色）的
对比效果

3）饱和度对比：色彩中饱和度差的大小，可以体现饱和度的强弱。同一色相与饱和度高的颜色相比会显得饱和度较低，与饱和度低的颜色相比则会显得饱和度较高。当色相、明度指标相同时，饱和度差小，柔和感越强。当饱和度对比较强时，会出现杂乱、炫目等不良的感受；而饱和度对比较低时，会出现杂乱、暗淡等感受（图 10-1-17）。

（2）色彩的错觉

1）色彩的膨胀感与收缩感：色彩的膨胀与收缩错觉，主要与波长的长短及晶状体的调节作用、色彩三要素中的明度与饱和度有关。波长长、明度高的色彩给人膨胀的视觉，而波长短、明度低的色彩给人收缩的感觉。饱和度较高的鲜艳色彩也有膨胀感，饱和度低的灰浊色会有收缩感。

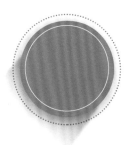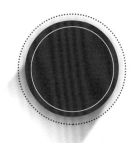

图 10-1-17 同一色相饱和度低的颜色更鲜艳

2）色彩的冷暖：冷暖本身是人体对外界温度刺激的感受。而色彩的冷暖主要来自人生理与心理的共同作用。对有彩色而言，波长较长的红色、橙色等会给人带来温暖的视觉效果；而波长较短的蓝色、绿色等色彩，使画面呈现宁静、清凉的氛围。对无彩色而言，黑色是暖色，白色是冷色，灰色是中性色。在这里，我们需要区别色温与色彩心理中对颜色冷暖的区别。

3）色彩的轻重：通常人们会觉得暖色密度较大，重量比冷色重；而冷色密度稀薄，偏轻。此外，高明度色彩给人以轻的错觉；低明度的色彩给人以偏重的错觉。

4）色彩的进退：波长较长的颜色有前进感，而短波长的颜色有后退感。明度高的色彩给人前进的感觉，明度低的色彩有后退、收缩的感觉。此外，背景色的衬托也会产生色彩的进退错觉。在白色背景下，互补色的对比会比较鲜明，从而会有膨胀感。灰色背景下，色彩的对比效应相对较弱，会有后退感（图 10-1-18）。

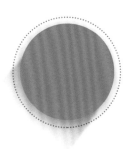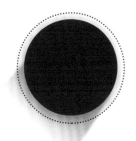

图 10-1-18 红色具有膨胀感，蓝色具有后退感

5）色彩的时间感：色彩可以引起人们对时间感的混淆。当人们长时间注视红色，会感到时间度过较慢，比实际时间长；而观察蓝色的时间感比实际时间短。

（3）色彩的后视现象：当长时间的光刺激作用于人眼突然停止后，视网膜上的影像不会立即消失，这种现象称为视觉的后视现象。这是由于神经兴奋后的痕迹作用，也称视觉残像或视觉暂留。后视现象分为正后像和负后像。正后像是指当视觉神经的刺激未达到峰值之前的视觉惯性而产生的后像。正后像的色相与原刺激色相相同。例如长时间直视太阳后闭上眼睛,能感受到与阳光颜色及形状相似的图像。负后像是指视觉神经过度兴奋导致疲劳引起的后视现象。负后像的色相与原刺激色相为互补色。长时间注视红色后立即转向白色时,容易出现绿色的影像,即负后像感受。

(4)色彩的恒常性:指无论光源如何变化,人们(视觉健康者)对一些物体固有的色彩认知不会随之改变。这不仅与人眼视网膜感受器的吸收特性有关,还与人们的生活经验及大脑的记忆密切相关。例如现在你无须看到实物,就能想起雪是白色的,树叶是绿色的,香蕉是黄色的。你对这些物体颜色的认知不会因光源的变化而发生改变。

(5)色彩的易见度:当光源强度与被观察物体积不变时,物体能否被辨别清楚,取决于色彩的可见度,也称色彩的易见度。它取决于物体色与背景色在色相、明度、饱和度上的对比程度。这三个要素对比强,色彩可视度则高;反之,色彩的易见程度低。

(6)色彩的情感性:有实验表明,当处在红色环境中,人的脉搏会加快,血压有所升高,情绪会偏激动兴奋。而当人处在蓝色的环境里,能消除紧张感,情绪变得镇静,脉搏随之降低。绿色可以让人缓解眼部和肌肉的疲劳,心里产生安全感,使人放松,有利于集中思想,提高工作效率。此外,脑电波实验证实,人们对红色更加警觉,对蓝色的反应是放松。而黑白灰的色觉让人感到压抑、无聊。

(7)色彩的象征:色彩的象征也是人们基于对日常过往的生活经验和心理感受赋予色彩的不同意义。例如红色象征热情、喜庆,绿色代表生机、清新,白色寓意纯洁、朴素等。但色彩的象征意义也会因民族、国家的不同产生差异。

第二节

色彩学在牙体组织中的表达与应用

色彩学在口腔中的表达与应用主要体现在记录与重建天然牙逼真的美学效果上。牙齿的色彩作为影响口腔美学的要因,一直是口腔临床研究的热点内容。在缤纷斑斓的色彩空间中,天然牙的色彩空间仅占 1/8 左右,而在牙体色彩的重建过程中,这"冰山一角"却给临床工作者带来了重重阻力。为此,我们需要客观认识天然牙的牙体结构特点及色彩特征,同时掌握如何运用科学的方法来表达、传递牙齿色彩,进而在牙体组织仿制中结合色彩学知识,达到进一步应用的学习目的。

一、牙体硬组织的色彩学特征

(一)天然牙的色彩信息

天然牙色彩的渐变特性归因于其结构特点,大多数牙齿的质地具有显著的不一致性,并伴有色彩的不均一特征。仅个别天然牙具有与比色板类似的均一过渡性。因此,天然牙的色彩特征很难在牙体仿制中完美复现。牙体组织重建后与口腔天然牙的协调美观是口腔医患实现双赢的共同目标，更是直接影响医患关系的关键因素之一。若想将牙体填充、修复材料在色彩方面达到逼真的效果，我们首先要了解天然牙的结构特点及色彩特征。

1. 天然牙的生理结构与色彩的联系 天然牙是由牙釉质、牙本质、牙骨质及牙髓组织共同构成的，整体形态具有不规则特性。牙齿形态受牙齿嵴的走向、形态及交会位置的影响。例如，近远中边缘嵴构成的轴角形态等因素也决定了牙齿的形态变化。这些细节表现对牙齿质感的体现尤为重要，同时也影响牙体色彩的表达。如前文所述，天然牙色彩的产生基于人体对光的生理性视觉效应，此过程受人眼、脑及生活习惯等多因素共同作用的影响。天然牙色彩的呈现主要由牙釉质、牙本质对光线的反射、透射、折射及散射程度决定，最终效果与二者的组成及结构密切相关。

（1）牙釉质：牙釉质是人体矿化水平最高的组织，具有 7 级分级结构。主要由纳米级的羟基磷灰石晶体和少量的有机物和水构成。无机晶体经过有机物的组装后，二者共同形成牙釉质内的第 5 级结构——釉柱和柱间质。釉柱和柱间质的组成成分相同，不同之处在于羟基磷灰石晶体的排列方向。在牙釉质表面 1/3 层内，釉柱呈放射状排列；在内 2/3 层，其排列方式为交叉状。牙釉质内羟基磷灰石晶体的排列对光线可以产生类似棱镜的作用，可使部分光线透射，表现出牙釉质的透明性。而牙釉质中的有机物可对穿透的光线产生漫反射，使得部分牙釉质表现为较白且不透明的特征。牙釉质的结构及组成成分对光线的作用效果，为天然牙色彩学特征提供了生理基础。

牙釉质主要体现天然牙的明度（亮度）和透明度。牙釉质内具有半透明层与透明层重叠，纵向观察，从颈部至切端移行过程中，牙釉质厚度逐渐增加，牙体的透明度逐渐增高，饱和度（彩度）逐渐变弱。横向观察，从天然牙中心向近远中移行过程中，牙釉质的亮度递增，透明度降低，饱和度增强。由内到外观察，天然牙的牙本质色彩和牙釉质的透明度都是逐层渐变的。此外，光线穿过牙釉质后可形成散射蓝光，透射红黄光的特殊效果。光线从外部通过半透明的牙釉质，继而反射出牙本质的淡黄色特性，这在牙釉质较薄的牙颈部体现尤为明显。

（2）牙本质：牙本质由牙釉质包裹，是一种含有密集排列放射状细管结构的硬组织，具有各向异性。与牙釉质相比，在成分上，牙本质的有机物含量显著多于无机物；在结构上，牙本质小管内含有丰富的胶原纤维。光线经过牙本质小管后具有明显的放大效应，赋予牙本质扩散透光特性。

天然牙的饱和度和色相主要通过牙本质体现，并有移行渐变的趋势。整体来看，牙本质含量在牙颈部及邻接面处较高，饱和度较大。纵向移行观察可发现，由颈部过渡到切端，牙本质的唇舌径较小，饱和度明显减弱。光线照射到牙齿表面时，具有透光特性的牙釉质与扩散透光的牙本质交互作用，从牙釉质透射出的光线散射会产生欧泊变彩效应，透过的光呈橙色，反射光呈蓝色。

2. 天然牙增龄性改变与颜色变化的关系 如前文所述,年轻恒牙的牙釉质矿化程度较低,有机物含量较高,透明度低,光线照射到牙齿表面后发生较多漫反射,牙齿颜色较白。此外,年轻恒牙的牙髓腔较宽大,牙本质相对较薄,牙髓组织的血供充足、活力高,会透出轻微的红色。牙齿颜色的增龄性变化主要体现在,随着年龄的增长,牙齿矿化程度增加,光线照射到牙齿表面后发生漫反射减少,牙釉质的透明度增高。牙釉质因逐渐磨耗而变薄,继发性牙本质的形成使牙本质的厚度逐渐增加,导致牙髓腔逐渐缩小,牙髓组织血供减少、活力降低,牙齿透出的红色减少,主要呈现偏黄的颜色(图 10-2-1)。

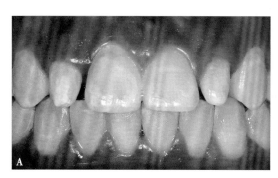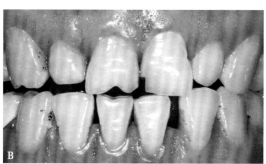

图 10-2-1　牙齿颜色的增龄性变化
A. 年轻人牙齿的色彩;B. 老年人牙齿的色彩

此外,性别差异的大致趋势是,男性牙体颜色的饱和度一般高于女性。对同一个体而言,不同牙位的颜色不同,例如尖牙的颜色黄于切牙及侧切牙。而对侧同名牙之间的色相、饱和度及明亮程度基本相同。从前牙区到磨牙区,牙齿的饱和度逐渐升高。

综上所述,天然牙色彩与自身成分及结构关系密切。与此同时,牙齿结构会出现增龄性的改变,牙齿颜色也有增龄性变暗变黄的趋势,但这种变化尚不能被合理量化。年龄因素对牙齿颜色的影响程度也尚未达成科学共识,但可能归因于以下因素:牙髓腔变小,矿化程度变化,继发性牙本质形成,牙本质的颜色饱和度增加,牙齿亮度和牙釉质厚度都下降等。

(二)天然牙的光学特性

天然牙的光学特性受人体的年龄、饮食习惯等因素影响而不断发生变化,具有一定的复杂性。为方便理解牙齿硬组织的光学特性,我们已在前文内容中将色彩三要素(色相、饱和度和明度)进行介绍。为了更好地实现口腔色彩再现,医师需要准确把握天然牙的色彩特点,为后期色彩信息的传递和呈现奠定基础,具体内容如下。

1. 透明性 材料的透明性分三种:全透明性、半透明性及不透明性。当光线进入半透明材料的时候,一部分光线会通过,另一部分光线会被吸收。牙釉质的半透明性主要体现在切端,透过牙釉质可以观察到牙本质的指状突,即发育叶的形态。牙颈部牙釉质含量少,半透明性降低,主要体现牙本质的颜色。半透明体与不透明体相比,同种颜色的半透明体的明度更低,颜色趋于柔和(图 10-2-2)。

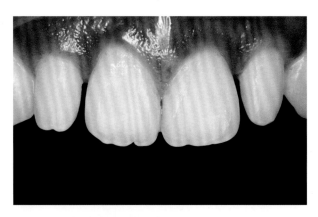

图 10-2-2　切端的牙釉质呈半透明

2. 荧光性　荧光的产生源于一种物质吸收了短波长的紫外光或反射了长波长的可见光。牙本质小管中胶原等有机成分是牙本质荧光特性的主要原因。牙齿的荧光特性会使自身饱和度降低,明度提高,但不影响天然牙的半透明性。同时,在不同环境下,牙齿的荧光性也存在细微差异。此外,牙齿的荧光性和牙釉质的半透明性使得游离龈下的牙体组织也呈现一定的亮度,所以此部分对应的牙龈表面亮度也有所提高,这也是牙齿荧光性的作用之一。

3. 乳光性　牙釉质反射光依赖波长,牙釉质中的羟基磷灰石晶体倾向于反射更短的波长。因此,牙釉质会透射红光和黄光,散射紫光和蓝光,呈蓝色(半透明),并具有一定的光学深度。牙釉质内部存在许多微小的反射面,透入牙釉质内部的光线漫反射后,再反折出牙釉质时,牙釉质含量较高的切端便呈现灰蓝色乳光效应(图 10-2-3)。

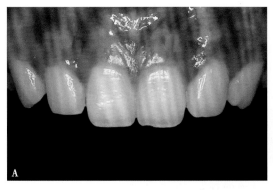
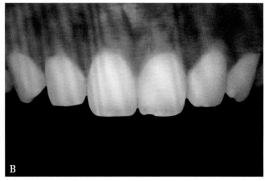

图 10-2-3　使用偏光镜头前后牙齿的乳光性表达效果
A. 使用前;B. 使用后

4. 光泽度　正常情况下,牙齿表面相对光滑,当光照射在牙面时,过程类似于镜面反射,会呈现出白色的光亮,让牙齿整体富有一定的光泽度。牙齿粗糙度对光泽度影响较大,牙齿表面粗糙度会影响光线的"反射/透射比",同时影响牙齿亮度。平整的表面如健康的年轻恒牙会形成镜面反射，可反射较多的光线；不平整的牙齿表面（如早期的龋损、酸蚀症、四环素牙、牙釉质发育不全或对牙表面的打磨和抛光的操作）会影响牙表面光线的透射、反射效果。因此，仅存在反射光滑表面的不透明体，光滑牙面的亮度高于粗糙牙面。天然牙具有半透明性，光滑牙面的透光率高于粗糙牙面，也就使其反射出的光线少，明度低（图10-2-4）。

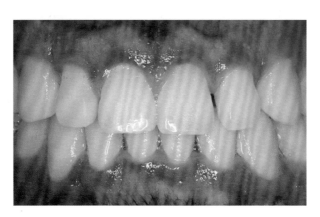

图 10-2-4　正畸后牙齿唇面原托槽粘接处的光泽度较周围牙体组织低

（三）天然牙色彩的病理性变化

1. 牙釉质发育异常　多种原因造成的牙釉质表面质地、厚度及色彩等异常，牙体硬组织颜色较正常牙体变化明显。例如氟牙症患者的牙冠表面常呈牙釉质部分厚度不一、明度下降，伴有色素沉着，颜色分布不均衡，呈现白垩或黄褐色（图10-2-5）。

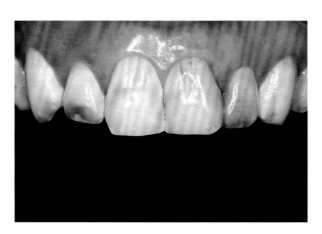

图 10-2-5　氟牙症的色彩特征

2. 牙本质发育异常　发育导致牙本质异常的色彩变化，主要是反射吸收光线后所呈现的颜色与正常牙齿比具有明显的差异。例如，四环素牙整体饱和度较大，呈现灰色、褐色，并伴有透明度降低的特点（图10-2-6）。

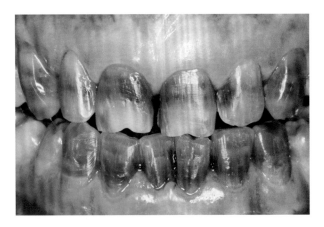

图 10-2-6　四环素牙的色彩特征

3. 牙髓坏死　与活髓牙相比,其明亮度、半透明性及荧光效果均下降,色彩饱和度变大,色相偏红、黄(图 10-2-7)。

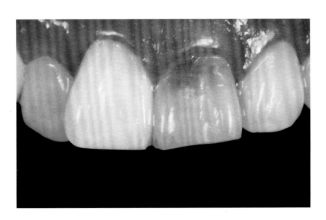

图 10-2-7　21 牙髓坏死的色彩特征

二、口腔美学色彩的识别与应用

　　色彩的识别与应用主要体现在口腔临床比色的过程中,以及医技对牙体、修复体的再现。在此过程中,医师首先需要准确识别患者口内天然牙体的颜色特征,结合自身掌握的专业比色知识,选择与天然牙最接近的颜色进行分析对比和记录。采用树脂恢复缺损的牙体时,由术者选择与天然牙匹配的不同颜色层次的树脂材料逐步恢复牙体色泽与形态。当采用修复体恢复牙体或牙列缺损时,需要通过数字化的方式将颜色信息传达给技师,由技师完成修复体的最终制作。因此,在比色过程中,医师与技师都需要做到对颜色的正确识别与解读,精确地复制与传递,以及精准地再现与验证。口腔临床比色主要包含视觉比色与仪器比色,它们分别通过比色板与比色仪器实现。此外,随着科技的发展,也逐渐应用数码相机展开辅助比色,传递色彩信息。

（一）视觉比色

视觉比色是口腔比色中最传统的比色方法，原理是通过人眼观察患者口内目标天然牙与比色板上的比色片进行对比匹配，以确定最接近的颜色。术者需要具备良好的相关专业比色知识，结合实际比色环境情况，并参考患者自身的意见，得出相应的比色结果。该方法的优点是成本低、比色过程简便高效易掌握，目前仍然是绝大多数口腔临床医师选择使用的比色方式。但影响视觉比色的环境、人为因素众多，因此口腔医师在选择视觉比色时应尽可能减少比色过程中的所有影响因素。

1. 比色环境的准备　在具备良好的自然光源条件时，口腔医师或技师应该在晴天的上午 10 时或下午 2 时选取自然光线充足，但避开光线直射的位置进行比色。在非晴天自然光线不足的情况下，应采用色温为 5 500K 的照明装置（标准照明体 D_{50}）。诊室的比色环境应创造为中性灰色，减少其他物体光反射。比色时机应选择在牙体预备之前牙体未脱水的情况下进行，避免以下两种情况发生：①天然牙水分丢失可导致明度显著增加，饱和度降低；②采用硅橡胶取模也可导致牙体明度显著增加。

2. 观察者与被观察者的准备　被观察者应在比色前确保口内天然牙表面无菌斑、色素，牙龈组织健康。口外的准备要求卸妆，避免穿颜色较为鲜艳的服装。观察者应避免在视觉疲劳的情况下进行比色，当多次比色后或难以选择较为接近的颜色时，应短暂休息，凝视蓝色或中性色的物体，对视觉进行校正后再进行快速比色，时间应控制在 5 秒内完成。

3. 比色过程　在采用视觉比色时，若使用人工照明，应使光线以 45° 角照射牙面。比色板及牙体距离眼睛 50～60cm 的距离。一般选择参照的天然牙是目标牙的邻牙或对颌牙。根据牙体不同的部位颈部、体部、切端，遵循所选择的比色板规定的比色顺序进行比色。比色过程中可选取黑色或灰色的背景板遮挡牙龈、黏膜软组织对牙体颜色的影响。选定相应的比色片后进行记录，将比色片放置在目标天然牙的旁边摄影，切忌遮挡比色片上的颜色标记信息，并拍摄患者大笑时的照片。将比色信息及照片传至技师作为参考，完成修复体的制作。

4. 比色板　比色的方法决定了采用的比色工具。视觉比色依靠比色板作为比色依据，不同的比色板在颜色空间分布、颜色覆盖范围，及比色片排列分组方式上都不尽相同。因此，不同的比色板之间对色彩三要素的对比顺序也有所差异。常用的比色板有以下几种。

（1）classical 比色板：临床中早期应用最广的比色板是 classical 比色板（图 10-2-8），该比色板由 16 种比色片按照色相分组，每组组内由不同饱和度色片组成。字母 ABCD 分别代表橘黄、黄、黄/灰、橘黄/灰（棕）。饱和度与明度以数字的方式表达：1 代表饱和度最低，明度最高；2 代表饱和度最高，明度最低。classical 比色板的比色顺序是先确定色相，再确定饱和度，或按照明度由高到低将比色片排序使用。但该比色板经过长期的实践使用后被发现颜色覆盖范围较窄，颜色空间分布不均匀，缺乏色彩三要素中明度属性的描述。

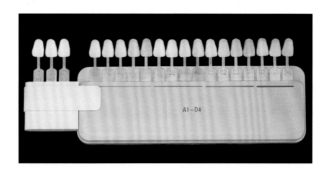

图 10-2-8　classical 比色板

（2）Toothguide 3D-MASTER 比色板：在 classical 比色板的基础上进行改进，消除一定程度的比色主观性，在统计学上基本覆盖了人类天然牙的颜色分布区间（图 10-2-9）。该比色板利用色度计量法的明度、饱和度、色相三要素等距值为分布原则，将明度元素作为最重要的考量因素，并设计按明度、饱和度、色相的顺序进行比色。有学者研究发现，Toothguide 3D-MASTER 比色板的比色准确性与可重复性高于 classical 比色板。Toothguide 3D-MASTER 比色板共有 29 个比色片组成，含有 5 个明度组别：由 1 到 5 明度值逐渐降低。每个明度组内有 3 个色相：中性色的 M 组、偏黄的 L 组，以及偏红的 R 组。每个色相内含有 2～3 个饱和度等级：饱和度 1 到 3 代表饱和度逐渐增高。该比色板比色顺序：将不同明度组中的 M 组色片取出先确定明度，根据所选明度组再对比牙齿颜色的饱和度，最终确定色相。病例示意如图 10-2-10 所示。

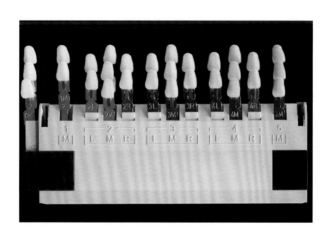

图 10-2-9　Toothguide 3D-MASTER 比色板

（3）Linearguide 3D-MASTER 比色板：线性比色板在 Toothguide 3D-MASTER 比色板的基础上，将色彩的三要素分开，简化了比色步骤，并基于线性结构的设计，使比色过程更加快捷准确（图 10-2-11）。Linearguide 3D-MASTER 比色板由 6 个独立的线性比色板组成，其中 0M2～5M2 用于明度选择，其余的比色板明度相同。线性比色板与 29 色比色板相比其比色步骤缩减为两步：第一步确定明度，第二步根据所选明度对应的比色板，同时选出牙齿的饱和度与色相。

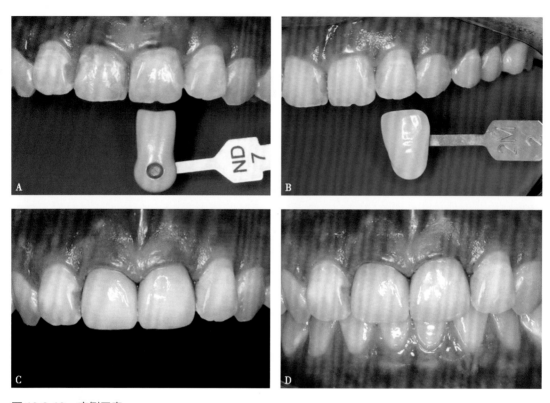

图 10-2-10　病例示意
A. 11、21 内漂白术前比色；B. 内漂白术后参照邻牙比色；C. 11、21 修复术后；D. 修复体颜色与天然牙协调

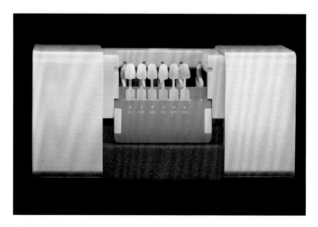

图 10-2-11　Linearguide 3D-MASTER 比色板

（4）其他比色板：除了上述几种经典的比色板，还有针对不同比色目的设计的 Vintage Halo Natural Color Concept（NCC）比色板、Vivadent Chromascop 比色板，Natural Die Material

牙本质比色板也是较常见的比色板（图 10-2-12）。其中，Vintage Halo NCC 比色板为了排除牙体周围比色环境的干扰，设计了配套专用的牙龈比色板对牙体进行比色（图 10-2-13）。NCC 比色板含有 42 个比色片，根据不同明度分为三组：标准色板、高明度组、低明度组。该比色板的特点是增加了 R 系列的比色片（偏红），且 $+a^*$ 值范围较广，颜色覆盖范围最大，为临床中复杂比色提供了参考依据。比色顺序是先采用中间明度的比色板确定饱和度，从确定的饱和度比色板上选择相应的色相，再从标准色板、高明度色板与低明度色板中确定合适的明度。最后，结合牙龈色板选择合适的牙龈色彩，将前三步选择的比色片放入牙龈色板的中间，同时在其左右各放置浅一号色与深一号色的比色片，确定最终的比色结果。

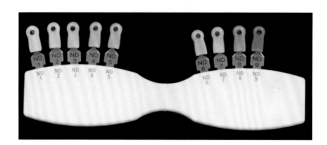

图 10-2-12　Natural Die Material 牙本质比色板

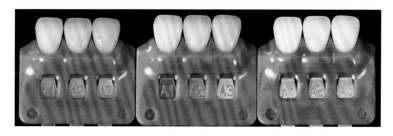

图 10-2-13　Vintage Halo NCC 比色板

（二）仪器比色

与视觉比色的人为、主观特点相比，仪器比色的优点是较为客观，不受比色环境的影响，同时又能定量分析颜色的组成。使用仪器比色的另一优点是，口腔技师也可通过该仪器得出的测量值进行修复体制作后颜色的验证与调改。仪器比色不仅可以应用在选色配色方面，还能运用于比色训练和修复体颜色的评价中。此外，若将牙齿美白质量与仪器比色相结合，可使患者客观了解牙齿颜色的变化程度。

仪器比色根据测量的范围可分为点测量与全牙面测量。点测量是逐点测量牙面的各部位，而全牙面测量则是一次测完整个牙面。研究显示，因为点测的面积有限，且牙齿切、中、颈部三个位置的颜色均存在差异，因此全牙面测量相比点测量更能准确反映牙齿的颜色分布情况。

比色仪根据不同的测色原理可分为色度计、分光光度计与 RGB 成像装置。色度计的测色原理是通过直接测量物体表面反射光中的红、绿、蓝三原色含量，得到颜色的三刺激值。分光光度计的测色原理是采用多个传感器测量被测物表面可见光各波长的反射率，并制作反射率的分光光度曲线，每一条曲线特定表达一种颜色。RGB 成像装置类似照相机，测色原理是将天然牙上的光学信息摄入后，由光线转变为电荷，电荷再通过模数转换器将信息转化为数字信号，并传输至计算机系统。

1. 色度计 色度计的设计参照人眼识别颜色的过程，由照明光源、校正滤色片、探测器组成，主要依据滤色器技术过滤掉可见光谱中 3～4 个区域的光来决定物体的颜色，进入探头的光线透过滤色器，可以转化为电信号。色度计利用特定光谱效应的光电极可以直接获取物体表面颜色的三刺激值或色度坐标。此类仪器结构简单，成本较低。但由于色度计自身条件存在误差，因此测量精度不如分光光度计，不能测出物体色的光谱反射率，无法实现计算机配色。

2. 分光光度计 分光光度计主要包含独立光源的照明装置、光线接收器及信号处理器三部分，可以至少对被测物 16 个点进行测量。临床较多见的是点测量仪（图 10-2-14）与全牙面测量仪。分光光度计主要由探测头、信号调节器及软件系统组成。探测头内由直径为 1mm 的光纤以一定的方式排列组成。其中外层光纤主要是发出全光谱光线，内层光纤由分光计光纤与角度 / 动度探测针构成。当光纤照射在牙体表面时，分光计的光纤接收牙釉质的散射光与牙本质的反射光，输出光信号转为电信号。再由计算机软件系统对测色信息进行处理，得出最终的色度值。分光光度计会因测色面积的限制而影响测色的准确性。因此，应尽可能扩大牙体测色面积，增加测色参照牙位。

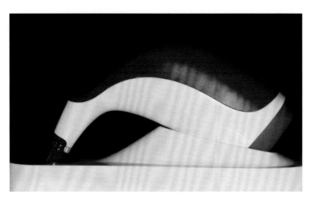

图 10-2-14　点测量比色仪

（三）RGB 成像装置

RGB 成像装置类似照相机或摄影机，主要利用 CCD 或 CMOS 图像传感器将光线转化为电信号，并通过 A/D 转换器进一步转换为数字信号，由此得到牙体反射光线的 RGB 数据，图像处理器可同时存储图像。RGB 成像装置类似于照相机的特点，使其可以记录天然牙特殊的个性化特点信息。但 RGB 装置并不是测量仪器,获得的色彩信息准确度不如其他比色仪,因此该装置获得的参数不能单独作为决定牙齿颜色信息的标准。

(四)数码相机辅助比色

数码摄影技术的出现,不仅可以实时记录对比天然牙与牙龈的形状、颜色、纹理、隐裂、磨损、透明度,以及斑块分布情况等信息;同时,还能通过计算机分析,测定整个牙面的色彩值;方便医患间的交流,以及技师远程获取患者口内最直观的实际情况和后续工作中医技间的高效沟通,最终还能对制作完成后的修复体进行校正。但数码摄影会受到设备参数设置的影响,导致比色效果的失真。因此,在摄影前,应设定相应的标准参数,最大限度地减少色彩在传递过程中的误差(详见第十二章)。

(五)联合应用

以上几种比色方法存在各自的特定优势,但也不可避免地产生一定程度的局限性。例如,视觉比色会产生疲劳感,比色板通常是用树脂材料制作而成,与天然牙羟基磷灰石的组成成分及修复体材料不同,因此采用比色板进行比色时,要格外注意颜色的校正。此外,观察者还应多进行比色训练与实践,以提高比色的准确性。仪器测色精准且可重复率高,但对牙体的测量面有限,再加上天然牙结构复杂,例如牙体本身存在的半透明性及不规则的形态特点,是仪器比色无法识别的,可能会导致光的边缘损失效应。此外,仪器比色无法精准反映牙体表面个性化的颜色特点,例如纹理、色斑等信息。因此,完整的牙体形态与颜色信息的记录与传递应结合数码照片、比色板或比色仪器的比色结果,相互验证,获得最佳的美学色彩效果。

比色注意事项主要包括四点。

1. 术者首先应熟知各种比色方法正确的比色步骤。由于影响颜色的因素众多,因此我们应该从每一个影响因素着手,尽量控制减少比色过程中每一环节的误差。

2. 因为比色板与天然牙存在材料上的差异,为了避免同色异谱现象,我们需要多次高效地验证不同光源下的比色效果。

3. 特殊牙齿的比色,例如四环素、氟牙症、牙釉质发育不全等,需要采用牙本质比色板结合口内数字化照片,共同传递颜色信息。比色完成后需要征求患者自身的意见,决定最终的比色结果。

4. 无论使用哪一种比色方法,观察者都可以通过比色训练与多加练习,来提高比色的准确性,培养自身的美学素养。

三、牙体硬组织的色彩学重建

在口腔诊治过程中,即使最先进的牙科材料也不能完美复现天然牙的色彩特征,我们仍需要努力适应并缩小天然牙与牙科材料的色彩差异。如前文所述,了解牙齿结构与色彩的表达特点密不可分,内层牙本质决定牙齿的色相、饱和度、荧光性及淡黄色外观;中间层传达了牙齿的乳光特性；外层牙釉质决定牙齿的明度、透明度。据此，在牙体组织缺损的治疗中，上述色彩信息的重现是牙齿色彩重建的关键。

在重建牙体硬组织色彩前，我们需要了解天然牙在不同部位的色彩表达。对前牙来说，牙本质主要通过黄、橙色传递；对于中间层的乳光性及牙釉质本质特征，可通过琥珀色呈现；外层牙釉质的内部特征主要是白色；对于无牙本质的牙釉质的乳光性，通过蓝色传递。对于后牙而言，牙颈部及冠中部 1/3 常用橙、黄色表达；牙结节、咬合面及颊面主要由白色传递；在边缘嵴及邻面处常需要蓝色参与；边缘嵴及颊面部分通过琥珀色呈现。

（一）牙体硬组织色彩重建的影响因素及方案设计

牙体硬组织重建最终美学效果的呈现受多方面因素影响，如基牙的底色，瓷材料的厚度、色彩、透光性，粘接剂的颜色等。目前的重建方式分为直接修复和间接修复两种方案。

1. 直接修复　采用树脂分层堆塑法。牙科材料主要应用的三种透明原色为红、黄和蓝，三者混合形成中性灰色。在重建缺损部分牙体组织时，需要将上述原色叠加，同时牙科材料本身有一定的不透明性。若叠加不当，修复体会呈现暗沉感。

牙本质树脂分层堆塑过程中，色彩的选择需选择偏红的黄色，大多数牙齿的色调在 A 范围内（classical 比色板中的 A2、A3、A3.5），美学修复的关键在于牙本质的不透明性，适宜的荧光性及饱和度。透明度方面，牙本质越近切端，不透明性越高；饱和度则由内到外呈递减趋势。此外，原发性牙本质较继发性牙本质的饱和度高，需要使用高饱和度的牙本质树脂。与此同时，需要减少材料对光线吸收差异导致的同色异谱现象。釉牙本质界处的中间层组织具有强荧光性、明度和半透明性。中间层需要注意：强化区（突兀的白色和斑点）、乳光性（透明及彩虹特性光学特征）和个性化（特殊色彩）。牙釉质处的外层复合树脂具有调节光线和色彩的作用，但大多数复合树脂与天然牙釉质的折射率不同，这就需要在临床堆塑过程中注意外层树脂厚度的调整。具有透明性的树脂厚度增加，则亮度降低，修复体变暗。若切缘处牙釉质厚度增加，还会减弱蓝色乳光现象。此外，重要且不容忽视的个性化特征，包括牙本质区的变异切缘结节、牙釉质中 1/3 色相的改变、切端的晕圈、个性化染色（白垩斑、琥珀色等）及沟裂颜色变化等。

2. 间接修复　陶瓷自身有一定的色彩，这由瓷粉的性质决定。作为半透明物质，陶瓷主要由非晶体性玻璃构成，瓷粉中加入不同的金属氧化物可调节瓷的透明性，如氧化锆、氧化钛，同时还可根据临床需求添加黄色的铟，粉红色的铬、锡，黑色的氧化铁，蓝色的钴盐等。贴面和全瓷修复材料的最终修复效果受基牙的底色，瓷材料的厚度、色彩及透光性，粘接剂的颜色等因素影响。

对轻中度四环素牙、轻度死髓变色牙进行瓷贴面修复时，可通过增加基牙明度，降低饱和度的方法来实现。此外，还可以采用遮色力强的瓷材料或结合外染色方式达到修复效果美观的目的。对于基牙底色变色较严重的情况，为达到理想的美学修复效果，常需要在预备前结合牙齿漂白术。漂白过程中牙釉质会脱水，脱水范围也可拓展到牙本质，以便从羟基磷灰石晶体之间去除着色的有机物质。漂白会改变牙齿的色相、饱和度及明度（图 10-2-15）。

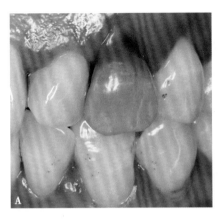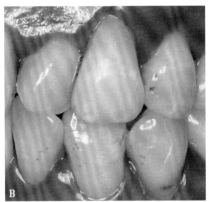

图 10-2-15 牙齿漂白
A. 牙齿漂白术前；B. 术后色彩变化

　　一般情况下，瓷材料的厚度越大，透光性及透明度会越低；厚度越小，透光性越大，同时受底层色彩的影响程度也越大。减小不透明瓷层，增大透明瓷层厚度，会使得修复体饱和度降低。全瓷材料对比烤瓷材料的优势在于无金属基底，具有丰富的层次和深度感的结构，色彩呈现效果会更立体通透。全瓷材料的整体透明度受底层的遮色瓷影响。切端颜色和半透明性的高度匹配是呈现牙齿美学效果的关键。因此，医师需要综合考虑牙齿的整体形态，光泽度，唇面的轮廓，牙釉质反射光部分的厚度、表面质地及半透明性，半透明程度分区，牙本质遮色瓷部分的底色等因素，使修复体接近天然牙颜色（图 10-2-16）。

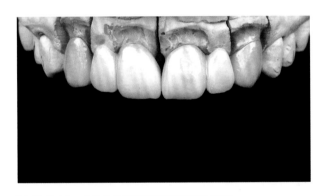

图 10-2-16 全瓷材料切端的半透明性仿制

　　临床应用中，可选择的透光性较低的材料为氧化铝全瓷材料和高氧化铝加强全瓷材料；透光性较高的材料为长石质全瓷材料和复合低熔石英玻璃陶瓷；透光性介于二者之间的是白榴石加强全瓷材料。需要注意的是，客观上任何材料都具有不稳定性，但在主观上，预备量不准确也会造成配色的不准确。

第
十
章

临床试戴过程中，为与邻牙色彩匹配，常采用不同色调的粘接剂进行调整。粘接剂及试色糊剂发展至今，品牌及色调较多，均可满足临床使用需求。粘接剂的色调、瓷贴面的厚度及牙体自身色彩都会影响贴面的最终色彩呈现。粘接剂的透光性和厚度对最终修复体色彩影响较大。同时，粘接的厚度与瓷材料的内表面性能也有关。此外，瓷贴面的烧结次数、循环染色次数、染色选择，以及技师对瓷材料的整体把控、操作处理等都是影响瓷贴面最终效果的细节，需要综合考虑。

（二）牙体硬组织色彩重建的个性化仿制要点

在个性化仿制方面，年轻恒牙牙釉质存在乳光效应，在牙釉质较厚的唇面邻轴角、切端部位半透明性较高。牙釉质瓷不能高仿乳光效果，需要借助特殊的乳光效果瓷。目前用于实现乳光效果的瓷可呈现中性色、浅白色及浅蓝色。部分患者的天然牙会存在不规则的白垩色斑，这会反射更多的入射光，使牙齿的半透明性下降，明度增加。如果比色中白垩斑的反射量大，医师就会选择明度偏高的牙色。反之，牙齿的明度会略显不足，造成修复效果不佳。因此，在有白垩斑的情况下，我们需要适当地平衡明度，利用人眼的立体优势，选择白垩斑少的区域参照获取牙齿的真实颜色，在获取白垩斑的范围、程度基础上，再进行个性化的制作。

牙釉质表面的颜色异常与牙釉质发育不全、脱矿及缺损有关，表现为牙釉质表面呈现原发或继发的白垩色、黄褐色等其他颜色异常。在牙体组织重建过程中需要对这些个性化的颜色进行模拟染色，以达到修复体与患者天然牙颜色的协调统一（图10-2-17）。同时，具有荧光特性的瓷修复材料可模拟牙本质的荧光性，使修复效果更明亮、逼真。与此同时，在制作修复体时，通过利用视觉错觉这种艺术感知处理，可使修复体达到以假乱真的逼真感。理解美学认知的相关理论，便于医师在实际设计修复体过程中将理论付诸实践，但牙齿的颜色、大小、形状、年龄和性别等无意识感知因素，以及文化认知、艺术认知在内的其他影响因素也不容忽视。

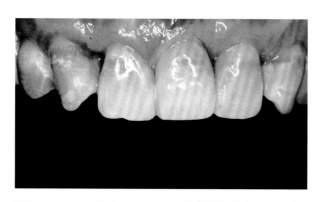

图10-2-17　11贴面、21种植后冠修复颈部均参照四环素邻牙进行个性化模拟染色

颅颌面软组织的色彩分析及重建

　　口腔色彩美学的范畴不只局限于牙体硬组织,也越来越关注红色美学,即颅颌面软组织的外形和色泽,颌面整体美学效果与牙冠的协调美。通过材料学支撑,学者们不断探寻软组织缺损的美学修复技术。尤其在色彩方面的逼真模仿,有助于种植体等修复最终红白美学的效果呈现,以实现局部与整体的和谐统一。

一、牙龈软组织色彩分析

(一)软组织色彩学基础

　　健康牙龈边缘呈扇形,连续坚韧,龈乳头充满牙间隙。牙龈的色彩是入射光照射到牙龈的表面,经过吸收和漫反射后呈现出来的。正常情况下,牙龈在临床上呈粉红色、淡粉色、珊瑚粉色和深粉色(图10-3-1)。对于牙龈色彩的描述,结合色素沉着的分类还可使用如下术语:无临床色素沉着(粉红色牙龈)、轻度临床色素沉着(轻度浅棕色)、中度临床色素沉着(中度棕色、混合粉色及棕色)和重度临床色素沉着(深棕色或蓝黑色)。近年来,还纳入了紫色、浅棕及深棕色等其他颜色描述。牙龈的色彩受患者的年龄、性别、种族、牙龈生物型、组织上皮角化的程度、黑色素分布区等多种因素的影响。

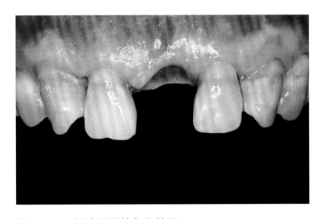

图 10-3-1　健康牙龈的色彩特征

　　在种植修复过程中,为实现红白美学修复,医师常关注牙龈类型。厚平型主要特征为纤维组织致密,薄扇型常伴龈乳头高窄。二者的分类依据主要参考龈缘下2mm处的牙龈厚度。厚平型血液营养供给多,再生能力强,牙龈退缩程度相对较小,这是厚龈生物型的优势。但厚龈型龈沟深,易引起龈炎,也存在影响牙龈色彩重建的风险。此外,厚龈型对金属底冠的遮挡效果优于薄龈型。牙龈的退缩及炎症等导致的牙龈色质的变化也会影响口腔红色美学。

（二）软组织比色

口腔软组织比色与牙体硬组织的比色过程大体相仿，即在可见光下将软组织所呈现的特点进行快速有效地记录。因此，临床医师选色的准确性尤为重要，在获取色彩三要素相关信息后，需要进一步传递此信息。临床上，牙龈比色主要参照牙龈比色板实现。标准比色板应具备如下特征：色彩范围需要囊括组织的色彩空间；色标排列具有逻辑性和系统性；数目适量，便于参考。但目前临床上牙龈比色板的研究存在滞后、种类较少、材料与实际临床应用不符等弊端。现在常用的比色板有 VM 牙龈比色板。目前牙龈比色板的颜色空间远小于天然牙龈的色域空间。

二、颅颌面软组织色彩分析及重建

牙周炎、肿瘤及先天缺陷等因素都会导致口腔软、硬组织的缺损，继而影响软、硬组织的美学重建。对于软组织缺损的重建，临床常用自体组织移植方式解决，但手术干预存在供区二次创伤、手术时间长、患者创伤大等弊端。与此同时，临床上也常结合修复材料和技术来改善牙龈美观，如复合树脂及牙龈瓷等。天然牙龈粉色区的饱和度变化范围较广。这要求材料尽可能模拟出所有天然牙龈的光学效果，同时具有操作简单、便捷的特点。

（一）牙龈软组织色彩重建

1. 天然牙的牙龈色彩重建　天然牙的牙龈色彩重建可见于天然牙楔状缺损，伴有牙龈组织的退缩，严重时可导致软组织缺损。此时可采用复合树脂堆塑方式进行牙龈形态和色彩的重建。复合树脂具有显著的便捷性，与牙冠堆塑方法相仿。一方面，通过树脂粘接实现软组织形态的重塑，例如假性龈沟的仿制；另一方面，可仿制牙龈的色彩，主要包括粉、白、红、蓝和棕。软组织色彩重建以粉色部分为主，分为透明粉、浅粉、暗粉及橙粉色。牙龈覆盖牙体组织部分，因牙体颈部的明度常呈现亮粉色，该区域软组织色彩重建常选取透明度较高的粉色。对于紧邻龈缘区的位置，常用橙粉色进行仿制。随着软组织从牙颈部向根方移行，部分软组织角化龈厚度较薄，可以透出牙体的白色。因此，对该区域的牙龈色彩重建需要添加白色，即用浅粉色树脂进行堆塑。

对于与骨组织贴附较松弛的天然牙龈色的重建，常采用具有透明度较低的紫粉色，即暗粉色。此部分牙龈血流充沛，软组织区稍有蓝色掺入。此外，对于张力区的天然牙龈色仿制，常将暗粉色与蓝、红染料结合使用。对于存在骨性突起的解剖位置对应的软组织色彩重建，常将橙粉色与蓝色染料混合应用。与此同时，白色的掺入具有凸显骨突的效果，对缺血区牙龈组织色彩再现效果较好。复合树脂堆塑方式可通过不同颜色树脂的按需搭配呈现出天然牙龈的层次感。

2. 固定局部义齿与种植义齿的牙龈色彩重建　牙龈明显退缩的患者，行固定冠桥修复时，需要借助牙龈瓷来实现牙龈软组织的缺损修复。牙龈瓷可以仿制出龈乳头等细节，进一步改善牙冠形态（图 10-3-2）。在色彩重现过程中，从蜡型制作，到金属底层冠及遮色层，以牙本质体部为支架，牙龈瓷常选用深红色和浅粉色。通过粉色瓷分层上瓷及对点彩的橘皮样结构仿制，通过二次烧结后添加瓷粉，可复现天然牙龈的色彩效果。以金瓷修复体为例，基底合金的种类，遮色瓷及体瓷的种类、厚度，烧结次数，粗糙度和表面光滑度等都会影响修复体最终的颜色效果。与此同时，还需要注意年龄因素对牙龈色彩的影响，如青少年牙龈主色调为浅粉色，可利用 e-max 铸瓷瓷粉通过内染色的方法仿制血管等形态；对于成年人的牙龈组织，色彩更趋于强烈的红色，纹理仿制需要更柔和，符合组织松弛及受磨损状态；对于老年人松弛度较大的纹理，常结合内染色借助大范围的红、棕色来仿制重建软组织色彩。对于种植固定义齿的牙龈色彩重建，可根据修复方式决定采用牙龈瓷或聚合瓷，改善口内软硬组织的缺损引起的美观缺陷。

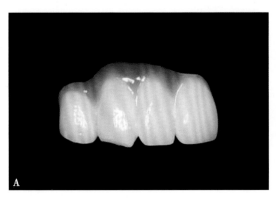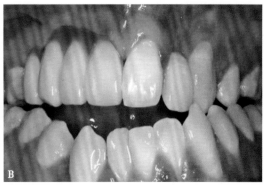

图 10-3-2　牙龈瓷改善牙冠形态
A. 牙龈瓷修复体；B. 义齿戴入口内后的色彩重建效果

3. 可摘局部义齿及全口义齿的牙龈色彩重建　可摘局部义齿的人工牙及基托的色彩设计受口内天然牙情况及软组织色彩的制约。基托作为人工软组织的部分替代物，影响修复整体效果的因素包括根部的外形、龈缘形态、腭皱及色彩再现等方面。义齿基托树脂组分中含有颜料成分，如镉红、镉黄等可模拟牙龈的色彩与色泽，还有粉剂为提高义齿的色彩美观性，常利用红色合成短纤维模拟出牙龈的血管纹。软组织个性化色彩重建中，常借助饱和度较高的蓝色和棕色模拟蓝色牙龈、黑色素及血流丰富区域等特点。色彩稳定性方面，自凝树脂受成分中的促进剂叔胺及阻聚剂的氧化影响，颜色稳定性不如热凝树脂，变色程度受促进剂及阻聚剂种类和含量的影响。除上述内源性因素外，树脂长期的色彩稳定性还受茶、咖啡及饮料等外源性因素的影响。研究证实通过添加纳米级的 ZrO_2、TiO_2 及 SiO_2 等可减缓树脂变色。

卡环的金属色可借助表面涂塑的方式，与牙色调整一致，利用视觉的偏差以利于色彩美学的相关设计。与此同时，根据患者的适应证还可以选择弹性义齿进行个性化设计，即临床常用的隐形义齿。隐形义齿常采用热塑注射成形义齿基托树脂，主要成分是聚酰胺。隐形义齿从色彩角度分析，对中、低位笑线患者较友好。

全口义齿的色彩学设计需要结合性别、年龄等方面综合考虑。从近到远，从局部到整体，以达到协调之美，尤为重要的是要达到与肤色的协调一致。基托部分的色彩呈现与牙龈的整体色彩移行和谐（图 10-3-3），人工牙的色彩需要考虑种族及患者自身审美需求等因素，形态需要结合典型排牙和个性排牙法共同实现，此处不作赘述。

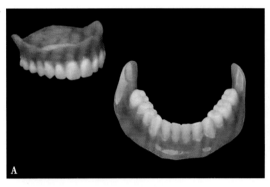
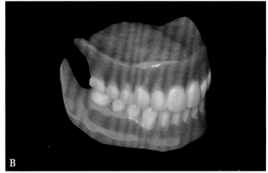

图 10-3-3　全口义齿树脂基托色彩
A. 上下颌全口义齿；B. 全口义齿整体效果

综上所述，口腔软组织颜色范围较宽，其中起主要作用的是粉色材料的透明性和遮色性，粉色与其他颜色的混合能呈现出软组织的色彩特征。与此同时，需要借助透视效应明确软组织的天然及仿制效果。在软组织色彩重建过程中要着重注意依据解剖部位按照需要混合材料，制作个性化的色彩重建方案，以适用和满足患者的主观需求，力求达到从复制到粘贴的色彩重建效果。

（二）赝复体软组织部分色彩重建

口腔颌面部赝复体（图 10-3-4）是一种人工装置，主要解决难以利用自体组织及外科手术方法修复患者颌面部缺损等问题。赝复体材料硬质部分主要为聚甲基丙烯酸甲酯。软质部分主要由丙烯酸酯类软树脂和硅橡胶材料构成，材料组分包括引发剂、着色剂和阻聚剂等。其中，软组织的色彩恢复主要取决于着色剂。

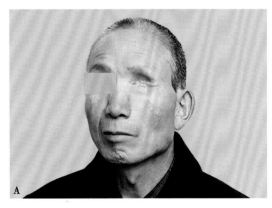
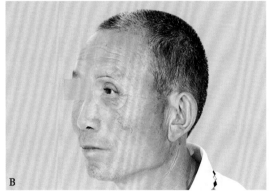

图 10-3-4　赝复体修复
A. 术前；B. 赝复体软组织色彩重建后

在硅橡胶固化前,可根据皮肤色彩的需要对其进行着色。内着色颜料及遮色剂的选择搭配较为复杂,同时赝复体的颜色需要具有稳定性,对材料的性能要求较高。义眶、义耳、义鼻、义颌等内容的人工修复装置,在手术中不可避免地需要面部植皮操作,这里需要考虑的软组织色彩问题主要是患者肤色。肤色的协调一致同样为术后修复效果锦上添花。如义耳进行外着色时需要注意外耳轮与耳垂的颜色较深,偏红,甚至褐色。内耳的颜色较浅,窝沟结构复杂需要多角度考量。另外,皮片的薄厚程度、取材部位与颌面部整体颜色及和谐度直接相关。就厚度而言,皮片越薄,术后变色越重,质地也会越差,因此全层皮肤移植的效果最好。此外,医师需要注意结合患者的种族、职业特征及患者自身诉求,进行面部皮肤色彩的整体设计分析。义眼形态更加逼真生动,义耳、义鼻等固位可借助种植技术,颌骨大面积缺损采用阻塞器修复。这类材料在色彩的设计上主要依赖材料的色彩管理与发展,硅胶材料的颜色及弹性宜接近皮肤及人工修复体周围软组织。此部分人工修复体想达到自然、逼真、美观、舒适的效果,需要新材料、新技术、新工艺的不断推进迭代。

色彩受光线、色调及创作者主观因素的制约,不同位置的色彩搭配也具有一定的规律性。对皮肤色调来说,通常包含一种红色(如镉红)和一种黄色(如镉黄、亮镉黄、土黄、生赭等),用于展示暖色调。对于冷色调的亮、暗部,可采用天蓝、群青及绿色来表达。宏观上讲,亚洲人的面部大概分为额头部、脸和眼皮部、下颌部三个部分来进行整体区分色彩倾向。在整体面部色彩中,额头的色彩倾向于土黄色;脸和眼皮部较倾向于粉红色;下颌部色彩倾向于中黄色。额头的明暗交界线部位的色彩定位是倾向于土黄加赭石色,再往明暗交界线里面去的反光面的颜色定位需要加赭石色。同时因反光部位的颜色要比明暗交界线的颜色浅、暖一些,常用暖灰色提亮。明暗交界线与亮面的过渡面则借助土黄色表达。总之,亮面倾向于柠檬黄色,过渡面倾向于土黄色,暗面倾向于土黄加赭石色。亮面的色彩倾向于土黄色加入柠檬黄后混调,如亮面的色彩面积较大,通常倾向于提高柠檬黄色的比例。迄今为止,尚无确切的理论指导如何达到不同部位人肤色的精准匹配目标,临床调色也常借鉴油画的色彩调配方案施行。此外,还要考虑环境色、光源色的整体影响。对于色彩调配的敏感度训练,可结合油画人像写生进行参照训练,培养医师和技师的良好色彩把控力,为个性化颌面软组织的色彩重建提供审美基础。

(牛丽娜　李　萌　李　靖　宋　珂)

▍参考文献

1. 赵铱民. 口腔修复学. 8 版. 北京:人民卫生出版社,2020.
2. 于海洋,胡荣党. 口腔医学美学. 3 版. 北京:人民卫生出版社,2014.
3. CHU S J, DEVIGUS A, MIELESZKO A J. Fundamentals of color: shade matching and communication

in esthetic dentistry. Chicago: Quintessence Publishing, 2004.

4. 刘峰. 口腔美学修复临床实践. 北京: 人民卫生出版社, 2007.

5. ISMAIL E H. Color interaction between resin composite layers: an overview. J Esthet Restor Dent, 2021, 33(8): 1105-1117.

6. 片冈繁夫. 质感. 黄河, 施璐琪, 译. 沈阳: 辽宁科学技术出版社, 2019.

7. ALANI A, MAGLAD A, NOHL F. The prosthetic management of gingival aesthetics. Br Dent J, 2011, 210(2): 63-69.

8. BICHACHO N. Achieving optimal gingival esthetics around restored natural teeth and implants. Rationale, concepts, and techniques. Dent Clin North Am, 1998, 42(4): 763-780.

9. 赵铱民. 颌面赝复学: 下卷: 颜面缺损的修复. 西安: 世界图书出版西安有限公司, 2015.

口腔美学材料

随着人们口腔保健意识的提高，口腔医学美学概念逐渐得到了临床医师和患者的广泛关注。口腔美学的发展离不开材料学的进步和突破，美学材料和工程学的进展也极大地推动了口腔临床实践的发展。近年来，金属烤瓷逐渐被美观性更佳的全瓷材料替代，树脂材料的不断研发也进一步丰富了树脂修复的色彩多样性。此外，美学材料的改进也为隐形矫正及颌面部仿真修复带来了临床便利。

根据牙体及牙列缺损程度的不同，口腔临床医师可选择性能优良的树脂、陶瓷及其他美学修复材料，为患者制订最佳方案，以实现患者的个性化口腔美学修复。近年来，复合树脂在填料颗粒和颜色等方面不断改进和丰富，在保证强度的前提下，复合树脂能够更好地模拟天然牙的色泽，同时通过分层充填及导板应用等一系列更为精细的临床操作，可实现更满意的美学效果。陶瓷作为另一种重要的口腔美学材料，在光学性能、机械性能及化学性能等方面也不断改进。这种更具强度的材料，对临床中较大面积的牙体缺损及牙列缺损而言，是一种良好的修复选择。

随着口腔材料学和口腔工程技术的发展，更多的美学修复材料在口腔临床工作中得到应用。比如聚甲基丙烯酸甲酯（polymethyl-methacrylate，PMMA）、聚醚醚酮（polyetheretherketone，PEEK）、美学蜡、染色剂等。同时，计算机辅助设计/计算机辅助制造（computer-aided design/computer-aided manufacturing，CAD/CAM）技术和增材制造工艺等多种材料工程学的出现，也进一步推动了口腔美学修复的发展。本章主要介绍口腔美学材料的定义、起源、发展及临床应用。

第一节

美学树脂

一、美学树脂简介

牙体缺损是口腔临床工作中的常见疾病，选择合适的修复方式和充填材料是决定牙体缺损修复效果的关键。树脂充填作为临床实践中修复牙体缺损的常用方式，一直沿用至今。随着人们对美学的不断深入了解，以及对口腔美学的更高追求，美学树脂材料得以开发和应用。在口腔临床工作中，后牙修复主要涉及咀嚼功能的恢复，而前牙因为无须承担过大的咬合力，多发挥切割及发音功能，所以修复侧重点在于满足患者的美学需求。复合树脂材料以独特的美学优势，成为临床实践中美学修复的重要选择之一，常用于龋病、牙外伤、楔状缺损等疾病引起的牙体缺损的美学修复治疗。

复合树脂材料在口腔医学领域的应用得益于粘接剂材料的发展，Bonocour 于 1955 年首次对牙釉质进行酸蚀处理，使现代口腔粘接技术得以快速发展。1962 年，Brown 对牙科复合树脂材料树脂基体的研究奠定了复合树脂修复的基础。在后期的研究中,随着复合树脂材料性能的改进和美学修复理念的转变,Dietschi 于 2001 年提出以牙体解剖层次为基础进行分层修复的理念,进一步促进了美学树脂的临床应用。

(一)基本组成

树脂基复合材料(resin-based composites,RBCs),是由有机树脂基质、无机增强材料和固化引发体系等成分组成的一种复合材料。有机树脂基质为可聚合材料,通常为甲基丙烯酸酯类树脂,如双酚 A- 二甲基丙烯酸缩水甘油酯等。无机增强材料为外形、颗粒大小及充填率不同的无机填料,这些无机填料之间的差异性可在一定程度上决定树脂材料的力学性能、体积收缩及热膨胀系数等特征。根据引发机制的不同,树脂材料的引发体系可分为氧化还原引发体系、光敏引发体系及热引发体系。如今,光敏引发体系成为临床应用中的主流体系,通常以樟脑醌和叔胺作为光敏剂引发聚合固化反应。

(二)分类及现状

临床工作中常用的树脂基复合材料主要包括复合树脂材料、聚酸改性复合树脂材料,以及纤维增强复合树脂材料等。

1. 复合树脂材料 复合树脂(composite resins)分类方式多样,可根据无机填料粒度不同分为三种(图 11-1-1)。

(1)超微填料型复合树脂(microfilled composites):由于无机填料含量少,所以材料强度不高,但透光性及抛光性能较好,常用于非应力集中的前牙美学区牙体缺损的修复。

(2)混合填料型复合树脂(hybridfilled composites):无机填料部分主要由大颗粒填料和小颗粒填料组成,临床应用较为广泛,可用于前牙和后牙大多数类型牙体缺损的修复,应用强度优于超微填料型复合树脂,但其抛光性却不及超微填料型复合树脂。

(3)纳米填料型复合树脂(nanofilled composites):在透明度、抛光性能及耐磨性方面都展现出较为优异的临床效果。

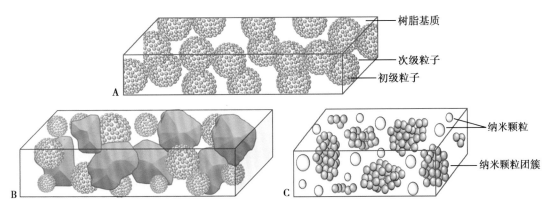

图 11-1-1　复合树脂材料分类
A. 超微填料型复合树脂;B. 混合填料型复合树脂;C. 纳米填料型复合树脂

第十一章

另外，按照临床操作性能和用途不同进行分类，可将复合树脂材料划分为流动复合树脂、前后牙修复常用的膏体树脂（通用型复合树脂）、可压实树脂及大块树脂。其中流动复合树脂常用于微小的 I、III、IV 类洞和较浅的 V 类洞的充填、洞衬垫底及窝沟封闭等。根据固化方式的不同，复合树脂材料可划分为化学固化型复合树脂、光固化型复合树脂，以及双重固化型复合树脂。化学固化型复合树脂因操作时间不易控制，目前很少用于临床。光固化型复合树脂在口腔临床应用中逐渐占据了主导地位。

2. 聚酸改性复合树脂材料（polyacid-modified composite resin） 又称复合体，由复合树脂和玻璃离子水门汀杂化而成，在一定程度上兼具两者的优良特性。该类材料与复合树脂材料类似，性能多介于复合树脂与玻璃离子水门汀之间，并且具有释放氟离子的特性，常用于低应力承受区的牙体修复，以及具有中等以上患龋风险者的牙体修复。

3. 纤维增强复合树脂材料（fiber reinforced composite） 由增强纤维和可聚合的树脂基质两部分组成。常用的增强纤维为碳纤维、玻璃纤维及芳纶纤维等。纤维增强复合树脂材料具有强度高、抗疲劳和耐腐蚀性强等特点，可用于制作冠桥修复体、桩核系统及牙周夹板等。

材料学的发展推动了树脂类材料在临床中的应用。用于前牙美学修复的树脂可通过良好的机械性能、更为突出的色泽及更多可供选择的颜色，塑造前牙的个性化特征，极大程度上推动了口腔美学事业的进步。

二、美学树脂的性能特点

（一）性能

理想的牙体缺损充填材料应具有良好的生物相容性、操作简单及长期的稳定性等特点，以维持美学树脂的修复效果。复合树脂材料凭借良好的物理、化学、机械、生物及美学性能，在美学树脂修复的临床工作中得到了广泛应用。复合树脂材料的物理性能包括热膨胀系数、射线阻射性及热传导性等。复合树脂的热膨胀系数大于牙体组织的热膨胀系数，所以遇冷时复合树脂的收缩程度明显大于牙体组织，这种差异会使临界面产生破坏性收缩应力，从而导致边缘缝隙的形成。

聚合收缩是指复合树脂在聚合固化成为固体的过程中，单体分子相互移动形成长链使材料体积发生收缩，从而在窝洞内产生收缩应力。这种临床现象可能会导致修复体边缘密合性不佳，从而造成边缘微渗漏，影响修复的远期效果。复合树脂材料的吸水性和溶解性也是影响复合树脂材料化学性能的重要因素。复合树脂良好的机械性能对修复体获得长期稳定的修复效果具有重要意义。复合树脂材料具有适宜的力学性能、韧性较好不易发生断裂等特点，其力学性能会因无机填料比例及填料颗粒的粒度不同而有所差异。复合树脂的强度、耐磨性及抛光性能，与填料颗粒硬度大小及树脂基质性能等因素相关，填料颗粒粒径越小，抛光性能越好，但充填率受限会相应地造成复合树脂强度下降。复合树脂材料作为一种长期应用于口腔修复的材料，固化后具有较好的生物相容性，可保证临床使用的安全性。

与天然牙相匹配是美学树脂修复获得成功的必要条件，其美学体系主要包括通用牙釉质树脂、牙本质树脂和强化树脂等。同时，具有多种颜色可供选择。染色树脂的出现，也在一定程度上有助于塑造患者天然牙的个性化特征，以达到更为满意的美学效果。选择合适的色调、饱和度及明度是正确模拟天然牙形态和色泽的基础，进而可满足患者对前牙修复的美观需求。再者，用于美学修复的复合树脂材料具有良好的抛光性能，可通过对固化的树脂充填物进行打磨抛光使其表面光滑，以减少色素附着及更好地耐受磨损。

（二）优势及不足

1. 优势 复合树脂材料与其他直接修复材料相比最大的优势是稳定的美学性能。首先，良好的色泽及抛光性有助于模拟天然牙的个性化特征，保证复合树脂修复效果的美观性。其次，随着复合树脂材料的发展及粘接技术的改进，复合树脂修复的临床牙体预备操作相对简单，且能保存更多牙体组织。此外，复合树脂材料热传导性较低，并且其绝缘特性可减少金属微电流对患牙的刺激。再者，相较冠修复等方式，对美学树脂修复材料进行更换或再次修复的操作相对容易。

2. 不足 首先，由于复合树脂材料抗折能力和硬度有限，所以修复体折断是美学树脂修复发生失败的最常见原因，在承受咬合力较大的部位，可见树脂修复体发生较为明显的磨损。其次，在复合树脂临床修复过程中，由于操作步骤繁杂、耗时较长及技术敏感性较强等，其实际修复效果往往参差不齐。再者，聚合收缩的特点是复合树脂材料临床应用的主要弊端之一，可能会引起复合树脂材料与牙体组织洞壁之间的边缘间隙，从而引发术后敏感、边缘微渗漏、边缘变色和继发龋等问题。

三、美学树脂的临床应用

近年来，相当数量的口腔临床研究结果也在一定程度上证实了美学树脂修复的成功率及可观的长期临床效果。在口腔临床中，美学树脂修复是指可通过比色、牙体预备、复合树脂材料的选择、个性化导板的应用、解剖分层技术及打磨抛光等一系列流程共同完成牙体缺损的修复方式。此外，随着数字化技术在口腔医学领域的应用推广，美学蜡型及数字微笑设计的诊断方式和理念逐渐融入诊疗思路，有助于医师全方位了解患者的病情及需求，综合制订诊疗计划。

选择与患者剩余天然牙匹配的颜色特征是恢复美学特性的重要条件，故口腔临床医师需要掌握相应的比色方法及理论知识，识别并详细分析参照牙的美学特征。孟塞尔系统是目前应用较为广泛的比色系统之一，主要包括明度、色调、饱和度三大要素（见图 10-1-10）。明度又称为亮度，由反射光线的强弱决定；色调是颜色的基本特性，如红、黄、蓝等；饱和度也称为彩度，指色彩的鲜艳程度。色调、饱和度常根据尖牙颈部位置评估，同一患者牙齿色调通常一致，但饱和度可有差异；明度的评估常由切 1/3 位置作为参考。牙体的颜色主要通过不同结构、层次及牙釉质和牙本质共同作用来呈现，通常牙釉质的透明度明显高于牙本质。在切端部分，较厚的牙釉质层使切端呈现半透明状态；在牙颈部，由于牙釉质层很薄，该部位主要呈现的颜色为底部牙本质颜色。此外,比色时应在自然光下对自然湿润状态下的牙面进行颜色评估。随着材料学的发展,乳光、荧光及个体个性化特征等特性也逐渐成为美学树脂修复的关注点。比如临床中较为常用的一些比色板,根据色相不同可分为A(红褐色)、B(红黄色)、C(灰色)、D(红灰色)四组。比色时应首先选择最接近天然牙的色调,其次在选取的色调中选择适宜的饱和度,最后进行明度的选择以完成比色。

选择适宜的牙体预备技术可为后期一系列美学树脂修复过程奠定良好的基础,有利于减少修复体边缘折裂及变色等现象。首先,在去尽龋坏组织及旧充填物的前提下,尽量保存健康的牙体组织,且无须进行预防性扩展。同时,去除锐利边缘及无机釉,并确定修复边缘的位置,舌侧边缘要考虑避开咬合接触区。其次,为增加树脂材料与牙体组织之间的粘接面积,制备2mm左右的洞缘斜面,以增加修复体的固位力(图11-1-2)。

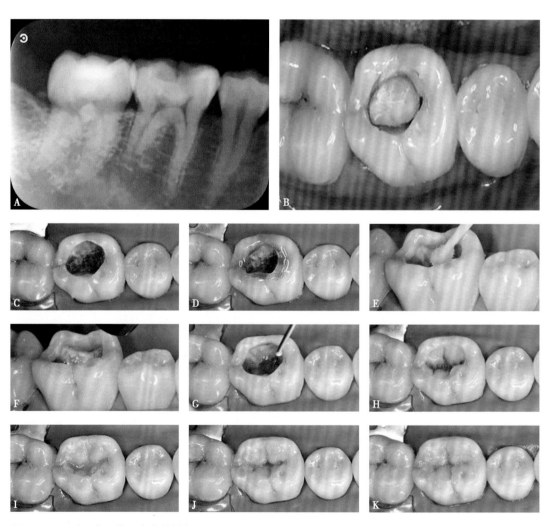

图11-1-2 后牙分层分牙尖充填修复
A. 术前根尖片;B. 术前口内像;C. 微创去除旧充填材料,洞形预备;D. 酸蚀表面牙釉质;E. 表面涂布粘接剂;F. 光固化;G~I. 利用复合树脂材料分层充填;J. 复制天然牙的个性化特征,窝沟染色;K. 最终完成

在美学树脂修复过程中，复合树脂在颜色可选择性、稳定性方面优势较为突出。近些年来，为更好地模拟天然牙的美学特征，新出现的牙釉质树脂和牙本质树脂可根据牙体组织不同层次的解剖结构提供更多的颜色选择及更好的透光性能。牙釉质树脂由于透明度较高常用于进行牙釉质层充填修复；而牙本质树脂相对呈现较低的透明度，是进行牙本质层充填的适宜材料。临床医师应在进行详尽的美学分析基础上，选择适宜的牙釉质树脂和牙本质树脂材料，合理地运用牙釉质粘接及牙本质粘接技术，更好地恢复患牙的美学特征，获得理想的美学修复效果。

应用个性化导板的目的在于能够更为精细地刻画出患牙切端、舌侧及邻接部位的形态，这对前牙美学区的树脂修复显得尤为重要。可利用旧修复体或在石膏模型上制作诊断蜡型恢复正确形态，再通过硅橡胶材料制作能够复制理想形态的个性化导板。

为控制美学树脂修复过程中的颜色、形态及个性化特征等因素，可首选解剖分层技术对其进行修复（图 11-1-3）。解剖分层技术是美学树脂修复程序中的重要理念和关键环节，通过对牙体组织不同结构层次的充填，可以更好地恢复理想外观，使美学树脂修复效果更佳。解剖分层技术常指在个性化导板引导下，运用色调相同的不透明牙本质树脂及透明度较高的牙釉质树脂共同完成分层充填（图 11-1-4）。首先，利用放置好的导板及事先选定的牙釉质树脂，在正确的位置恢复腭侧面形态，并进行相应的固化。其次，依次进行牙本质层和唇侧牙釉质表面充填，注意发育沟、发育结节等个性化特征的塑造。完成美学树脂充填后，由于树脂表面较为粗糙，容易引起色素黏附及继发龋，应进行后期表面精修及打磨抛光处理，延长修复体的使用寿命。再者，精修及抛光处理对牙表面光泽和纹理的显现也至关重要，有助于获得更好的美学效果。

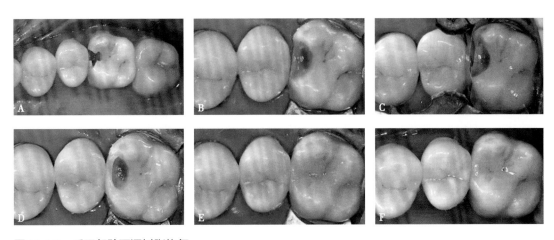

图 11-1-3　后牙邻𬌗面洞树脂修复
A. 术前口内像；B. 橡皮障下预备邻𬌗面洞形；C. 成形片夹固定；D. 充填形成正确的邻面接触；E. 分层堆塑剩余部分；F. 最终完成

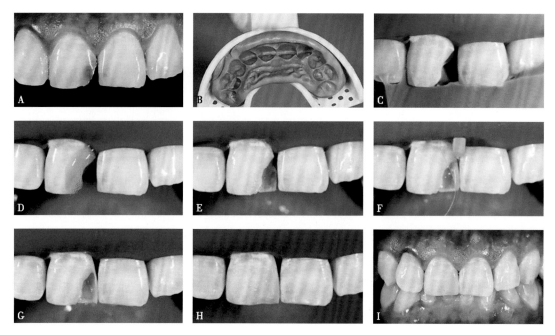

图 11-1-4　分层充填技术修复
A. 术前口内像；B. 术前制作硅橡胶导板；C. 硅橡胶导板检查牙体预备量；D. 酸蚀；E. 腭侧面牙釉质充填，恢复生理形态；F. 近中间隙放置成形片及楔子；G. 移除成形片及楔子，形成正确的邻接关系；H. 分层行牙本质及唇侧牙釉质部分充填；I. 完成最终修复

　　经过对树脂基质及颗粒大小的不断探索改进，复合树脂材料在性能和美学方面都取得了较佳的临床效果。然而，复合树脂颜色稳定性及强度仍是未来探索的方向。相信随着口腔材料的不断进步和口腔新兴技术的融入，复合树脂材料将会逐步克服边缘微渗漏、强度、颜色稳定性等方面的不足，让美学树脂修复能够呈现出更为理想的远期临床效果。

第二节

牙科陶瓷

一、牙科陶瓷简介

　　牙科陶瓷材料透光性好、色调自然美观、理化及生物性能接近牙体硬组织，在一定程度上能兼顾美学效果与功能重建的需求，是一种广受欢迎的美学修复材料。

（一）牙科陶瓷的结构

　　陶瓷材料的显微结构由晶相、玻璃相和气相（孔）组成，各组成相的结构、所占比例及分布对陶瓷性能有显著影响（图 11-2-1）。实际应用中，陶瓷材料内部晶相与玻璃相的比例可以调节，玻璃相含量越高，材料的通透性越好，但是抗折能力会减弱，而晶相的种类和含量通常与材料的物理、化学和光学性能都密切相关，气孔率则主要通过各种加工技术来进行控制。

1. 晶相　晶相是由原子、离子、分子在空间有规律排列成的结晶相。现代美学陶瓷材料的晶相包括各类氧化物、氮化物、碳化物、硼化物和硅化物晶体，不同晶相的晶体结构可为面心立方结构、简单四方结构或菱形晶系结构等，晶相的晶体结构不同，陶瓷的性能也不同。临床常用的几类美学陶瓷材料，晶相主要包括白榴石晶体、二硅酸锂晶体、氧化铝晶体和氧化锆晶体等，各种晶体的添加均可显著提升材料的机械性能，但同时会降低材料的通透性。其中，白榴石晶体和二硅酸锂晶体由于具有与玻璃基质相近的折射率，因此材料仍可维持较好的通透性，而包含氧化铝和氧化锆晶体的陶瓷在实际应用中均是以晶相为主，材料中基本不含玻璃基质，因此这两类材料多具有优良的物理性能，但通透性有限。

2. 玻璃相　玻璃相是陶瓷在烧结过程中产生的一种非晶态玻璃质。玻璃相可以起到粘接剂和填充剂的作用，可以加速烧结过程、阻止晶型转变、抑制晶粒长大，可以增加陶瓷的透明度，但同时也会降低材料的力学强度和热稳定性，对陶瓷的性能有重要影响。陶瓷材料中含有的玻璃相成分多为二氧化硅，随着材料学及各种制备工艺的发展，现代美学陶瓷材料如氧化锆陶瓷中可基本不含玻璃相成分，但仍可通过调整晶体结构和晶粒大小等方式维持良好的透明性。

3. 气相　气相是指陶瓷中的气孔。陶瓷烧制过程中产生的气孔会显著降低陶瓷的机械强度和半透明性，口腔修复用陶瓷应尽量减少气孔。现代美学陶瓷材料采用热压铸或数字化加工技术，可大大降低材料的气孔率，有利于提升陶瓷修复体各方面的性能。

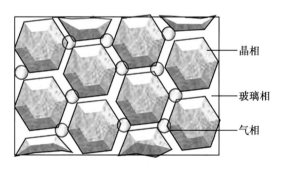

晶相

玻璃相

气相

图 11-2-1　陶瓷材料的显微结构

（二）牙科陶瓷的分类

牙科陶瓷的分类方法很多，可以按照熔点、应用性质、临床使用部位、临床用途、制造工艺等不同方面进行分类。为了方便临床工作中陶瓷材料的选择，根据中华口腔医学会口腔美学专业委员会 2019 年拟定的《全瓷美学修复材料临床应用专家共识》，全瓷材料依据化学组成和微观结构可分为玻璃基陶瓷（glass-matrix ceramics）、多晶陶瓷（polycrystalline ceramics）和树脂基陶瓷（resin-matrix ceramics）。

1. 玻璃基陶瓷(glass-matrix ceramics) 玻璃基陶瓷以玻璃相为主,或在玻璃相中添加或生长白榴石、二硅酸锂等晶体,目前口腔临床应用的玻璃基陶瓷主要有长石质瓷(feldspathic porcelain)和玻璃陶瓷(glass ceramics)两大类。长石质瓷是最早应用的牙科陶瓷材料,由高岭土、石英和天然长石组成,以玻璃成分为主,具有良好的半透明性等美学性能,但是力学强度较低。长石质瓷常用于制作前牙烤瓷贴面,以及双层结构全瓷冠的高强度内冠表面的饰瓷。玻璃陶瓷是在玻璃相中添加或生长白榴石、二硅酸锂等晶体,材料力学强度明显增加,同时具有良好的半透明性等美学性能。玻璃陶瓷临床应用适应证较广,常用于制作美学要求较高的修复体,如前牙和前磨牙的全瓷冠、贴面(图 11-2-2)等,也可以用于制作后牙嵌体、高嵌体等。

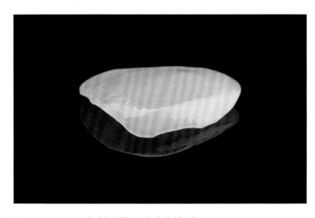

图 11-2-2 二硅酸锂增强玻璃陶瓷贴面

2. 多晶陶瓷(polycrystalline ceramics) 多晶陶瓷主要组成为晶体相结构,一般完全不含玻璃相成分。多晶陶瓷含有的晶体相成分主要分为氧化铝和氧化锆两大类。氧化铝陶瓷的机械强度高,通透性较差,多用于全瓷冠、桥的基底层,表面常需要以饰面瓷修饰。目前临床常用的多晶陶瓷是氧化钇部分稳定的四方相氧化锆陶瓷。氧化锆陶瓷可以分为传统氧化锆和高透氧化锆两大类。传统氧化锆具有优异的力学性能,但半透明度低、美观性较差,可用于制作单层结构的磨牙氧化锆全冠,或用于制作双层结构全瓷冠的氧化锆内冠。高透氧化锆通过改变晶相结构、晶体颗粒、烧结温度等方法提高半透明性,力学强度虽有一定下降,但仍高于目前临床应用的玻璃陶瓷。高透氧化锆兼具高强度和良好的半透明性,是一种具有广阔前景的美学材料,可用于制作美学要求较高的前磨牙,甚至前牙单层结构的氧化锆全冠(图 11-2-3)。

3. 树脂基陶瓷(resin-matrix ceramics) 树脂基陶瓷是树脂基质和无机材料的混合体,目前主要有两类:一类是树脂基质中加入无机填料,另一类是陶瓷网络结构中加入树脂基质。树脂基陶瓷在严格意义上不属于陶瓷,不能烧结加工,一般采用 CAD/CAM 加工制作。但由于树脂基陶瓷的力学性能和美学性能与陶瓷材料类似,临床适应证也与陶瓷材料类似,因此近年来国际上将其归为全瓷材料的一类。树脂基陶瓷具有与复合树脂、牙本质近似的弹性模量，与其他高弹性模量的材料相比，在制作后牙嵌体等冠内修复体时可有效降低牙齿劈裂的概率（图 11-2-4）。

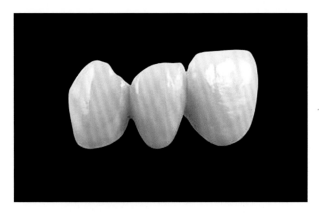

图 11-2-3　氧化锆全瓷三单位桥

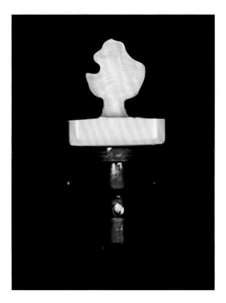

图 11-2-4　树脂基陶瓷嵌体

二、常用牙科陶瓷的性能特点

口腔美学相关的陶瓷材料具备良好的光学特性、机械性能及化学性能，同时具备良好的生物相容性，用于制备口腔修复体可以获得满意的功能及美学效果。

（一）光学特性

陶瓷材料的光学特性是决定美学修复效果的直接因素，理想的牙科陶瓷材料应具备合适的透射性，以形成与天然牙相似的半透明效果和光泽度。现代美学陶瓷通常为半透明材料，半透明性（translucency）是牙齿重要的美学性能，同时材料的透明度也关系到在进行修复体粘接固位时，光线是否能够穿透修复体，从而保证粘接剂的有效固化。陶瓷材料的透射性受多种因素的影响，包括陶瓷内部孔隙，瓷层厚度，制备工艺，晶粒尺寸，晶体结构、含量和种类，饰面瓷，以及粘接技术等。

现代口腔美学相关的陶瓷材料均可维持良好的半透明性，例如临床上常用的白榴石增强全瓷材料和二硅酸锂增强全瓷材料，内部虽然含有石英等折光率较大的原料，但由于材料中添加的白榴石晶体和二硅酸锂晶体均与玻璃基质的光折射系数相近，匹配度高，因此材料仍可维持较好的半透明性，适用于制作各类单个前牙及后牙冠、贴面、嵌体、高嵌体等修复体。近年来开发的热压铸全瓷材料，通过压铸成型，致密度远高于传统的烧结材料，大大减少了陶瓷内的气孔率，有效避免了光线传播过程中的多次折射，极大地提升了材料的透明度，热压铸全瓷材料的光学性能与天然牙相似，可用于各类美学修复体，尤其适用于修复牙体较透明的患牙；其他陶瓷材料，如氧化铝和氧化锆陶瓷，强度很高，但透明性较差，多用于制备全瓷底层冠，但也可通过挑选匹配的表面饰瓷来进行修饰，使材料的光学特性尽量满足瓷修复体的美学需求；新开发的高透氧化锆陶瓷通过调整内部晶体结构和晶粒尺寸，可在保证高机械强度的同时维持较好的透明性，各类美学修复效果要求较高的前牙或前磨牙均可适用，具有广阔的应用前景。此外，各类陶瓷材料在制备完成后，可通过表面处理技术高度磨光陶瓷表面，提高表面光洁度，这也有利于提高瓷修复体的透明度。

（二）理化性质

牙科陶瓷材料的理化性质良好，具有强度高、尺寸稳定、耐酸、耐热、表面光洁等特点，同时具有良好的生物相容性，将其制备为瓷修复体可在口腔环境中长期留存，并且不易发生染色或变色，不刺激牙龈，有利于维持长期疗效。

1. 弯曲强度（bending strength，flexure strength） 是指材料在弯曲过程中的极限强度，用于描述材料承受多种复合应力（切应力、拉应力、压应力等）下的典型性能。对陶瓷材料来说，弯曲强度与力学性能密切相关，适宜的高强度有利于瓷修复体发挥良好的咀嚼功能，并且金属烤瓷材料的强度还会影响其与金属基底的结合，结合牢固的金属烤瓷往往具有较高的强度，受力不易折裂。

2. 硬度（hardness） 是固体材料局部抵抗硬物压入其表面的能力，是衡量材料软硬程度的指标。牙科陶瓷是高硬度材料，相较临床中常用的美学树脂材料而言，陶瓷的硬度更高且更加接近于牙釉质，制备成的瓷修复体具有良好的耐磨性，同时对对颌牙的磨损也较小。

3. 断裂韧性（fracture toughness） 是指有裂纹的物体抵抗裂纹开裂和扩展的能力，是材料的固有特性，与物体的大小、形状及缺口（裂纹）的大小无关。陶瓷材料为脆性材料，断裂韧性一般较小，早期的瓷修复体受限于此，一般仅可用于单冠修复，但近年来，随着陶瓷加工工艺和陶瓷种类的不断研发，已经开发出了许多具有高断裂韧性的牙科陶瓷材料，其中，氧化锆陶瓷的断裂韧性可高达 $5\sim8$（MPa·m$^{1/2}$），具有优越的抗折能力，可广泛用于制备全冠、贴面、嵌体及前后牙三单位桥或种植体基台等各类美学相关的陶瓷修复体。

4. 弹性模量（modulus of elasticity） 是量度材料刚性的量，也称为杨氏模量，是指材料在弹性状态下的应力与应变的比值。弹性模量代表了材料抵抗弹性变形的能力。各类牙科陶瓷材料的弹性模量均较大，用于制作口腔修复体可以一定程度上防止其在各类咀嚼力或殆力作用下发生形变。

5. 线胀系数（linear expansion coefficient） 是指固体物质的温度每改变1℃，长度的变化和它在0℃时长度之比，是表征物体长度随温度变化的物理量。牙科陶瓷材料的线胀系数对临床应用会产生很大影响，瓷嵌体与牙体组织之间线胀系数的匹配有利于维持良好的边缘封闭，可以有效避免龋的发生，以及嵌体折裂。金属烤瓷材料的线胀系数必须与金属基底相匹配，以保证良好的金-瓷结合。此外，各种全瓷材料内部晶相与玻璃相之间的线胀系数匹配度高，也利于增强瓷的内部结构，提升强度。

6. 腐蚀和变色 腐蚀（corrosion）是由环境的作用引起材料破坏或变质的现象。腐蚀发生的初期，又称变色（discoloration）。牙科陶瓷材料易清洁，对口腔微环境中的唾液、菌斑微生物及细菌代谢产生的酸等均有较好的耐受性；同时，陶瓷材料具备良好的绝缘性，在口腔中不会产生异位电流和电腐蚀现象，因此，陶瓷材料可在口腔中长期维持良好的光泽感，不发生变质或变色。

（三）牙科陶瓷的优势及不足

陶瓷材料在临床应用中的差异与选择主要体现在材料的半透明性、机械强度及粘接性等方面，几种常用美学相关的牙科陶瓷材料的优势及不足具体如下。

1. 玻璃陶瓷 玻璃陶瓷具有良好的半透明性，美学性能突出，临床中用于制备各类口腔修复体均可获得满意的美学效果；玻璃陶瓷具有可酸蚀性，临床进行全瓷修复体粘接时可有效增强固位力；但玻璃陶瓷的机械强度较低，因此临床适应证较窄。其中，白榴石增强玻璃陶瓷多用于瓷贴面或饰面瓷，而二硅酸锂玻璃陶瓷虽强度稍高，可用于制备前牙或后牙单冠、贴面、嵌体、高嵌体，以及前牙或前磨牙三单位桥等，但对长跨度桥、后牙区全瓷固定桥、磨牙症或咬合力较大的患牙临床仍不适用。

2. 氧化锆陶瓷 氧化锆陶瓷的机械性能突出，抗弯强度和断裂韧性高，具有一定弹性形变能力，可适当缓冲应力，对咬合力较大的单颗后牙基底冠、多单位桥的基底、嵌体桥、前牙粘接桥和种植体基台等均可适用；氧化锆陶瓷可通过表面喷砂等方式增强粘接性，有利于修复体的固位和稳定；但氧化锆陶瓷的半透明性较差，且用作基底冠时与饰瓷结合不佳，临床应用中容易发生崩瓷，因此难以满足美学要求较高的前牙区修复。

3. 树脂基陶瓷 树脂基陶瓷结合了陶瓷和复合树脂的优势，相较传统的陶瓷材料而言，更易研磨加工，且抛光效果更好，可以形成更好的阴影和半透明度；树脂基陶瓷的弹性模量接近牙本质，具有优越的内部适应性，用于制作嵌体、高嵌体或嵌体冠等各种冠内修复体可以获得更好的临床效果；树脂基陶瓷含有复合树脂成分，采用树脂类水门汀进行粘接可以直接形成化学结合，粘接性能良好；但树脂基陶瓷的强度、耐磨性和抗疲劳老化等方面仍不及传统陶瓷材料，对制作贴面、全冠或固定桥等修复体临床均不适用。

三、牙科陶瓷的临床应用

牙科陶瓷材料在临床中可用于制备各类美学瓷修复体，包括贴面、嵌体、全冠、固定桥及种植体基台等，均可获得满意的美学效果。

（一）瓷贴面

瓷贴面（porcelain laminate veneer）修复是采用粘接技术，对牙体表面缺损、着色、变色和畸形等，在保存活髓、少磨牙或不磨牙的情况下，用瓷材料直接或间接粘接覆盖，以恢复牙体的正常形态和色泽的一种修复方法（图 11-2-5）。瓷贴面牙体预备量相对保守、修复效果美观，在严格把控适应证和注重操作细节的前提下，是一种比较理想的治疗方式。临床应用时，为了保证瓷贴面的美学修复效果，除需要遵循常规贴面治疗的适应证和禁忌证外，

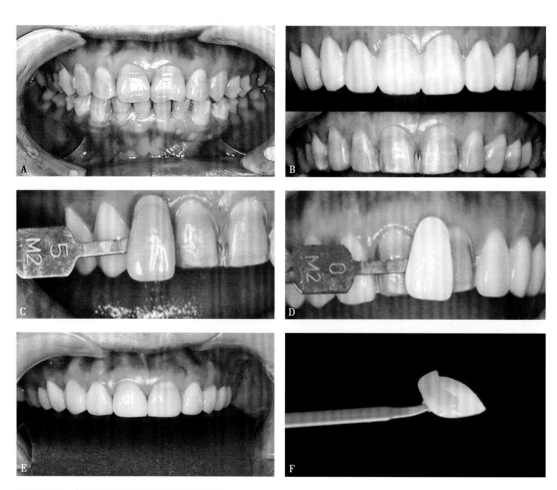

图 11-2-5　长石质烤瓷贴面修复四环素牙
A. 术前口内像示全口四环素牙呈灰褐色；B. 诊断饰面下牙体预备；C、D. 底色及理想修复体比色；E. 修复完成；F. 烤瓷贴面

还应特别注意，一些牙釉质损坏严重，无法预留出足够的牙釉质粘接基质的患牙粘接性较差，不适用于进行瓷贴面治疗。此外，若将瓷贴面用于治疗牙外伤，需要等到患牙初始观察期结束，患牙情况较稳定时再行治疗。

（二）瓷嵌体

瓷嵌体（porcelain inlay）是采用陶瓷材料在模型上加工成形或 CAD/CAM 成形，用树脂粘接材料粘接于牙体组织上的一种修复体（图 11-2-6）。相较于树脂和玻璃离子充填体，口外制作的瓷嵌体精确度高、适合性好、边缘收缩性小、美观性良好，结合 CAD/CAM 技术进行制备还可有效减少患者就诊次数及技工室加工流程。原则上，能用充填体修复的牙体缺损都是瓷嵌体的适应证，但考虑瓷嵌体是间接修复体，其牙体预备量大、修复体边缘线长，且固位力差，因此，临床上在应用瓷嵌体进行修复时，为了保证美学效果，龋坏率高、口腔卫生差，患牙受力大、磨耗重或有磨牙症时，均不适合选用瓷嵌体。

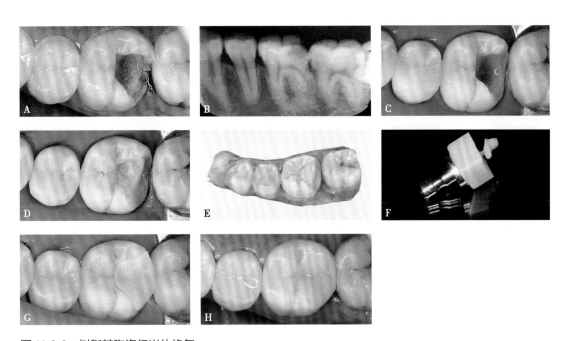

图 11-2-6　树脂基陶瓷行嵌体修复
A. 术前口内像；B. 术前根尖片；C. 橡皮障隔湿；D. 树脂内部重建；E. 口内扫描模型；F. CAD/CAM 瓷嵌体；G. 瓷嵌体试戴；H. 修复完成后

（三）全瓷冠

全瓷冠（all-ceramic crown）是以陶瓷材料制成的覆盖整个牙冠表面的修复体。全瓷冠半透明性佳、层次感强，具备出色的美学性能，因此成为临床上美学修复的首选（图 11-2-7）。但全瓷冠的牙体预备要求高，预备量大，技术敏感性高，粘接技术要求高且相对复杂，因此临床应用时应注意严格把控适应证，尤其是在进行美学修复时，需要特别注意根据牙位和咬合力的大小来选择强度及美观性均满足要求的全瓷材料类型，例如进行磨牙修复应选择强度较高的全瓷系统,而前牙修复则应以美学性能为首要考虑因素。对那些已经进行过金属桩核修复或变色严重的基牙而言,无论是前牙还是后牙,均不适合选用透明度较高的全瓷系统。

(四)粘接固定桥

粘接固定桥(resin-bonded fixed bridge)是利用粘接技术修复个别缺失牙的固定修复体。相对传统的固定桥,粘接固定桥的基牙牙体预备量少,患者易接受,且后期易重新进行其他各类修复设计。传统的金属翼板粘接桥,又称马里兰桥,是由铸造金属舌面翼板固位体加瓷桥体组成的固定桥,虽然具有良好的机械性能,但美观方面存在不足,因此临床应用受限。随着牙科陶瓷材料和粘接技术的发展,现代全瓷粘接桥不仅可以兼顾美观性和生物相容性,

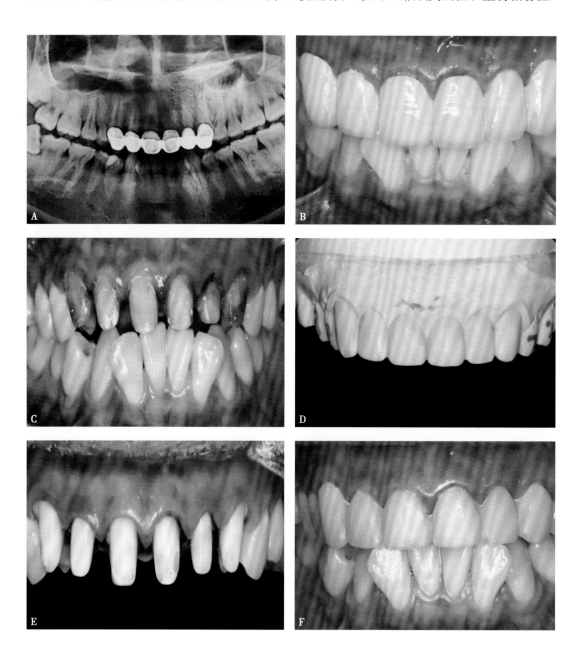

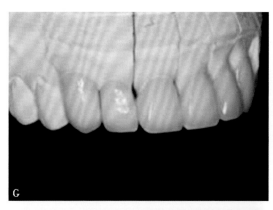
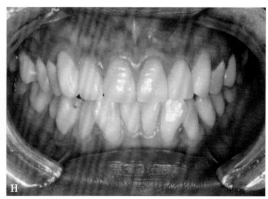
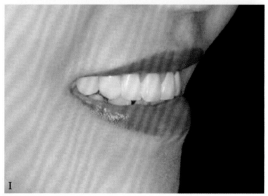

图 11-2-7　二硅酸锂玻璃陶瓷行全瓷冠修复

A. 术前全口牙位曲面体层片（局部）；B. 术前口内像示旧修复体的外形、排列不佳，色彩不够自然，患区龈缘红肿，红、白美学不佳；C. 拆除旧修复体后，可见基牙预备量不足，表面菌斑及色素沉着，牙龈炎症累及龈乳头；D. 美学蜡型；E. 重新行牙体预备；F. 粘固临时冠；G～I. 完成后的二硅酸锂全瓷冠

还可以维持稳固的粘接性，有利于修复体的稳定和长期留存。临床中常用于全瓷粘接桥的陶瓷材料，一种是热压铸二硅酸锂玻璃陶瓷，另一种为氧化锆基全瓷材料（图 11-2-8）。前者具有可酸蚀性，粘接性能优越，但强度稍差；后者强度较高，但粘接性能稍差。目前，全瓷粘接桥在口腔美学领域中主要用于单颗前牙的修复。用于后牙或多颗牙修复时，机械强度及粘接固位性能仍有待提升。

（五）瓷基台

瓷基台（ceramic abutment）是用于种植美学修复的基台。瓷基台与全瓷冠联合应用，使修复体的外形及颜色与天然牙几乎完全一致，可以有效解决纯钛基台美观性不足的问题，同时也具有更优良的生物相容性。瓷基台依据瓷材料的不同可分为氧化铝基台和氧化锆基台，氧化铝基台的美学效果更接近天然牙，但强度十分有限，因此，临床常用的瓷基台主要为氧化锆基台。值得注意的是，由于陶瓷本身为脆性材料，机械强度远不如金属材料，因此瓷基台的临床适应证较窄，目前仅适用于咬合力较低的前牙区，且美学效果的实现也与全瓷冠及种植体的选择密切相关。临床中常使用钛基底结合氧化锆的方式增加全瓷基台的强度。

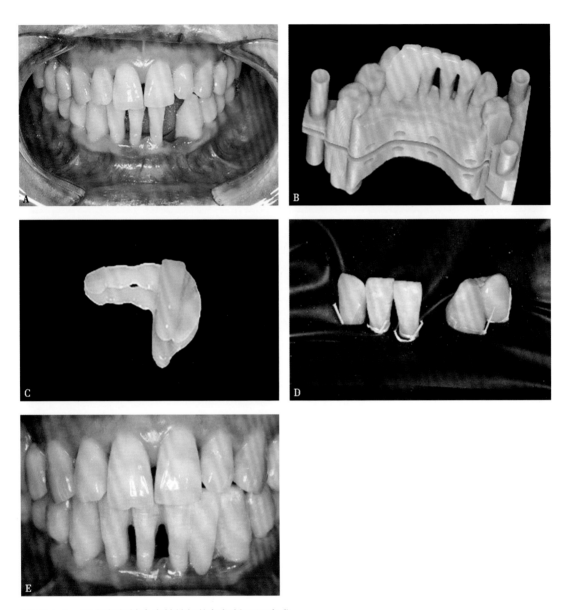

图 11-2-8　32 行氧化锆全瓷粘接桥修复加松牙固定术
A. 术前口内像;B. 打印模型上的修复体;C. 氧化锆全瓷粘接桥组织面喷砂;D. 口内橡皮障隔离粘接;
E. 粘接完成

第三节

其他口腔美学材料

　　选择合适的生物材料可以帮助医师简化临床美学诊疗流程,使治疗的最终效果更具美学预期性。在美学治疗全过程中,除了前述常用的树脂和瓷,还涉及许多其他种类的材料。在美学设计、美学预告、美学治疗等步骤中，采用不同种类的美学材料，充分利用其相关特性，可以让医师和患者更直观地看到美学效果，方便医患沟通与设计调整，从而获得更佳的治疗效果。这些美学材料按照化学成分的不同，包括聚甲基丙烯酸甲酯［poly（methyl methacrylate），PMMA）、聚醚醚酮（poly-ether-ether-ketone，PEEK）、美学蜡型材料等。本节对这些常用美学材料的相关特性及应用作简要介绍。

一、聚甲基丙烯酸甲酯

聚甲基丙烯酸甲酯，简称丙烯酸树脂，是由甲基丙烯酸甲酯聚合而成的高分子化合物，是一种开发较早的重要热塑性塑料。自 1937 年应用于临床以来，经过不断改良，目前广泛应用于全口义齿、可摘局部义齿，以及修复颌骨缺损的赝复体的制作。聚甲基丙烯酸甲酯又称作亚克力（acrylic）或有机玻璃，具有高透明度、低成本、抗老化、良好的机械性能和易加工等优点，是经常使用的玻璃替代材料。

随着人口结构老龄化，越来越多的患者出现了牙列缺损等口腔问题，由于费用、解剖状况、基牙状况、患者自身因素或其他原因等无法行固定修复时，活动义齿凭借磨除牙体组织少、制作较简便、费用相对较低、可接受程度高而广泛应用于临床，PMMA 因具有良好的生物相容性和机械性，是此类修复体中使用频率最高的材料之一（图 11-3-1）。

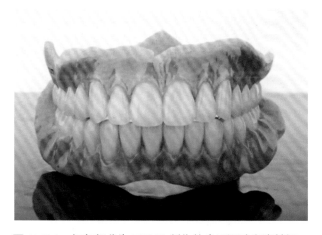

图 11-3-1　红色部分为 PMMA 制作的全口活动义齿基托

二、聚醚醚酮及其改性材料

聚醚醚酮为线性芳香族高分子化合物，构成单位为氧 - 对亚苯基 - 羰 - 对亚苯基，是半结晶性、热塑性塑料。它具有耐高温、耐化学药品腐蚀等优良的物理化学性能，因此在许多特殊领域可以替代金属、陶瓷等传统材料，在减轻质量、提高性能方面贡献突出，是当今热门的高性能工程塑料之一。自 20 世纪 80 年代应用于医学领域，聚醚醚酮主要作为椎间融合、手指假体、人工关节等植入材料使用。通过加入不同填料形成复合材料，聚醚醚酮在各方面性能上有所改进，在口腔医学领域也得到了日益广泛的应用。聚醚醚酮可用于可摘局部义齿卡环及支架的制作，以及单冠、套筒冠义齿、个性化基台、种植杆卡、固定修复体支架的制作，弹性模量与骨组织接近，尤其适用于种植体支持义齿的上部结构桥架的制作。

聚醚醚酮材料具有以下几方面性能，保证了其在口腔医学领域的广泛应用。①良好的生物相容性；②化学性能稳定，除浓硫酸外，聚醚醚酮可以耐受几乎所有的化学试剂；③电绝缘性能良好，具有较强的耐高温性；④表面硬度高，耐磨损性能好；⑤阻射性好，在 CT 及 MRI 等影像学检查中产生的伪影较少；⑥具有潜在抑菌性，有学者研究显示在抑制细菌初期黏附方面，聚醚醚酮较传统基台材料二氧化锆、纯钛更具优势。然而，聚醚醚酮也因生物惰性不可避免地存在一些缺陷，如表面能低，难以获得较理想的粘接效果。通过引入基团、粒子填充、纤维增强、等离子喷涂或旋涂等方式进行表面改性，可获得更好的粘接强度，聚醚醚酮的应用越来越受到大众的关注。

三、美学蜡型材料

蜡型材料是一种有机高分子聚合物，是热塑性材料。热塑性就是物质因温度变化而发生可塑性改变，即温度升高时，物质软化，具有可塑性，温度下降后材料冷却变硬，形状固定，而在这一过程中材料分子组成没有发生变化，仅有分子排列关系的改变，是可逆反应。蜡型材料的这种性质，使其广泛用于口腔临床和口腔修复体制作中，主要用于修复体的蜡型制作、咬合记录的制取及美学蜡型等。

美学蜡型材料可分为不同颜色，用于模拟口内不同组织成分的形态色泽。在患者正式修复前制作美学蜡型，模拟修复后的效果，便于医患交流（图 11-3-2）。

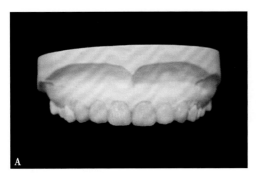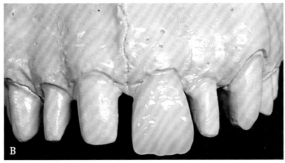

图 11-3-2　美学蜡型
A. 13—23 美学蜡型；B. 21 美学蜡型

四、美学用相关材料

金属烤瓷固定修复体是一种低熔烤瓷在真空条件下熔附到铸造金属基底冠上的金-瓷复合结构的修复体，可将金属的强度与瓷的美学性能完整地结合在一起，是临床上最早出现的美学修复体,主要用于固定义齿的修复(图 11-3-3)。但由于基底结构是不透光的金属,光线不能在基底结构中传导,所以制作的修复体难以完全模拟天然牙色泽。同时,烤瓷合金中的金属离子不仅使瓷修复体产生褪色,部分患者还对金属成分(镍等)产生过敏反应。根据基底冠的金属性能,具有最佳美学效果的金属烤瓷材料为黄金成分的金属烤瓷材料。

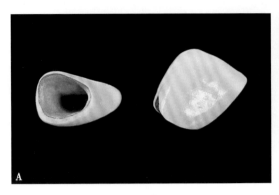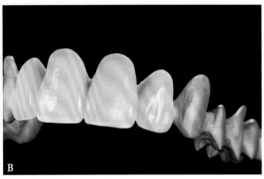

图 11-3-3　金属烤瓷固定修复体
A. 钴铬金属烤瓷单冠;B. 钴铬金属烤瓷固定桥

黄金烤瓷冠是由含金量不同的黄金制作金属内冠的烤瓷冠,是贵金属烤瓷牙的代表之作(图 11-3-4),化学性能稳定,不易被氧化和分解,所以不刺激牙龈,不会引起牙龈变色;强度高,与瓷粉的结合力较强,不易崩瓷,具有对力缓冲作用的特殊物理性能,以及良好的生物相容性,因此是兼具美观和强度的烤瓷牙之一。

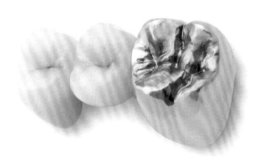

图 11-3-4　贵金属烤瓷固定桥

对牙齿矫正来说,传统的固定矫治需要在牙面上粘接矫治部件,容易造成食物残渣、软垢的堆积,以及菌斑的聚集,引起牙釉质脱矿、龋齿、牙龈增生或萎缩等,已经不能满足人们对舒适度和美观的需求。而无托槽隐形矫治技术是用无色透明的热压膜材料加工而成,没有了带环、托槽、弓丝等传统固定矫治器的矫正装置,利用热压膜材料变形后产生的回弹力移动牙齿,与牙齿紧密贴合,与牙齿形态保持一致,不易被发现,可自行取戴,方便清洗,在起到矫治作用的基础上,还能够保证患者口腔的卫生与美观,因此备受青睐(图 11-3-5)。有研究表明,与固定矫正技术相比,使用无托槽隐形矫正技术进行口腔正畸治疗可改善患者的牙周指数,缩短治疗时间。

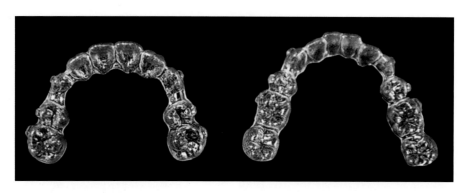

图 11-3-5　隐形矫治器

数字化正畸方案将 3D 打印技术与无托槽隐形矫治器的制作结合起来,首先用非接触扫描设备扫描石膏模型获得口内数字化模型,之后在电脑上进行虚拟排牙,再使用快速成型机进行 3D 打印,最后采用传统热压膜技术制作无托槽隐形矫治器(图 11-3-6)。

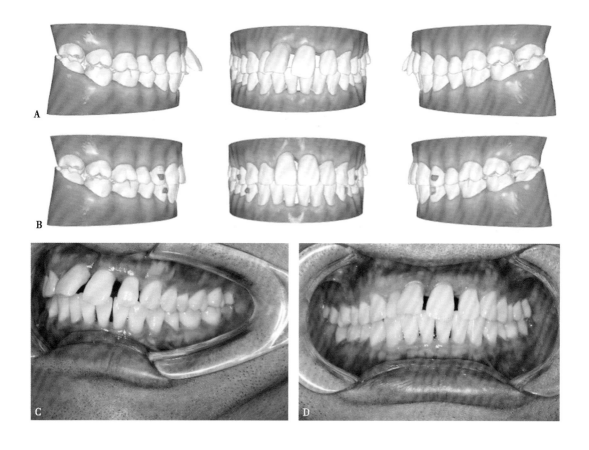

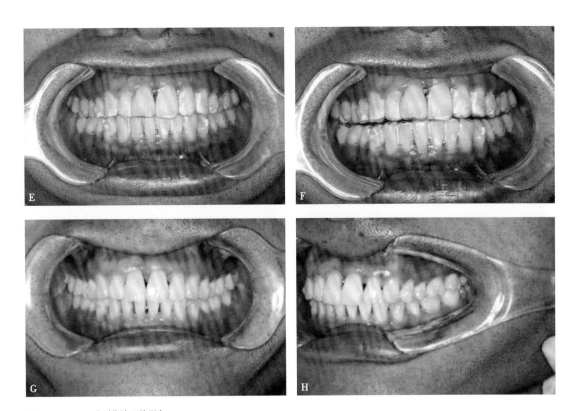

图 11-3-6　无托槽隐形矫治
A. 术前数字化设计；B. 术前模拟矫正；C、D. 术前口内像；E、F. 矫治中口内像；G、H. 术后口内像

（周建　宋柯）

参考文献

1. 赵铱民. 口腔修复学. 8 版. 北京：人民卫生出版社，2020.

2. 中华口腔医学会口腔美学专业委员会，中华口腔医学会口腔材料专业委员会. 全瓷美学修复材料临床应用专家共识. 中华口腔医学杂志，2019，54（12）：825-828.

3. 陈俊宇，万乾炳. 全瓷粘接桥的临床研究进展. 国际口腔医学杂志，2016，43（6）：690-694.

4. 邱鹏，傅琪淋，刘敏，等. 聚醚醚酮、二氧化锆和纯钛基台材料表面口腔微生物黏附的对比. 中国组织工程研究，2022，26（4）：540-545.

5. SYREK A，REICH G，RANFTL D，et al. Clinical evaluation of all-ceramic crowns fabricated from intraoral digital impressions based on the principle of active wavefront sampling. J Dent，2010，38（7）：553-559.

口腔美学摄影

团队合作和交流是进行口腔美学设计与治疗必不可少的要素。口腔美学摄影不仅是一种对颌面部和口腔状况的记录，还是通过数字化等手段实现精准诊断和直观评估预后的方法。口腔摄影已经成为一种口腔医师之间或医患之间无缝沟通交流的纽带，是构建全面的、以患者为中心的、良好医患关系的基础，通过精准的诊断和对治疗计划良好的沟通，增加患者对治疗的理解，增进信任。同时，口腔摄影也为临床医师展示自己的优秀案例提供了良好的媒介，有助于与同行口腔医师进行学术和宣传上的交流合作，促进学科的有序进步与发展。为方便口腔医师掌握口腔摄影的基础知识，更好地促进医师之间、医患之间沟通交流和宣传等，本章对口腔美学摄影基础知识、口腔摄影器材和拍摄方法，以及数字化影像在美学设计中的基本处理方法与运用展开介绍。

第一节

口腔美学摄影基础知识

口腔美学摄影在临床实践中具有重要的价值和目的，掌握口腔美学摄影的基础知识有利于针对不同的拍摄情况进行调整，为拍摄优秀的口腔摄影作品提供基础。为此，本节主要介绍口腔美学摄影的价值、目的，以及口腔摄影中常用的基础知识。

一、口腔美学摄影的价值和目的

口腔美学摄影的价值和目的主要有以下六个方面。

（一）记录患者资料

在口腔美学之前，摄影创建的完整患者资料记录可以留存下来作为口腔诊疗中必需的证据。在初诊患者进行治疗之前拍摄初始状况的照片可以作为临床参考，并在必要时实现对口腔医师的医疗法律保护。初诊照片是初次就诊时患者既存口腔状况的记录。因此，这些照片必须高质量且包含患者面部、微笑和牙列的多个视图。在口腔美学诊疗中，良好的工作流程可以提供贯穿整个诊疗所有阶段（包括随访）的一致且高水平的记录。

（二）效果评估

摄影可以让医师看到自己工作的效果，以此来评估治疗是否成功并明察治疗的缺点，从而促进自身技术的提升。对每一步诊疗过程进行的诊疗记录有助于对最终结果的分析理解，如在美学修复诊断、治疗计划、预期效果、预备、临时修复、最终试戴、术后评估等过程摄影的照片，可以完整呈现出治疗的路径，从而加强医师的临床操作技术。

（三）辅助患者教育，实现患者合理预期

摄影是与患者交流不可或缺的一部分，口腔临床医师可以通过它向患者展示治疗前的口腔情况、临床检查结果及可供选择的治疗方案，以便口腔临床医师使用既有病例资料来

增进患者对诊疗的理解。在口腔美学治疗前,口腔临床医师可以清楚了解患者的治疗目标、患者对治疗过程中存在的疑问,以及在治疗过程中希望改善的地方。仅仅对患者进行以健康为导向的修复治疗可能会存在较大潜在风险。口腔临床医师如果在治疗前不能对患者的治疗期望进行明确的了解,在治疗过程中即便医师付出大量的时间和精力,患者承担巨大的精神压力和经济负担,治疗效果也可能难以让患者满意。在这个过程中,摄影可以让患者清晰地看到他们的牙列情况,对他们自身存在的问题具有清晰的理解,从而实现对诊疗结果的合理预期,并最终珍视医师进行的高水平治疗。例如,在口腔美学修复过程中,医师可以通过摄影资料数字化微笑设计实现对诊疗流程、治疗计划、数字化微笑设计和预期治疗结果的全面呈现。数字化美学设计结果可以让患者看到他们整体美观的巨大变化,从而对患者的精神和情绪产生巨大的鼓舞作用。

（四）促进同行合作交流

口腔美学治疗常涉及多学科合作交流,医师既需要与其他专科医师进行沟通,也需要与技师进行深入交流。摄影和基于影像进行的数字化设计、报告可以实现多学科治疗计划的最佳交流。美学修复体的制作需要将患者的牙齿颜色等信息准确地传达给技师,大多数情况下这种信息的传达有赖于比色照片。摄影也有助于将试戴修复体后的修改建议准确地传达给技师。没有口腔美学摄影的辅助,口腔美学治疗将很难精准且可预期地进行。

（五）口腔教育

摄影照片是在会议演讲、学习班、研讨会等各种学习交流活动中的核心媒介。在参加高规格的口腔会议交流时,优秀的口腔摄影会对倾听者形成强烈的视觉冲击。此外,即便目前不需要进行教育交流活动,记录良好的病例资料也可以构建成案例库,这将有利于以后相关教育等方面的应用。

（六）市场营销

摄影是美学治疗进行市场营销必需的手段,既可用于诊疗机构内部宣传,也可用于外部宣传。在宣传中,通常会呈现治疗前后的对比照片。将治疗效果好的病例资料,用于对类似病情患者治疗流程的介绍,可增加患者对治疗成功的信心;将完成的精美病例放到线上传播,也有利于类似病情的患者寻求相应诊疗。此外,摄影照片还可以通过治疗效果和个人风格,将一位医师与其他医师进行区分,实现个人的宣传效果。

二、口腔美学摄影的基础概念

在进行口腔美学摄影前,必须理解和掌握摄影的基础概念。理解这些基础概念是理解摄影参数并最终拍摄出优秀照片的重要步骤。优秀的照片需要达到以下几个标准:曝光适当、对焦准确、景深适当和色调准确。

（一）正确曝光三要素:光圈、快门、感光度

1. 光圈（f值） 拍摄时镜头内类似虹膜部分暴露的开口大小,主要通过控制 f 值来实现

（图 12-1-1），可以调节通过相机到达感光器上光线的多少。f值越小，进光量越大；f值越大，进光量越小。

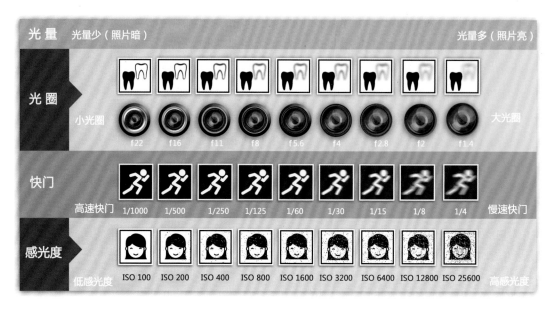

图 12-1-1　口腔摄影的基础知识

2. 快门速度　指镜头虹膜开口的打开速度。通过调节快门速度，可以调节光线进入镜头的时间，从而调节到达感光器的光线多少（见图 12-1-1）。快门速度一般表示为多少分之一秒。相机里面超过 1 秒显示为具体秒数和数学秒符号（如 5 秒显示为 5″），低于 1 秒的显示分母，如 1/250 秒显示数字"250"。快门速度越慢，到达感光器的光线越多；快门速度越快，到达感光器的光线越少。口腔摄影中，为了防止抖动带来的影像模糊，建议保持 1/125 秒的快门速度。

3. 感光度（ISO）　表示感光器对光线的敏感性。数码相机的感光度可以通过调节 ISO 值来进行控制（见图 12-1-1）。ISO 值越大，感光器对光线越敏感，照片越明亮；ISO 值越小，感光器对光线越不敏感，照片越黑。如果照片的 ISO 设定过高，虽然对暗光下的拍摄较明亮，但是也会带来照片的颗粒感，即噪点增多的问题。口腔摄影一般采用闪光灯对光线环境进行控制，为了保持优质的画面，ISO 一般建议设置为 100 或 200，并保持不变。

4. 相机控制模式　表示对相机曝光要素中的光圈和快门速度的控制模式。一般具有手动模式（M）、光圈优先模式（A）、速度优先模式（S）、程序模式（P）和自动模式（AUTO）等。其中，M 模式代表手动设定固定的光圈和快门速度值；A 模式代表设定固定的光圈值，快门速度由相机计算自动设定；S 模式代表设定固定的快门速度，光圈由相机计算自动设定；P 模式和 AUTO 模式中快门速度和光圈值均由相机自动设定。为了保证拍摄的可控性，保证影像质量，一般采用 M 模式。

（二）焦距、对焦和景深

1. 焦距　是指从镜头到感光器的距离。焦距的数字越小，镜头的视角越宽广，其中截幅相机的视角需要乘以焦距转换系数换算等效焦距。总体来说，数字越小，摄影者拍照时可以与患者的距离越近。

2. 对焦　是指通过调节镜头的对焦环将被拍摄的物体准确呈现在感光器上的过程。当被摄对象准确映在感光器上时称为合焦，这时能够拍摄出清晰的照片。一般对焦可以分为手动对焦（M 或 MF）或自动对焦（AF）。口腔摄影中为了保持照片呈现准确的清晰范围，一般采用手动对焦模式。

3. 景深　代表当合焦的时候，照片清晰区域的前后距离范围。景深主要受光圈 f 值的影响（图 12-1-2）。f 值越大，景深越大；f 值越小，景深越小。大的景深可以保证前牙到后牙的全口牙列都清晰呈现。为此，一般面部摄影采用 f10～f11，微笑特写摄影采用 f20～f25，口内摄影采用 f29～f32。

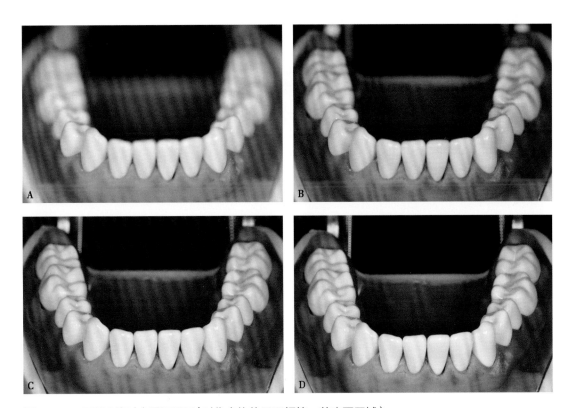

图 12-1-2　不同 f 值对应景深展示（对焦点均位于下颌第一前磨牙区域）
A. f4.5；B. f10；C. f20；D. f29

（三）放大倍率和基本构图要点

1. 放大倍率　指镜头的最大放大能力，一般是指在镜头的最大焦距和最近对焦距离下的放大能力。放大倍率的大小表示拍摄影像的尺度（宽度或高度）与相机传感器的尺度的比较数据。放大倍率一般标注在镜头的小窗口内，通过选择合适的放大倍率可以拍摄出标准统一的照片。全画幅相机的放大倍率一般设定面相采用1:14，全口牙列采用1.0:3.0，前牙微笑采用1.0:1.8，单侧牙列采用1.0:1.5。

2. 基本构图要点 一般保持影像的中心线与影像边缘平行，如对称分布的面部照片或牙列照片保持瞳孔连线或𬌗平面与照片边缘平行。尽量保持拍摄的主体位于照片的中央位置，以凸显主体。

（四）白平衡

白平衡指数码相机中色彩平衡的状态。可以根据光线状态或光源情况调节适当的白平衡。一般采用开尔文温度符号"K"来表示。白平衡较低将使影像呈现冷色调（偏蓝），白平衡较高将使影像呈现暖色调（偏黄或偏红）。对于大多数闪光灯来说，光线的色温一般在5 500K，因此，口腔摄影中相机的白平衡参数可以设定在5 500K或自动白平衡（大多数相机闪光灯模式下默认白平衡为5 500K）。如果采用了影室闪光灯等其他光源，建议根据光源的性质选择合适的白平衡模式。

第二节

口腔摄影器材和拍摄方法

口腔摄影离不开摄影器材，良好的摄影器材能够为口腔摄影提供极大的便利，系统规范的拍摄方法是获取高质量口腔美学照片的基础，因此，本节主要对口腔摄影器材和常用照片的拍摄方法进行介绍。

一、口腔摄影器材的选择

摄影器材和其他口腔科使用的器材设备一样，具有不同的价位档次。在初次进行设备选购时常让人无所适从。手机、卡片相机、微电相机（以下称"微单"）、单镜头反光数码照相机（以下称"单反"）等都是摄影的常用选择。虽然手机和卡片相机相对价格低廉、方便易用，但是很难像微单和单反一样拍摄整体质量好的照片。因此，微单和单反可作为口腔美学摄影的主要机型。很多品牌的相机都可以达到这个要求，重点要关注功能、易用性、可购买性等。为此，摄影通常需要配备以下器械：微单或单反机身、微距镜头、闪光灯组件、摄影附件、电脑。

（一）口腔摄影主要器械的选择

1. 微单或单反机身 相机机身是相机除镜头和闪光灯之外的主要部分。其中最重要的部分是感光器，常见感光器的尺寸见图12-2-1。感光器最常见的是全画幅和截幅，中画幅的数码相机目前相对比较少，价格也比较昂贵。画幅是决定影像质量的关键。摄影有一句老话叫"底大一级压死人"，指的是当成像介质面积大的时候，画质（一般指信噪比）较面积小的成像介质优越。全画幅相机广泛被专业摄影师使用，截幅相机感光器变小同时价格变低，但是画质仍然很好。全幅相机是口腔摄影很好的选择，而截幅相机也能满足高水平摄影的要求。因此，选择口腔摄影器材时，建议至少选择截幅或全幅感光器的微单或单反，不推荐手机或卡片相机。

关于像素的要求，除非口腔摄影用于大型广告宣传，一般交流应用主要采用幻灯片放映或杂志印刷。对于这两种介质，一般具有 300 像素 / 英尺（1 英尺为 30.48 厘米）以上就能够满足视觉的要求，因此幻灯片放映单张照片在 600 万像素就能满足需求，多张照片拼接的使用模式对像素的要求会更少。目前主流的微单或单反均能够满足这一像素要求。

图片的存储格式对于影像的质量也具有较大的影响。对于数码相机，常用的影像记录格式有 RAW、JPEG 和 TIFF 三种。其中 RAW 和 TIFF 是两种无损保存格式，JPEG 为有损压缩，压缩程度取决于保存设置。RAW 格式的图片占用内存大且需要专业软件进行处理后使用，一般为专业摄影师应用较多，保留了大量后期处理的空间，有条件的医师可以留存备用。比较推荐采用 JPEG 格式来存储和展示照片，注意最好设置画质为"fine"或"精细"，以保留最佳的影像效果，这样既可以保留足够好的图片质量，又占用较小的存储空间。

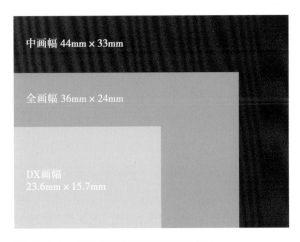

图 12-2-1　常见相机传感器尺寸对比图

中画幅：尺寸 44mm×33mm 左右，数码相机较为少见。

全画幅：尺寸 36mm×24mm，即普通 35mm 胶卷的大小。

DX 画幅：23.6mm×15.7mm，镜头转换系数为 1.5。

APS-C 画幅：尺寸 23.5mm×15.6mm 或 22.2mm×14.8mm，镜头转换系数分别为 1.5 或 1.6。

4/3 系统：尺寸 17.3mm×13.0mm，镜头转换系数为 2.0。

2/3 英寸：9.74mm×7.96mm，目前卡片相机采用最大尺寸的 CCD。

从图 12-2-1 可以看出不同画幅的传感器尺寸不同，由于截幅传感器面积比全画幅小很多，镜头用在相机上的画面只有中间的部分成像，并不是镜头传递的画面全部能够实现在传感器上，因此，在使用截幅相机拍摄口内照片时，放大倍率需要进行相应的调整。调整方法涉及焦距转换系数的问题。焦距转换系数为全画幅传感器对角线除以截幅传感器的对角线的数值。例如在拍摄全口牙列口内正面观时，通过全画幅机身需要使用 1.0：3.0 的放大倍率，那么如果使用 DX 画幅的机身，则需要调整放大倍率为 1.0：3.5 才能拍摄相同效果的照片。

2. 微距镜头　口腔摄影需要的镜头为微距镜头。镜头是相机最重要的配件，可以决定影像的最终画质，对成像效果的影响较其他配件更高。镜头的选择需要依据品牌、质量、焦距和价格等因素综合进行。

（1）镜头的焦距选择：焦距一般以 85～105mm 为主。口腔摄影一般采用手动对焦，对自动对焦的要求相对较低，既可以选择原厂镜头也可以选择副厂镜头，镜头一般选择相对较新的，可以取得更好的效果。原厂镜头的价格相对较高，副厂镜头的价格相对低一些。

（2）对焦距离挡位：为了方便微距对焦，微距镜头上一般会有挡位调节开关，如佳能100mm 微距镜头有"0.26～0.50m""0.50m～∞""FULL"三挡，分别代表摄影师根据被拍摄物品与相机感光器之间的距离，限定对焦距离为"0.26～0.50m""0.50m 到无穷远处""不限定任何对焦距离"。该挡位调节可以通过限定对焦距离加快对该距离内拍摄目标的对焦速度。由于口腔科摄影以手动对焦为主，可以统一设置对焦挡位为"FULL"。

（3）测距窗口：一般微距镜头的一侧会存在一个小屏幕，这个小屏幕叫测距窗口，屏幕上面标注了镜头的放大倍率和当前镜头的合焦距离。合焦距离一般有"ft"和"m"两个标识，分别代表距离单位"英尺"和"米"。在具体对焦时，对应的数字指的是当前镜头合焦时镜头到被摄体的距离。另外一行数字代表合焦时候拍摄物品的放大倍率，表示感光器与实际物体之间的比例尺，如 1.0：2.3，意思是感光器上 1.0cm 的长度代表实际拍摄长度 2.3cm。

（4）放大倍率与等效焦距：在拍摄不同口腔照片时，一般需要采用不同的放大倍率以取得最佳的拍摄范围。需要注意的是，镜头焦距标注一般是针对全画幅的相机机身，在采用截幅相机时，实际焦距（等效焦距）是理论焦距乘以焦距转换系数的数值。例如焦距转换系数是 1.5 的截幅机身，配备 85mm 微距镜头时的等效焦距为 85mm×1.5＝127.5mm，而配备100mm 微距镜头时的等效焦距为 100mm×1.5＝150.0mm。因此，如果采用确定放大倍率的方式来拍摄照片，采用截幅机身进行拍摄时，需要在原始放大倍率基础上乘以焦距转换系数，相应的拍摄距离也会更远。例如拍摄全口牙列照片，全画幅机身建议拍摄放大倍率1.0：2.3，焦距转换系数 1.5 的截幅相机则需要采用 1.0：3.5，并采用匹配的更远的拍摄距离。

3. 闪光灯组件　摄影被称为"用光的艺术"。对闪光灯的理解和应用是获取可靠高质量口腔摄影的最具有技术挑战性和重要性的工作。口腔摄影可以采用不同的闪光灯设置，每种设置均有优缺点。总体来说，闪光灯可以分为内置闪光灯和外置闪光灯两种。

（1）光源：口腔摄影的光源一般为高速闪光灯或影室闪光灯。高速闪光灯价格相对较低，采用电池供电，便携，既能安装到相机上又能脱离相机应用；而影室闪光灯相对较贵，更精细，只能脱离相机使用，且需要外接电源供电。当高速闪光灯安装到相机上使用时，一般需要用机身的闪光灯支架将其固定在机身上，而影室闪光灯则需要放置在患者附近的闪光灯支架上使用。

（机顶）外置闪光灯是一种日常拍摄中常用的闪光灯，这种闪光灯既可以安装于机身上使用，也可以安装于闪光灯支架上作为离机外置闪光灯使用。在口腔摄影中，外置闪光灯主要用于面部的拍摄，闪光范围大并且能够充分利用室内墙壁等进行反光，对面部的光影效果具有明显的增强作用。由于外置闪光灯位于镜头上方较远的位置，对微距摄影并不适用。

环形闪光灯和双头闪光灯是临床上常用的微距闪光灯系统。环形闪光灯和双头闪光灯都可以固定到镜头的边缘。使用环形闪光灯时，光线与被摄物体垂直，在中切牙部位会形成大范围的环状光斑，有利于表现牙齿的问题，但色彩效果被弱化，因此环形闪光灯比较适合口内或外科摄影，并不是特别适合美学修复中的高水平摄影。双头闪光灯产生的光线位于两侧的轴角区域，便于观察牙齿的轮廓和牙齿的细腻色彩，也很容易通过柔光罩等调节光线的柔和程度，非常适合前牙美学区的修复，缺点是后牙区受到颊黏膜的阻挡容易光线不足。

（2）控制器：闪光灯使用时需要采用一个控制器来控制相机和闪光灯的信息交换。控制器用于控制闪光灯功率或每一个闪光灯的闪光输出量。摄影中，闪光灯输出功率一般为1∶1代表全功率、1∶2代表半功率、1∶4代表1/4功率、1∶8代表1/8功率等。摄影目的不同，可能使用不同级别的闪光灯功率。尽管有些相机自带机内控制器，但是为了提高效率仍然推荐采用固定于相机顶部的外置闪光灯控制器，这些控制器可以很方便地调节闪光参数。

（3）光线：闪光灯的光线可以通过优化调节以实现高质量影像的拍摄。未经优化的光线一般认为是比较硬的光，会产生不希望的反射，有可能干扰重要细节的展示。光线经过滤光器或反光板反射后可以变成柔和的光线，从而容易产生更好的照片效果。例如，在微距摄影中，柔和的光线会产生一些希望具有的反射效果，从而凸显牙齿线角、剔透的切端等细节。在人像摄影中，柔和光线可以造成更为平缓的特征，如使皮肤更光滑，产生一种看起来更专业且情绪更饱满的照片。需要注意的是，当使用光线优化设置时，可能需要额外增大闪光灯输出功率或修改相机的参数以获得曝光正常的照片。光线可以在到达拍摄物前穿过一定的介质或将光线投向周围介质实现对光线的过滤或折射。通常光线的调节需要使用反光板、滤光器、柔光罩等实现，配套的柔光罩可以取得较好的柔光效果。简易的自制柔光器，如使用一张白纸置于闪光灯前，也可以实现对光线的过滤调节。

（4）布光：摄影用光的一项重要内容。光线相对被摄物体的位置影响照片的最终效果。光源可以相机闪光灯或外置闪光灯的形式放置在距离相机或被摄物体或近或远的不同位置。根据光源位置的不同，或多或少的高光或阴影会营造出不同的层次感。临床诊断照片应该使用对称的光线,光源一般需要分布在镜头的两侧。人像摄影中,对称的布光原则可能需要被打破。根据所需要的影像效果,一个灯可以放置在摄影师背后或离患者一定距离的侧方位置,从而营造出一侧面部的轻微阴影。这一面部阴影将产生一种额外的层次感和情绪饱满、有趣的动态照片。

有条件的口腔医师建议配备机外闪光灯或影室闪光灯,置于接近镜头的位置或与患者呈45°的位置。通常情况下,一个带有柔光箱的影室闪光灯就能够拍摄微笑特写照片或人像照片。单个影室闪光灯可以与1~2个反光板(其中1个由患者手持)配合使用。正如前文所述,反光板是一种优化光线的设备,可以反射光线照亮光线不足的区域,从而创造出一种更为平衡宜人的照片效果。注意选择影室闪光灯时不要选择柔光效果过强的影室闪光灯,柔光效果过强的影室闪光灯可能消除牙齿的表面细节,产生漂白的效果,从而造成拍摄出的牙齿有塑料质感或缺乏高水平瓷贴面的层次。光源的选择要基于临床目的来进行,通常的临床目的有诊断、治疗设计、患者教育资料、治疗前后对比、广告营销等。

(二)辅助器件的选择

反光镜、拉钩和黑背板是大多数口内拍摄中必不可少的辅助器件。

(1)反光镜:反光镜的使用显著增大了口腔临床摄影的范围,只有通过使用反光镜才能够实现对口腔每个部位的拍摄。在以标准照片为口腔摄影的核心元素的基础上,通过反光镜可以创造合适的视角,对治疗过程中的重要细节进行记录。

1)反光镜的材质:主要材质有金属和玻璃两种。金属反光镜的材质有镀铬钢、镀铑钢、不锈钢或钛。玻璃反光镜的前表面也通常有铑、钛或铬涂层。由于玻璃反光镜通过更少的光,可以产生更好的反射率,而产生更亮的图像,所以性能优于金属镜。金属不锈钢材质的镜面不容易破碎,也是一种比较好的选择。但需要注意进行适当的清洁和消毒,以减少划痕,增加镜面的使用寿命。无论是金属镜还是玻璃镜,均具有拍摄全咬合面的镜片和拍摄各个象限的选择。

2)反光镜的除雾:在使用反光镜前可以通过微纤镜布和防雾液清洁镜面,这一操作对去除高压蒸汽消毒导致的镜面残留水渍很有帮助,可以防止水渍对拍摄影像的影响。在使用时,镜面可以通过预热来减少患者呼吸带来的起雾,注意嘱患者不要用口呼吸,可以采用吸唾管清理镜面上已经形成的雾气,有条件的口腔医师也可以购买口腔摄影辅助带吹风反光板夹(图12-2-3),用于除雾和打光。临床镜面起雾的问题通常可以通过拍摄人员形成高效的程序化拍摄流程以迅速拍摄高质量照片来缓解或避免。建议在临床上准备多个反光镜以应对多位患者对拍摄照片的需求。反光镜在使用前后应该单独包装,每次使用后均需要进行高压蒸汽灭菌。

3)反光镜的划痕与保护:随着日常使用,反光镜镜面有可能会被划伤而产生划痕,这些划痕会影响图片质量。使用中应该特别注意避免金属器械放置于镜面附近,以防金属器械对镜面的划伤。反光镜和其他器械一样具有一定的使用寿命,寿命的长短主要取决于使用时的爱惜程度。因此,应该对拍摄者在首次进行拍摄前进行使用指导和培训,以确保其使用前保持镜面被包装保护、使用过程中避免硬物的划伤和使用后采用保护纸包裹放置。

4)反光镜影像的调整:使用反光板获得高质量影像的同时需要注意图像的左右颠倒问题。一般图像的左右颠倒发生于通过反光镜拍摄颊舌侧影像时。如果直接将照片用于患者沟通,请注意向患者说明具体牙位和图像颠倒的问题。对于学术交流或教学应用,图像颠倒的问题可以通过很多图像软件中的水平翻转操作进行纠正。对于上下颌全口牙列咬合照片,根据拍摄者所在患者的前后方不同可能会产生左右不一致。由于口内摄影照片缺乏像曲面体层片那样的左右位置标记,不同拍摄体位带来的左右不一致很难被其他人鉴别,因此建议对科室所有拍摄照片的人员进行统一培训,保证所有上下颌全口牙列咬合照片具有一致性,从而使所有查看照片的人正确辨别左右。

(2)拉钩:口腔摄影必备的辅助配件。口内摄影中需要采用唇拉钩将唇颊拉开。侧方拉钩可以牵拉颊部软组织远离牙面,从而使得照相机拍摄牙齿颊面的更多细节,并且能够尽可能地展示后牙区域的情况。拉钩既可以是金属的,也可以是塑料的。金属拉钩一般为粗金属丝弯制而成,两头一般均有拉钩,其中一头大一头小。金属拉钩可以用于辅助拍摄大部分部位的口内像,但需要拍摄展示后牙时不如塑料拉钩展示的区域广。塑料拉钩应用比较广泛,具有不同的尺寸和形状(图12-2-2)。还有一种双侧拉钩连接到一起的具有自行牵拉功能的拉钩,在缺乏助手的情况下可能有用,但是较难置于患者口内,会给患者带来较大的不适,一般应慎重使用。塑料拉钩容易因多次消毒而褪色或产生划痕。通常要将2个拉钩配套消毒备用。在使用拉钩前,如果患者开口度相对较小且软组织比较脆弱,建议先在口唇上涂布一些润滑剂,如凡士林。在使用过程中,如果需要牵拉拉钩,请助手或指导患者辅助牵拉是一种比较好的选择。患者自行牵拉可以使拉钩产生的痛苦最小化。在需要拍摄前牙切端的影像时,有专用的前牙唇侧拉钩可供选择,但是应用较少,非必须购买。可以向外牵拉前牙唇侧拉钩,使嘴唇离开唇侧牙面而获得良好的拍摄效果。

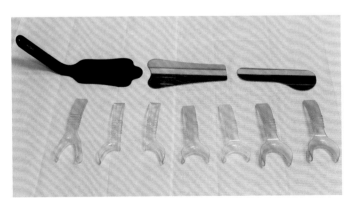

图 12-2-2　口腔摄影常用的辅助器件
上排示常用的黑色背板和反光板,下排示侧方拉钩、半拉钩、口角小拉钩、口角大拉钩

（3）黑/灰背板：一般用于形成黑色或灰色背景，凸显摄影的主体。在应用过程中，一般将背板置于前牙的后面来遮挡后面的颜色和组织，从而将牙列进行分离凸显。背板也可作为拍摄牙冠、固定桥、可摘局部义齿或拔除的牙齿等的背景板，避免或减少图片后期处理。注意口内拍摄照片时，将背板离开咬合面一定距离可以减少背板的反光，从而避免后期电脑软件编辑处理进一步纯化黑色背景。在临床比色时，一般推荐优选灰背板。

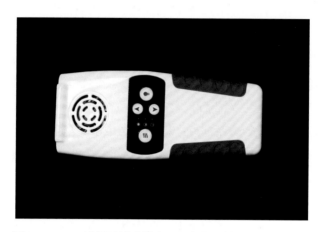

图 12-2-3　口腔摄影辅助带吹风反光板夹

（三）记录和后期处理设备的选择

1. 存储卡　CF 卡和 SD 卡等高性能的卡片是摄影记录的主要介质。CF 卡一般仅存在于部分单反相机中。SD 卡是单反和微单最常用的存储介质，SD 卡可细分为 SDSC、SDHC 和 SDXC，存储速度依次增强。对于 SD 卡的选购，最重要的是存储容量和存储速度，SDHC 卡片的存储速度一般可达到 45～95MB/s，鉴于口腔摄影很少进行高速连拍，所以 SDHC 和 SDXC 卡片一般都能满足照片的要求。如果有拍摄高画质如 4K 视频的需求，则建议选购速度更快的 SDXC 卡片。对于卡片的容量，一般 64GB 的存储卡片就可以满足日常工作需求。另外，建议准备 2 张存储卡，以备卡片内存满或卡片损坏时能够正常替换完成拍摄需求。推荐日常工作中定期将照片导入硬盘或备用存储设备中，最好每天 1 次。

2. 电脑　是用于存储、管理、编辑和呈现最终照片效果的主要工具。推荐使用笔记本电脑、照片编辑软件和报告软件的组合，可生成报告用于不同的交流场景，如医患沟通、专家汇报、演讲等。需要注意的是，口腔摄影照片不应进行过度修饰，变得不真实。摄影的主要目的是通过相机获得高质量的照片，然后通过软件将照片进行简单裁切、旋转和曝光的调整。

二、口腔摄影的拍摄方法

（一）拍摄前准备和基本拍摄设置

1. 拍摄前的准备　摄影师在口腔摄影中扮演极其重要的角色。摄影师可能是口腔医师、护士或其他专业人员。在确定拍摄照片时，口腔医师应该与摄影师对拍摄的照片类型和顺序进行沟通，同时向患者说明拍摄照片的意义和必要性，取得患者的同意后再进行。拍摄前注意检查拍摄器械是否完备，如相机电池电量充足、内存卡在位且具有充足的剩余空间、闪光灯能够正常使用、有可用的反光镜和拉钩等辅助器件、吸唾管能正常工作等。需要特别注意的是，拍摄前与患者取得良好的沟通非常重要，患者可在缺乏助手时辅助进行有效拉钩；如果助手在拉钩过程中造成患者局部不适，可请患者自行拉钩，使患者更为舒适地完成照片的拍摄，同时也可以使助手有时间进行其他工作。

2. 拍摄固定参数的设定　拍摄前对相机参数调节设定对拍摄优秀的口腔照片至关重要。如果相机专门用于拍摄口腔照片，那么设定非常简单，很多参数只需要设定一次，之后就不再需要进行调整。固定参数的设定主要有相机的拍摄模式定为手动模式（M 模式），快门速度设定 1/125，ISO 设定 100 或 200，白平衡设定 5 500K，闪光灯模式设定为 M 和输出功率 1∶1、1∶2、1∶4 或保持 TTL 自动模式，相机对焦模式设定为手动（M），镜头对焦模式设定为自动对焦（M 或 MF），打开镜头防抖。

3. 拍摄可调参数的设定　需要简单调整的参数主要有光圈（f 值）和镜头放大倍数。调整主要依据拍摄目的进行，口腔摄影的主要影像有三种，即面像（包含整个面部）、微笑特写像（包含嘴唇及周围的小面积皮肤）和口内像（包括唇颊舌腭侧的牙列）。其中光圈一般面部摄影采用 f10，微笑特写摄影采用 f22，口内摄影采用 f29；放大倍数面像采用 1∶14，全口牙列采用 1.0∶3.0，前牙微笑采用 1.0∶1.8，单侧牙列采用 1.0∶1.5。

4. 拍摄对象的选择与流程规划　在进行口腔摄影前，规划好拍摄的照片及流程是一个良好的习惯。面像、微笑特写像和口内像这三种类型影像中各自包含了不同位置角度的多种照片，这些照片对疾病的诊断、治疗计划等具有重要意义。根据拍摄需求的不同，可以选择性地拍摄一定数量组合的照片。例如，对治疗意愿不强烈的患者可以仅拍摄几张照片做记录，而具有系统治疗需求的病例则应记录大量的照片影像。拍摄中一般需要拍摄者和助手两个人。建议口腔医师首先掌握拍摄的要领，然后训练团队的其他成员掌握拍摄技巧。

（二）口内像摄影的类型、技术要求和特点

1. 全口牙列正面咬合像和非咬合像　拍摄范围应包括全口牙列、上下颌牙龈及黏膜组织（图 12-2-4）。可全面观察各牙齿的位置、长度、角度及尖牙关系、整体咬合等情况，也可观察牙龈黏膜组织的形态、质地、颜色等情况。拍摄全口牙列正面咬合像时，嘱患者后牙咬合，保持牙齿处在牙尖交错𬌗，保证最大面积的咬合接触；拍摄全口牙列正面非咬合像时，嘱患者小开口，舌头轻抵上腭，以保证可观察到下颌后牙𬌗面。拍摄时建议使用一对大拉钩牵拉口唇组织，拉钩应对称均匀用力以防止出现偏斜。拍摄时保持相机镜头长轴与患者面部垂直，用瞳孔连线和面部中线校正相机的构图，尽量少摄入唇红及拉钩；如果存在𬌗平面倾斜或不对称，应在照片中客观再现。拍摄时推荐使用环形闪光灯拍摄，避免在后牙区形成阴影。

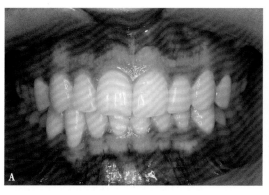
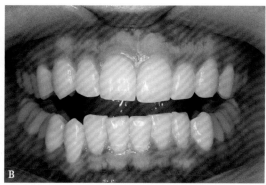

图 12-2-4　全口牙列正面咬合像和非咬合像
A. 咬合像；B. 非咬合像

2. 后牙咬合像　应包括一侧上下颌全部后牙及牙龈组织，用于观察后牙形态、排列、咬合关系和颊侧牙龈情况（图 12-2-5）。拍摄方法是拍摄时同侧使用反光板伸入颊廊推开同侧口唇组织，对侧采用大拉钩辅助牵拉，不必用力，最大化地暴露拍摄侧牙龈黏膜；嘱患者后牙咬合，镜头长轴垂直于反光板内后牙颊面影像，以患者𬌗平面校正相机水平线。对焦点位于上下颌第一前磨牙颊面。另外，也可以利用侧方拉钩进行直接拍摄，这种方法受限于患者的开口度，很难拍摄到上下颌第二或第三磨牙。

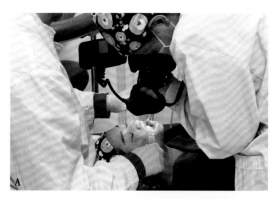
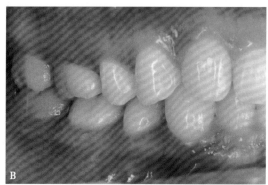
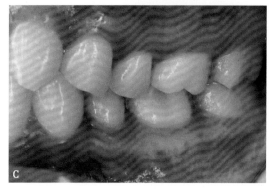

图 12-2-5　后牙咬合像的拍摄
A. 后牙咬合像的拍摄姿势；B. 右侧后牙咬合像；C. 左侧后牙咬合像

3. 上下颌全口牙弓像 包括上颌全部牙齿、腭部，或下颌牙齿、口底的影像，主要用于观察上下颌牙弓形态、牙齿排列、上下颌牙齿切端位置、𬌗面形态、硬腭组织、口底组织等情况（图 12-2-6）。拍摄上颌全口牙弓像时，患者可坐于凳子上或平躺于牙椅上，使用半拉钩 45° 斜向上牵拉上唇组织，使用反光板反射上颌牙弓。拉钩尽量远离牙齿及牙周黏膜，注意遮挡鼻子。拍摄下颌全口牙弓像时，患者 45° 坐于牙椅上，抬头，拍摄者位于患者前方，使用半拉钩 45° 斜向下牵拉下唇组织，使用反光板反射下颌牙弓。嘱患者放松，抬起舌体，使用反光板遮挡患者的舌体组织，以更好地暴露下颌牙齿𬌗面。反光板应尽量远离被拍摄侧牙弓，尽量压向对颌牙齿，避免在照片中出现双重图像，可使用轻柔的气流去除镜子表面的雾气。如拍摄照片较多，可考虑使用口腔摄影辅助带吹风反光板夹来更好地除雾和补光。照片中应尽量多地包含拍摄侧牙弓的全部牙齿，至少包括中切牙唇侧到第二磨牙近中，前牙区须清晰暴露。推荐使用环形闪光灯拍摄，避免由于口唇组织遮挡闪光灯形成的阴影。

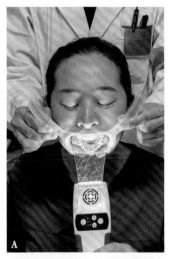
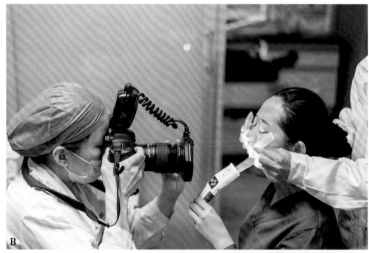
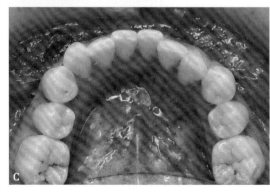
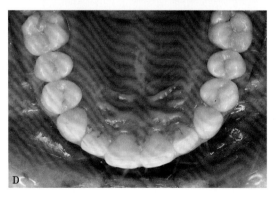

图 12-2-6 全口牙弓像的拍摄
A. 拉钩和反光板位置；B. 拍摄角度；C. 下颌全口牙弓像；D. 上颌全口牙弓像

4. 上下颌前部牙弓像 包括双侧第一前磨牙之间的牙列、部分腭部或口底的影像，主要用于观察上下颌前部牙弓形态、牙龈、硬腭组织、口底组织等情况（图 12-2-7）。拍摄上颌前部牙弓像时，患者平躺于牙椅上，牙椅尽量低、平，拍摄者位于患者头部后方，嘱患者大张口，手指牵拉口角暴露上颌前牙，使用反光板反射上颌牙弓。拍摄下颌前部牙弓像时，患者45°坐于牙椅上，抬头大张口，拍摄者位于患者右前方，手指斜向下牵拉口角下唇组织暴露下颌前牙，使用反光板反射下颌牙弓。嘱患者放松抬舌，使用反光板遮挡患者的舌体组织。反光板应尽量压向对颌牙齿，避免在照片中出现双重图像，可使用气枪或吸唾管制造轻柔的气流去除镜子表面的雾气。

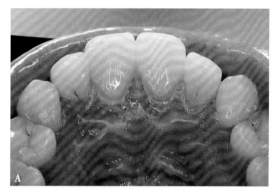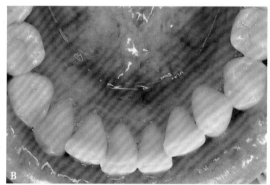

图 12-2-7　上下颌前部牙弓像
A. 上颌；B. 下颌

5. 后牙舌腭侧像 主要用于展示后牙区舌腭侧的牙齿形态、牙龈和黏膜状况（图 12-2-8）。患者平躺于牙椅上，牙椅尽量低、平，拍摄者位于患者头部右前方，嘱患者大张口，使用拉钩拉开同侧口唇，使用反光板反射上颌牙弓腭面或下颌牙弓舌面。下颌拍摄时注意使用反光板推开舌体组织。

6. 后牙𬌗面像 主要用于展示后牙𬌗面情况或缺牙区域牙槽骨的宽度情况等（图 12-2-9）。患者平躺于牙椅上，牙椅尽量低、平，拍摄者位于患者头部右前方，嘱患者大张口，使用拉钩拉开同侧口唇，使用反光板反射后牙𬌗面。

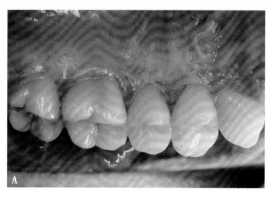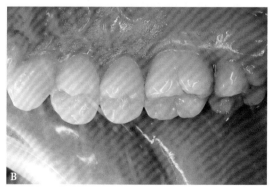

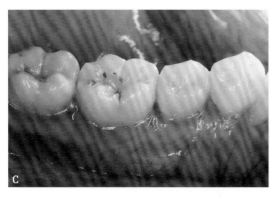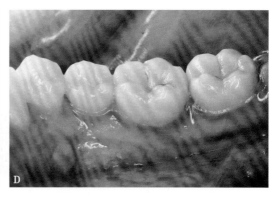

图 12-2-8　后牙舌腭侧像

A. 右侧上颌；B. 左侧上颌；C. 右侧下颌；D. 左侧下颌

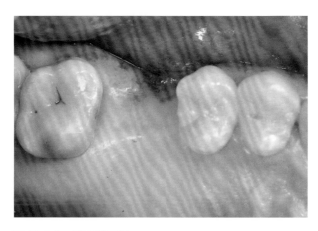

图 12-2-9　后牙𬌗面像

7. 上颌前牙切端像　主要用于展示上颌前牙排列，上颌前牙切端、唇面形态和细微结构，还可观察上颌前牙唇侧牙龈形态、轮廓和牙槽骨轮廓（图 12-2-10）。拍摄时患者斜 45°坐于牙椅上，拍摄者位于患者右前方或后方，使用拉钩向斜上方拉开口唇，暴露出唇侧前庭沟，使用反光板反射拍摄上颌前牙唇颊侧牙槽骨轮廓和部分腭部组织。对焦点位于上颌中切牙切端。

8. 单颌牙列正面像　包括上下颌牙列正面像，用以观察前牙的排列和形态特点，包括切角形态、边缘嵴形态、接触点位置及切外展隙等，还可观察前牙唇侧牙龈的情况，在口腔美学治疗中发挥着重要作用，是数字微笑设计（digital smile design，DSD）的关键临床照片之一（图 12-2-11）。使用半拉钩牵拉上唇或下唇组织，用黑背板遮挡对颌牙齿，可嘱患者直接咬住黑背板以减轻不适感。拍摄上颌牙列正面像时，可嘱患者略低头；拍摄下颌牙列正面像时，可嘱患者略抬头，以保证最佳的拍摄视角。上颌牙列正面像应包括上颌全部的前牙和前磨牙，以满足 DSD 的需要；下颌牙列正面像应至少包括下颌全部的前牙和前磨牙。照片的水平线应平行于瞳孔连线，垂直于面部中线。

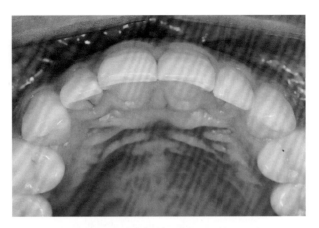

图 12-2-10　上颌前牙切端像

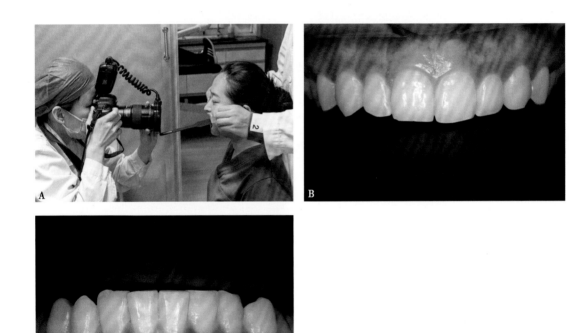

图 12-2-11　单颌牙列正面像的拍摄
A. 拍摄角度；B. 上颌牙列正面像；C. 下颌牙列正面像

9. 前牙覆𬌗、覆盖像　主要用于展示上下颌前牙的覆𬌗、覆盖关系。拍摄时用双侧侧方拉钩向后牵拉患者口角，以暴露下颌前牙区，从患者侧面保持镜头长轴垂直于牙弓中线进行拍摄（图 12-2-12）。对焦点位于侧切牙切端位置。

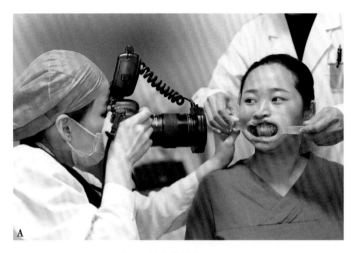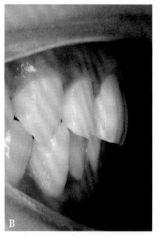

图 12-2-12　前牙覆𬌗、覆盖像的拍摄
A. 拍摄角度；B. 前牙覆𬌗、覆盖像
（为保证拍摄质量，图中拍摄者协助拉钩拍摄）

10. 口腔黏膜像　主要用于展示口腔黏膜的健康状况和相关病变的情况，涉及口周软组织、唇颊黏膜、舌黏膜、口底黏膜、腭黏膜、龈颊沟黏膜等。拍摄的器材和基本参数与口内其他部位基本一致，但由于病变范围各不相同，拍摄上也存在一些特殊技巧。首先，所有黏膜的拍摄要保证黏膜表面的干燥；其次，对于涉及舌腹、舌侧缘、口底和软腭部分的拍摄，需要嘱患者做相应的舌部运动，为拍摄提供直视通路；再次，对唇黏膜的拍摄要注意采用指状拉钩充分铺展暴露目标区域；然后，对颊黏膜和前庭沟的拍摄可以在牵拉的基础上辅助采用反光板创造拍摄通路。此外，拍摄中要注意构图技巧，将目标区域尽量置于照片中央，线条尽量与图片边缘平行以保证图片的专业和美观。

（三）口外像摄影的类型、技术要求和特点

1. 面像　一般分为正面像和侧面像，主要用于展示患者的面部，体现面下 1/3 与面部整体的协调关系。拍摄中建议使用纯色背景，以黑、白、灰等中性色为佳（图 12-2-13）。

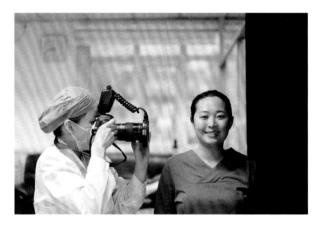

图 12-2-13　面像的基本拍摄场景

（1）正面像、正面微笑像和正面牵引像：用于展示患者全部面部特征（图12-2-14）。应辅助校正患者姿态端正，嘱其挺胸抬头，双肩自然下垂，目视前方，头发不能挡住眼睛。建议采用竖构图，拍摄范围包括患者整个头面部和颈部的一部分，拍摄时以瞳孔连线为水平线校正相机，以面部中线垂直于地面拍摄，一般以保持鼻尖位于构图最中心为宜，对焦点位于患者的眼睛。若患者面部存在偏斜，则照片上应有所体现。拍摄正面像时，建议保持自然放松的表情。拍摄正面微笑像时，为保持微笑的可重复性，建议患者展现最大的自然微笑。拍摄正面牵引像时，需要使用一对大拉钩牵拉口唇组织，拉钩应对称均匀用力，以防止拍摄时出现偏斜。

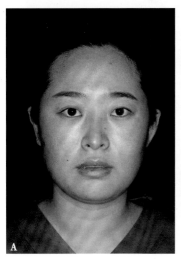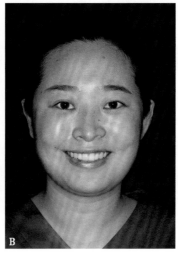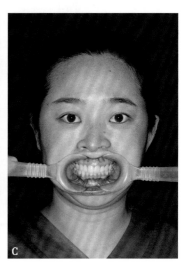

图 12-2-14　正面像
A. 正面像；B. 正面微笑像；C. 正面牵引像

（2）45°侧面像和45°侧面微笑像：用于展现患者一侧面部的特征（图12-2-15）。拍摄时与正面像一样保持患者姿态端正。建议采用竖构图，拍摄范围包括患者整个头面部和颈部的一部分，拍摄时以眶耳平面为水平线校正相机，一般以保持颧突最高点于构图最中心为宜，对焦点位于患者靠近相机的眼睛上。如果患者面部存在不对称，则需要拍摄双侧45°侧面像留存。拍摄45°侧面像时，建议保持自然放松的表情。拍摄45°侧面微笑像时，为保持微笑的可重复性，建议患者展现最大的自然微笑。

（3）90°侧面像和90°侧面微笑像：用于展现患者的面部轮廓特征和上下颌的凸度对比等（图12-2-16）。拍摄时与正面像一样保持患者姿态端正。建议采用竖构图，拍摄范围包括患者整个头面部和颈部的一部分，拍摄时以眶耳平面为水平线校正相机，一般以保持耳屏前的位置位于构图最中心为宜，对焦点位于患者的鼻尖。拍摄90°侧面像时，建议保持自然放松的表情。拍摄90°侧面微笑像时，为保持微笑的可重复性，建议患者展现最大的自然微笑。

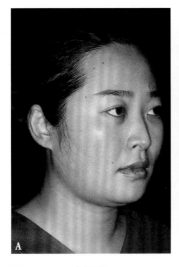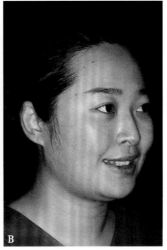

图 12-2-15　侧面像
A. 45°侧面像；B. 45°侧面微笑像

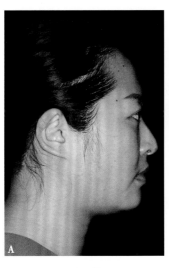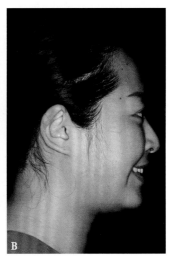

图 12-2-16　侧面像
A. 90°侧面像；B. 90°侧面微笑像

2. 面部特写像　主要拍摄患者面部的局部特征,便于进行美学分析。一般包括口唇休息位像、口唇正面微笑像、口唇45°微笑像、颏顶像等。

（1）口唇休息位像：展现患者自然放松时的正面唇齿关系（图12-2-17）。拍摄时无须使用背景,要求患者端坐、目视前方,面部肌肉放松,处于下颌姿势位。如患者不能自然放松时,可嘱其轻发"five"音,诱导患者的下颌姿势位,使患者放松。用瞳孔连线和面部中线校正相机,构图以中切牙区域为中心,包含人中、口角和部分颏部范围,对焦于上颌中切牙切端。如果患者面部或咬合偏斜,则应在照片中如实体现。

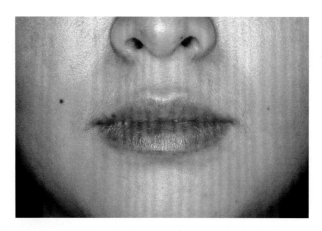

图 12-2-17　口唇休息位像

（2）口唇正面微笑像：展现患者功能运动时的正面唇齿龈关系（图 12-2-18）。拍摄时无须使用背景，要求患者端坐、目视前方。用瞳孔连线和面部中线校正相机，构图以中切牙区域为中心，包含人中、口角和部分颏部范围，对焦于上颌中切牙切端。如果患者面部或咬合偏斜，则应在照片中如实体现。口唇正面微笑像嘱患者发"e"音进行最大微笑。

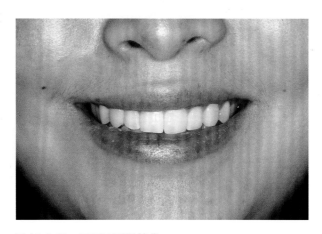

图 12-2-18　口唇正面微笑像

（3）口唇 45° 微笑像：展现患者功能运动时的侧面唇齿龈关系（图 12-2-19）。拍摄时无须使用背景，要求患者端坐、目视前方。用眶耳平面和面部中线校正相机，构图以侧切牙区域为中心，包含人中、口角和部分颏部范围，一般可呈现对侧中切牙到同侧尖牙的范围。对焦点位于上颌侧切牙唇面。如果患者面部或咬合偏斜，则应该拍摄双侧侧面像。口唇 45° 微笑像嘱患者发"e"音进行最大微笑。

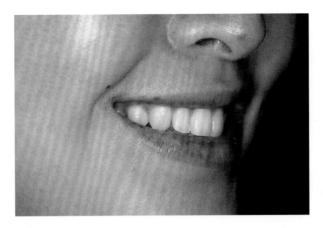

图 12-2-19　口唇45°微笑像

（4）颏顶像：展现下颌骨的特征，主要用于拍摄下颌骨不对称患者的下颌骨形状特征（图 12-2-20）。拍摄时要求患者抬头。可以采用镜面反光辅助进行拍摄。拍摄范围包括整个下颌骨区域。

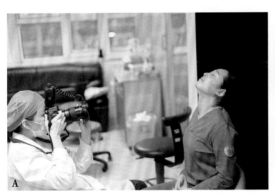
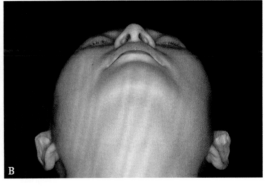

图 12-2-20　颏顶像的拍摄
A. 拍摄角度；B. 颏顶像

（四）各学科常用的拍摄组合

1. 正畸　常用的包括面像和口内像（图 12-2-21）。面像常用的有 5 张，即正面像、正面微笑像、45°侧面像、90°侧面像和90°侧面微笑像，还可选拍颏顶像；口内像常用的有 6 张，即口内正面观，口内左右侧面观，上下颌𬌗面观，前牙覆𬌗、覆盖观，还可选择性拍摄全口牙列正面非咬合像。

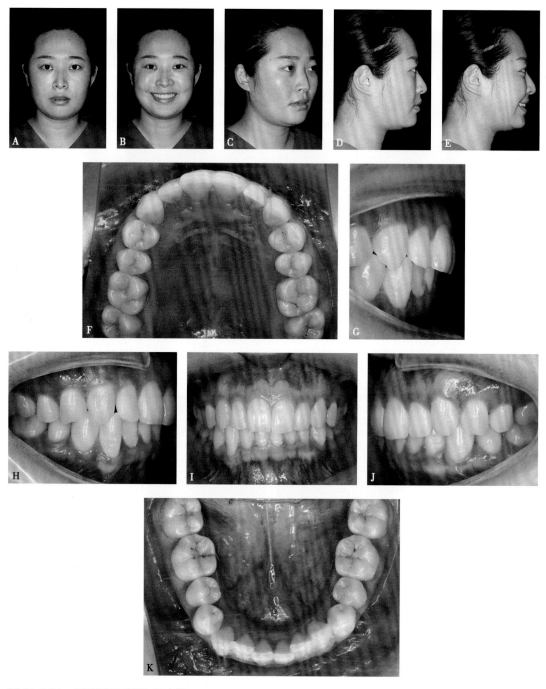

图 12-2-21　正畸常用面像和口内像
A. 正面像；B. 正面微笑像；C. 45°侧面像；D. 90°侧面像；E. 90°侧面微笑像；F. 上颌𬌗面观；G. 覆𬌗、覆盖观；H. 口内右侧面观；I. 口内正面观；J. 口内左侧面观；K. 下颌𬌗面观

2. 牙周　常用的有 9 张（图 12-2-22），即全口牙列正面咬合像、左右侧后牙咬合像、上下颌前部牙弓像和后牙舌腭侧像。

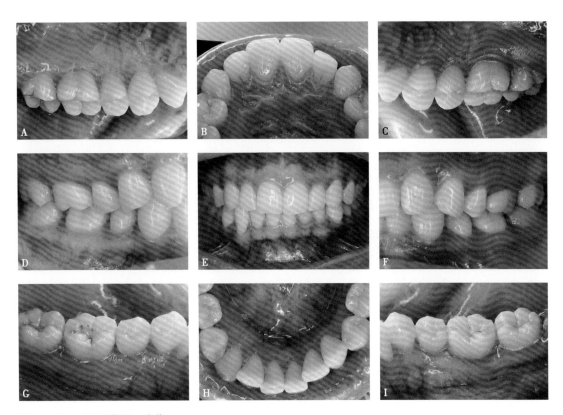

图 12-2-22　牙周常用口内像

A. 右侧上颌后牙腭侧像；B. 上颌前部牙弓像；C. 左侧上颌后牙腭侧像；D. 右侧后牙咬合像；E. 全口牙列正面咬合像；F. 左侧后牙咬合像；G. 右侧下颌后牙舌侧像；H. 下颌前部牙弓像；I. 左侧下颌后牙舌侧像

3. 修复和种植　非美学区常用口内像，美学区常用面像和口内像（图 12-2-23）。非美学区常用的口内像有口内正面观、全口牙列正面非咬合像、口内左右侧面观、上下颌殆面观，另外，可选拍左右侧后牙咬合像。美学区常加拍的口内像主要有上下颌正面观、上颌前牙切端观；加拍的面像主要有面像的正面微笑像，面部特写像的口唇休息位像、口唇正面微笑像、口唇45°微笑像。DSD 设计中常需要使用正面牵引像。

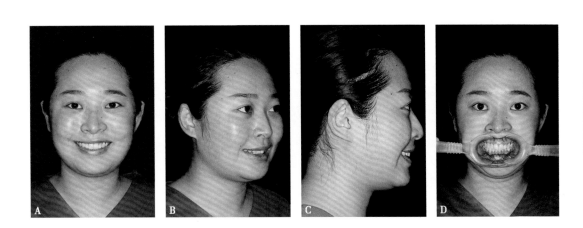

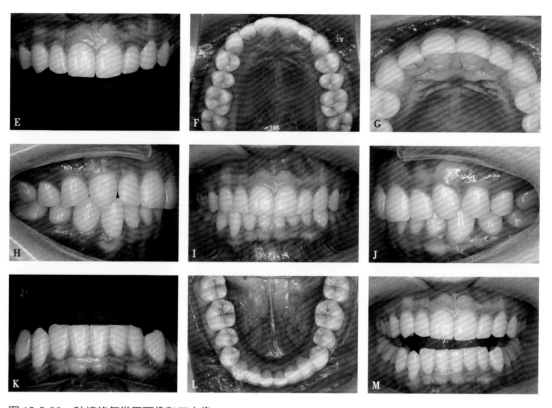

图 12-2-23 种植修复常用面像和口内像

A. 正面微笑像；B. 45°侧面微笑像；C. 90°侧面微笑像；D. 正面牵引像；E. 上颌正面观；F. 上颌𬌗面观；G. 上颌前牙切端观；H. 口内右侧面观；I. 口内正面观；J. 口内左侧面观；K. 下颌正面观；L. 下颌𬌗面观；M. 全口牙列正面非咬合像

4. 牙体牙髓 牙体牙髓涉及美学区的照片可以参考修复和种植常用面像和口内像。

5. 口腔黏膜 口腔黏膜的摄影对象比较多变，建议以拍摄对象为中心进行构图拍摄。

第三节

数字化影像在美学设计中的基本处理方法与应用

随着计算机技术的应用发展，口腔摄影发挥的功能已经远远超过了单纯的记录，各种数字化技术的应用使数字化影像为临床诊断和诊疗效果的评估提供良好的媒介，能极大地促进医师之间、医患之间和医技之间的沟通交流。本节主要对数字化影像在美学设计中的基本处理方法和应用进行介绍。

一、图像处理软件的选择

随着数字化在前牙美学修复中应用越来越广泛，许多图像分析软件可以用于处理数字化影像。其中，常用的有八种：Photoshop、Keynote、Digital Smile Design、Cerec 4.2、Smile Design、Smile Designer Pro、DSD App、VisagiSMile。

其中，Photoshop、Keynote 和 Digital Smile Design 可用于分析最多的美学分析参数指标，其他几款软件虽然可分析的面部美学指标相对较少，但是也能够较好地评估齿龈关系和牙齿美学功能。DSD App、Smile Design 和 Cerec 可以用来进行 3D 分析，Digital Smile Design、Cerec 和 Smile Design 均可用于联合 CAD/CAM 使用。DSD App 和 Smile Designer Pro 具有手机应用程序安装。VisagiSMile 是基于 Visagism 理念设计的软件，分析方法相对比较独特。

二、数字化影像美学设计的具体要求和方法

（一）数字化微笑设计（digital smile design，DSD）素材需求

DSD 的基本需求目前已经在临床上颇为常见，即安装 DSD 软件的电脑和相机。此外，用于数字化印模的数字化口内扫描仪、3D 打印机和 CAD/CAM 是可能需要的额外配件，来完成数字化 3D 工作流程。精确的照片记录是进行面部和牙齿相关信息分析的基本条件，视频记录是进一步基于微笑设计的基本原理对微笑时牙齿、牙龈、嘴唇和面部动态分析的基本需要。

主要相片需求包括正面像、正面微笑像、正面牵引像、口唇正面微笑像、单颌牙列正面像，部分病例还需要 90° 侧面像和 90° 侧面微笑像、上颌前牙切端像、上颌全口牙弓像。

为了确保获得准确的最大微笑状态，建议辅助拍摄以下视频内容：正面微笑像视频、带拉钩拍摄正面微笑像视频、口唇休息位像视频、口唇正面微笑像视频。拍摄视频的目的主要是通过观察动态微笑的过程，来准确截取最大微笑的时刻。

（二）DSD 美学设计流程

1. 构建面部水平线和垂直线　无论采用何种软件，DSD 的第一步均为在口内像、口外像上画参考线和形状。面部的分析始于对正面像进行参考线分析，一般需要画水平线和垂直线（即面部中线）（图 12-3-1）。

水平线一般参考瞳孔连线画出。瞳孔连线是指穿过两侧眼球中点的假想直线，如果这条线与水平线平行，就是进行面部分析的最佳参考线。如果患者存在面部或眼眶的不对称导致瞳孔连线不理想，则可以考虑基于整个面部画出最合适的水平参考线。

画出水平线后，复制并移动到带拉钩正面像或上颌牙列正面像的切端位置。一般建议放在接近预期最佳中切牙位置的切端（图 12-3-2）。

此外，口角连线、切缘线和下唇线也是分析中常用的参考线。口角连线可以显示患者口裂是否存在偏斜。切缘线是连接上颌前牙切缘形成的一条弧线，一般该线与龈缘的轮廓平行，中切缘线与水平线之间偏斜 2.8° 以内是可以接受的。

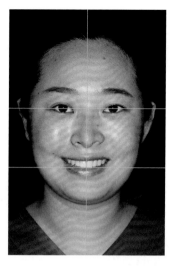

图 12-3-1　构建面部水平线和垂直线

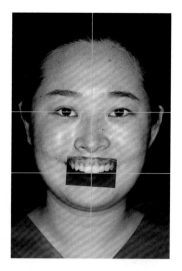

图 12-3-2　通过重合上颌牙列正面像与正面微笑像转移参考线

面部垂直线一般采用面部中线。面部中线是连接眉间点、鼻尖、人中点和颏前点的一条假想线。面部中线应该与水平线垂直。两条线越垂直，面部的协调感越好。如果面部中线歪曲，一般需要经过正畸、正颌或修复来调整。

牙列中线是经过上颌中切牙邻接点的一条垂直切线，牙列中线与面部垂直线重合代表面部对称性好（图 12-3-3）。牙列中线与面部中线偏差 4mm 以内是可以接受的。

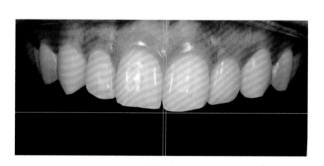

图 12-3-3　观察面部中线和牙列中线的关系

画好水平线和垂直线后，将水平线和垂直线转移到口内像和正面微笑像进行进一步的评估。

2. 建立和评估微笑线　在口唇正面微笑像中，可使用画笔沿着下唇线画出下唇微笑线（图 12-3-4）。理想情况下，上颌切牙切缘和尖牙牙尖顶连线形成的微笑弧应该与下唇的走行一致。画好后，将下唇微笑线转移到上颌牙列正面像上。

这一步需要关注牙龈暴露和切端暴露。牙龈暴露是指在患者微笑时上颌前牙根方牙龈暴露的量，理想情况下牙龈的暴露量应该在 1～2mm，通常 3mm 以内是可以接受的，暴露过多会产生露龈微笑。切端暴露是指患者在下颌姿势位时上颌切牙切端暴露的量,一般上颌中切牙的唇面暴露量为1～4mm,男性平均1.9mm,女性平均3.4mm。

3. 牙齿比例工具 上颌中切牙的宽长比在美学上普遍接受的数值是75%～85%,其中相对比较理想的比例是78%。应该基于患者的面型和意愿,选择一个数值(如78%)画出一个长方形框作为评估的起点。将该长方形框置于理想的切牙位置,并保持比例调整大小适应中切牙的大小(图12-3-5)。

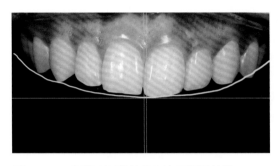

图 12-3-4 根据正面微笑像画出下唇微笑线

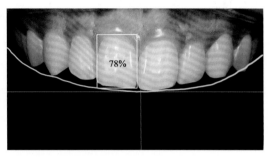

图 12-3-5 设定上颌中切牙的宽长比

4. 牙间比例工具 采用预选的牙间比例模板,调整大小使其与前面画出的中切牙长方形框重合,注意调整过程中保持比例不变。

上颌前牙之间的比例(以下简称"牙间比例")的数值选择是该步骤至关重要的信息。牙间比例是影响美观的一项重要因素,其中前牙牙间比例数据存在不同的理论数据,传播最广的是黄金比例和重复美学牙齿(recurring esthetic dental proportion,RED)比例。黄金比例理论中,上颌尖牙、侧切牙和中切牙中两颗相邻牙齿正面观的比例应为黄金数值0.62。然而,黄金比例在天然牙列中很少存在。RED比例是黄金比例的进一步发展延伸,指在正面观时,上颌尖牙、侧切牙、中切牙的宽度比为一个常数,即上颌中切牙/上颌侧切牙=上颌侧切牙/上颌尖牙(图12-3-6),该数值应该根据患者情况由医师、患者和技师共同决定。其中,RED比例0.62即为黄金比例,RED比例0.70是人群中最常见的天然牙比例。在临床应用中建议将RED比例的选择与患者的身高、体重等进行结合(图12-3-7),建议瘦高的患者

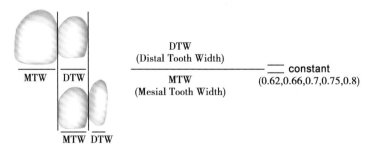

图 12-3-6 重复美学牙齿比例的计算方法
MTW. 近中牙宽度;DTW. 远中牙宽度

选择 RED 比例 0.62，较高的患者选择 RED 比例 0.66，一般的患者选择 RED 比例 0.70，较矮的患者选择 RED 比例 0.75，矮壮的患者选择 RED 比例 0.80。由于拍摄的模特相对较矮，本例中选择 RED 比例 0.75（图 12-3-8）。

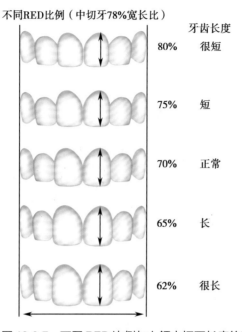

图 12-3-7　不同 RED 比例与上颌中切牙长度的对应关系

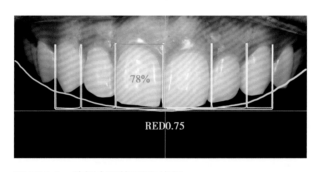

图 12-3-8　选择合适的 RED 比例

　　前面介绍的将合适的 RED 比例尺调整与预设的中切牙宽度重合，是 RED 比例的一种较简便的应用方式。此外，在上颌前牙缺失的情况下，也可以使用 RED 比例模板来设计合适的前牙，具体方法为基于两侧尖牙之间的距离，采用数学方法计算并制作不同 RED 比例的比例尺，然后将该比例尺与两侧尖牙远中的位置重合即可。

　　每颗牙齿的具体宽度可以通过以下公式计算：$ICW = CIW + CIW \times RED + CIW \times RED \times RED$，即 $CIW = ICW/(1 + RED + RED^2)$，其中 CIW 为上颌中切牙的宽度，ICW 为上颌前牙总宽度即上颌两侧尖牙远中点之间的距离。具体可参考表 12-3-1。

表 12-3-1　不同患者通过上颌前牙总宽度计算上颌中切牙宽度和高度简表

患者体型	RED 比例	上颌中切牙宽度	上颌中切牙高度
瘦高	0.62	ICW/4.0	ICW/3.10
较高	0.66	ICW/4.2	ICW/3.25
一般	0.70	ICW/4.4	ICW/3.40
较矮	0.75	ICW/4.6	ICW/3.60
矮壮	0.80	ICW/4.8	ICW/3.80

注：本表假设上颌中切牙长宽比为 78%，ICW 代表上颌两侧尖牙远中点之间的距离。

5. 牙齿轮廓和排列　这一步将使用即存下载的牙齿轮廓素材进行。牙齿轮廓素材可以从网上下载，建议构建个人牙齿素材库，用于从中选择合适的轮廓构建个性化的微笑设计。

将选好的牙齿轮廓转移到之前的牙齿比例线中，重新调整合适大小。通过个性化调节牙齿的外形、形状、长度，修整微笑弧，改善切端设计和牙龈结构，来满足患者的美学需求。该步骤中需要重点关注牙龈顶点的协调（图 12-3-9）。

牙龈顶点（gingival zenith）是指牙龈轮廓上最接近根尖方向的点，其中上颌切牙的牙龈顶点位于牙齿平分线略偏远中的位置。一般尖牙的牙龈顶点较中切牙的高 0.5~1.0mm，侧切牙的牙龈顶点较中切牙的略低 0.5~1.0mm。通常龈乳头需要充盈邻间隙。

6. 去除参考线和比例工具　将辅助线和各种标记工具从图片中移除，只保留牙齿外形线（图 12-3-10）。

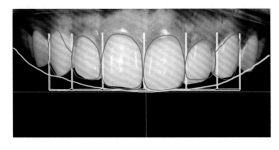

图 12-3-9　选择合适的牙齿轮廓

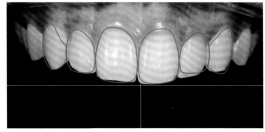

图 12-3-10　去除参考线

7. 最终美学评估　在口内像上完成 DSD 设计后，将牙齿的轮廓线转移到口唇正面微笑像和面部微笑像中，并使用相应的牙齿素材进行牙面替换以进行美学评估，并与患者和其他专家进行交流。

基于 DSD 牙齿轮廓线可进一步通过数字化堆蜡（wax-up）初步展示牙齿的形态效果。注意牙齿的形态选择应与面型相适应，常用选择有方圆形、卵圆形和尖圆形。牙齿形态既可以选择已有的牙齿素材，也可以使用"自由变换"工具中的"变形"工具，根据轮廓用患者原有天然牙调改后获得（图 12-3-11）。

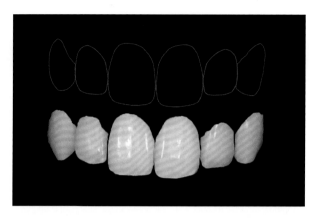

图 12-3-11　根据轮廓选择或制作个性化的牙齿形态效果

　　在牙齿排列好后（图 12-3-12），应该将牙列与面像重合，确认新牙列与患者的面像比较和谐后（图 12-3-13），与患者沟通交流修正，在双方都满意的情况下，选择 3D 打印制备实物模型以供患者参考，必要时可以通过 A1 流体树脂将蜡型信息复制到患者口内，以更好地评估（图 12-3-14）。

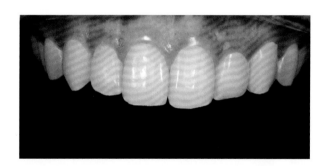

图 12-3-12　最终设计的上颌牙列效果

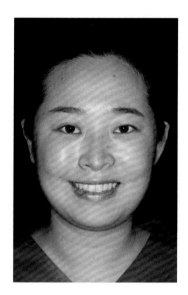

图 12-3-13　牙列与面像重合，确认新牙列与患者面像的和谐程度

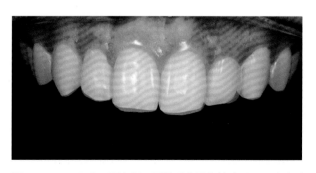

图 12-3-14　原有牙列和新牙列的重合图像精确显示设计改动

8. DSD临床意义　对于颌骨位置不良导致牙列问题的患者,建议先通过正畸-正颌手术恢复正常的颌骨关系,然后再用DSD方法进一步分析诊断美学缺陷。

对于牙齿排列不佳的患者,可以通过正畸调整牙齿的位置以接近DSD设计效果,从而实现微创修复,恢复患者美观。

对于牙齿排列尚可,牙龈位置、牙齿比例不佳的患者,可以通过数字化设计手术导板,采用冠延长手术改善牙龈顶点的位置,以利于后期美学修复。

对于牙齿排列尚可、牙龈位置较佳的患者,可以通过种植修复治疗,重建良好的牙列和牙齿比例,以达到最好的美学效果。

三、口腔美学摄影在前牙美学修复设计中的应用进展

口腔美学摄影资料及DSD可以帮助医师与患者、医师与医师、医师与技师之间实现高效的沟通。多学科合作的病例中许多是具有挑战性的病例,这些病例需要通过口腔各专科专家进行适当合作来解决,并且会为参与者提供大量的经验,尤其是正畸医师在微创治疗中发挥着举足轻重的作用。对于修复需求的病例,适度的正畸将对美学和功能提供很大的支持,而且将牙齿排列到适当的位置,将使通过更少的牙体预备获得长久的美学效果成为可能。成功的治疗依赖于高效的沟通合作,理解患者的治疗需求可以帮助管理和达到患者合理的预期。多学科病例中,良好的沟通不仅存在于医师与患者之间,而且存在于相关专家的无缝合作中,以取得高水平的治疗结果。

美学治疗的基本目标是通过增强患者的面部和微笑美学达到患者的预期。患者在治疗中会好奇治疗的效果,这可以通过数字化微笑设计(digital smile design,DSD)来实现。DSD是一种通过数字化技术设计和修改患者的微笑,使得治疗开始前患者可以直观地观察最终美学效果的一种技术工具,可用于诊断预期、提高沟通效率、增强治疗的可预测性。它有助于增加患者对自身治疗过程的理解、增强可预期结果的沟通,并增加患者对治疗的接受度。

DSD的推广应用目前仍存在一些困难。DSD基于影像资料,而影像质量或数目不足可能导致诊断和计划的不完善,甚至错误。如果使用3D工作模式,最新的3D软件、口内扫描仪系统、3D打印机和CAD/CAM系统价格昂贵,一定程度上限制了DSD的应用。此外,软件的使用培训需要一定的时间和金钱成本,这也限制了应用。

目前,3D数字化工作模式尚未得到广泛推广。随着科技的进一步发展,未来有望相对简便地将面部美学分析结合CBCT数据、口腔扫描数据、面部扫描数据和影像资料一同用于复杂的种植和修复病例的诊疗。更进一步的包括面部动态的4D概念也有可能在临床获得应用及推广。此外,随着虚拟现实等技术的发展,也有可能通过虚拟现实眼镜实现对微笑的分析和诊疗。

(葛少华　邵金龙　朱光勋)

第十二章

参考文献

1. WHITEMAN Y Y. A communication guide for orthodontic-restorative collaborations: digital smile design outline tool. Dent Clin North Am, 2020, 64 (4): 719-730.

2. WAGNER D J. A beginning guide for dental photography: a simplified introduction for esthetic dentistry. Dent Clin North Am, 2020, 64 (4): 669-696.

3. JAFRI Z, AHMAD N, SAWAI M, et al. Digital smile design: an innovative tool in aesthetic dentistry. J Oral Biol Craniofac Res, 2020, 10 (2): 194-198.

4. 中华口腔医学会口腔美学专业委员会. 口腔美学临床摄影专家共识. 中华口腔医学杂志, 2017, 52 (5): 265-269.

5. WARD D H. Proportional smile design: using the recurring esthetic dental proportion to correlate the widths and lengths of the maxillary anterior teeth with the size of the face. Dent Clin North Am, 2015, 59 (3): 623-638.

6. SHERIDAN P. Clinical photography in dentistry: a new perspective. Chicago: Quintessence Publishing, 2016.

口腔美学心理

美是丰富多样的，不同主体对人或物的审美是千差万别的。口腔医学美学是一种对美的直觉，与人的心理因素息息相关，包括人格特点、社会心理背景、个人审美习惯等。口腔医学实践活动是口腔医师维护和塑造口腔美的过程，医师和患者共同组成口腔医学美学的审美主体。

本章介绍心理学及美学心理学的概念产生和发展过程，结合口腔医学和美学心理学相互渗透的关系，强调口腔医务工作者掌握审美心理的重要性；阐述口腔医学美学中患者心理的表现、原因与心理评估；最后，就医患关系的美学关注、口腔美学心理在诊疗过程中的应用及效果评价进行概述。

第一节
口腔美学心理学的基本概念

虽然各个时代人类对美的体验不尽相同，但我们在持之以恒地追逐美的同时也在不懈地完善自身的美。美学心理学是研究审美过程中的心理学，在强调学科交叉融合的今天，美学心理学与口腔医学之间已初步形成了一种有机结合，二者相互映照，所构成的口腔美学心理学有着良好的发展前景。口腔医师应对此有更多的了解，以期在临床实践中能与患者的审美均衡、和谐，从而创造更多的美。

一、美学心理学的概念

（一）美学心理学的产生与发展

心理学是关于经验和行为的科学，而美学心理学（psychology of aesthetics）是研究审美心理过程的心理学分支学科，是美学和心理学相结合而形成的一个交叉学科。美学心理学的研究对象是审美经验，包括审美欣赏和艺术创造，而研究的观点和方法则主要是心理。1876 年出版的 *Vorschuleder Aesthetik* 是一本总结了 Gustav Theodor Fechner 关于心理美学研究的著作，该著作的出版标志着美学实验心理学的开始，至今已有一百多年的历史。时至今日，他的作品仍然是美学心理学的灵感来源。在此之后，以 Rudolf Arnheim 为代表的格式塔心理学和 Daniel Ellis Berlyne 提倡的心理生物学方法，对艺术和美学心理学产生了强烈的影响。自费希纳时代以来，心理学有了长足的发展，并已成为一门成熟的科学学科。

美学心理学，也是审美心理学，在国内的发展同样跌宕起伏。它在 20 世纪的中国有两次研究热潮，分别是 20—30 年代和 80—90 年代（图 13-1-1）。20 世纪初期，朱光潜的《文艺心理学》综合了康德、克罗齐代表的形式派美学和布洛、里普斯、谷鲁斯等人代表的心理学美学两大思潮，也将我国传统的美学思想及艺术审美实践经验融入其中，建立了我国第一个以美感经验分析为核心的完备的心理学美学体系，从而对中国现代美学的发展产生了重大影响。之后 20 世纪 80 年代在中国兴起的"美学热"中，主要的特色便是全面探讨和深入开掘审美经验与心理。从 20 世纪 90 年代至今，尤其是进入新世纪之后，国内的应用审美心理学研究涉及生活美学、技术美学、戏剧美学、电影美学、建筑美学和园林美学等多个领域，出现了与文化、生产、生活各个层面的结合。

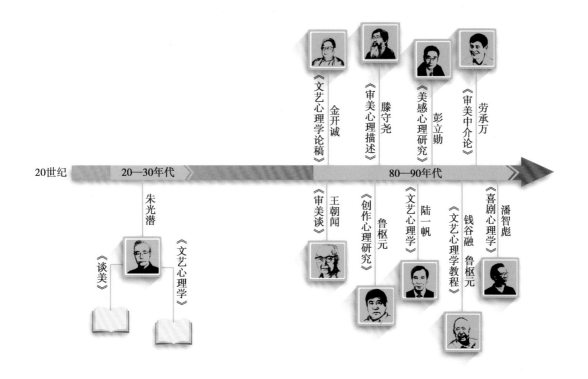

图 13-1-1　近现代中国的美学心理学作品

生活是艺术的重要源泉，美学心理学也来源于生活中的艺术实践。为了涵盖更多的审美行为和体验，美学心理学必须与更加广泛的学科领域交流互动，包括人际传播、服饰、广告、教育教学、旅游、建筑，乃至营销、文学、医学等，例如社会心理学中关于人的吸引力的研究涉及人的美的各个方面。

（二）现代的美学心理学

审美加工的对象为实体（entity），可以是一个事物、一个生物、一个事件、一处风景或一个环境。无论如何发展，美学心理学研究的就是人们与实体的互动，人们对绘画、文学、诗歌、音乐、电影和表演的反应，人们对美与丑的体验，人们的喜好和厌恶，以及人们对世界事物的日常感知——自然和建筑环境、设计对象、消费品，当然也包括了人。

Thomas Jacobsen 提出了现代美学心理学的七个支柱视角，分别是历时性、同时性、心智、身体、内容、个体和情境（图 13-1-2）。

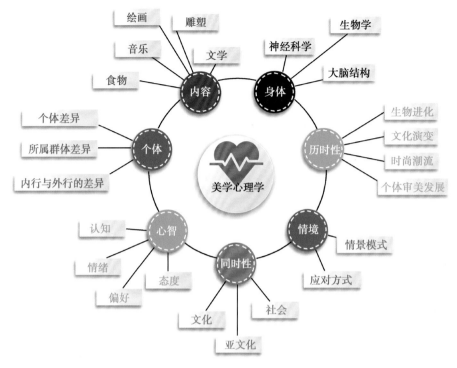

图 13-1-2　Thomas Jacobsen 提出现代美学心理学的框架

1. 历时性（diachronia）　指与随时间变化有关的观点，包括生物、历史变化、文化的发展，时尚潮流的改变等，以及个体发育过程中，审美心理的发展完善。

2. 同时性（ipsichronia）　指在给定的时间段内进行比较，与历时性在时间上的纵向对比不一样。审美过程的各种实体都受到主流文化、亚文化及社会过程的影响。

3. 心智（mind）　是现代科学心理学对审美加工的看法。许多研究人员在解释审美加工时采用了"认知"术语，且"态度""情绪"等也可影响审美判断。

4. 身体（body）　生物学有助于我们理解美学。大脑的某些区域以一种特殊的方式对面部的感知施加影响，一些研究已经开始直接探索审美加工过程中的大脑活动。

5. 内容（content）　处于不同的内容领域的实体可能表现出截然不同的特征，进而导致审美过程的不同决定因素，如一些实体具有高度的社会相关性，可能会导致审美过程中的内容差异。

6. 个体（person）　指个体的感觉加工特征和偏好，包括关于品位问题的讨论。个体之间的一些差异也可以在群体差异层面上得到合理的解释，而同质群体中也存在审美加工的个体间差异，如不同的认知系统会导致不同的审美加工。

7. 情境（situation）　给定时间和给定地点的组合会影响审美加工。从内容、人物和情境三个角度来看，一个相同的实体可能由于当前活动的模式会引发不同的思维定式，而将被进行不同的感觉处理。

综上所述，审美体验和行为受到复杂的刺激网络、个人和情境相关的作用。而现代的美学心理学是相当多样化的，在强调学科交叉融合的今天，艺术、科学、社会和医学等许多学科都能与美学心理学产生关联。现代的美学心理学正在不断拓宽跨学科的视角，并以此为基础，未来将在美学与科学之间搭建更多富有成效、引人入胜的桥梁。在这样的趋势下，口腔医学美学与美学心理学不可避免地产生了愈发紧密的联系。

二、口腔美学与心理学

美的形态千变万化，大体上可分为自然美、科学美、社会美和艺术美等。而当"美"表现在口腔颌面部时，便是容貌美，若再具体到口腔医学，则有面部软组织、微笑、牙列、牙体和牙周等细微而又至关重要的美。在口腔医学的临床实践中，须臾不能离开审美活动，既包括对美的鉴赏，也存在对美的创造。在美学心理学迅速发展的新时代，医师、患者、技师对"美"也有了不同的欣赏角度和塑造方法，而作为主导者角色的医师，在被赋予了更高审美要求的同时，也需要担任协调者的角色，在实践中能够综合各方面的审美需要。

（一）容貌美的基本特征

在漫长的演化过程中，人类的面部结构变化是渐进且缓慢的，并且保持有一定的稳定性。然而，随着时代发展和社会变革，人们对容貌美的追求发生着剧烈甚至跳跃式的变化。与容貌美相关的工作者应掌握和了解这种客观变化的趋势，才能更好地塑造美的形象，适应时代的要求。

1970年，Birdwhistell的研究表明人的面部有25万种不同的表情。1971年美国学者Ekman在这个基础上，把人的表情归纳为六大类型，并研究了各类型的表现部位：高兴主要由眼和唇表示，恐惧则由眼部表示，讨厌可以用鼻和唇表示，生气由额、眉、眼、唇表示，惊奇由眼、唇表示，悲伤则主要由眼部表示。颌面部除五官外尚有薄的表情肌、富有弹性的皮肤、丰富的血管、感觉敏锐的神经末梢，以及舌有味蕾、牙周膜有本体感受器等。这些结构为表达情感和审美感受奠定了解剖生理学基础。根据人类工程学的研究资料，人对容貌进行审视时，视线依次按眼睛、口唇、面部轮廓、鼻、额、耳的顺序移动。

五官对容貌美的贡献是所有容貌美构成要素中最重要的部分，也是备受人们关注的对象，在当今沸沸扬扬的医学美容和生活美容中，对五官进行改造、维护等，无疑体现了人们对五官在构成容貌美中所特有的重视。

（二）容貌的情绪及心理表现

人体美是一种有生命活力的美，尤其是容貌更具有静态和动态双重美的性质。容貌在动静的变化中，表现出美的综合与升华，更具有动人的魅力。

人的面部组成的情绪表现各有侧重。眉毛能充分体现人的个性和魅力，并反映出人们的内心活动，如两眉间隔太近，给人以不够开朗之感；眼的微妙变化可以表达人的各种情感，可以反映出人的心理活动，被称为"心灵的窗户"；耳郭对人体之美的表达可能多在于人们的信仰和精神生活的层面,如认为"耳大有福",在耳垂上饰以不同的装饰品能使人增添不少魅力;鼻位于面部中央,向前隆起呈长三角形锥体状,对构成容貌特征起重要作用,常常是整形美容最受关注的部分之一;口唇的形态之美在于适度的口裂大小、完好洁白的牙列和丰满红润的红唇,可以体现一个人的修养和气质,尤其是唇对美感的表现最为明显。"樱桃小口"常用于形容美人,女性的薄唇和男性的厚唇,则常被认为是性感的象征。当然,唇的大小、厚薄即使适中,仍不足以构成一个理想的美唇。因为在上唇人中上界有一弓形的线条,称为"丘比特弓",十分重要,缺少了它或稍有缺陷,整个唇形便大为失色。

在五官中,眼睛和嘴唇是动的属性最多的,也各具美学表现。

1. 眼的动态美 眼睛是人体中最能通过动静变化表达和传递非语言性情感的器官,能直接接收外部情感信息并迅速做出反应,这种接收与反应的变化是在瞬间完成的,它蕴含着丰富的内涵,是生命美感的最高形式之一。

2. 唇的动态美 微笑是人类最具魅力的表情,主要通过眼和唇来表述。前牙是唇的支撑,形态、位置和颜色协调与否,不仅影响唇的静态美,也关系着唇的动态美。轻启樱唇、皓齿微露是颇具魅力的,故动态美与唇齿之美密切相关。有的学者通过微笑时前牙曲线和牙龈显露的视觉比较,提示做全口义齿时,颈缘线应与上唇内曲线平齐;前牙切缘曲线应与下唇内曲线一致,上颌第一前磨牙近中位于口角落点处,以期义齿修复后获得唇齿部静态和动态美的最佳效果。

(三)容貌的基本审美功能

1. 容貌是接受外界美感信息的"主渠道" 人的容貌集中了视觉、听觉、嗅觉、味觉、触觉等主要感觉器官,是人脑接受外部世界美感信息最重要的通道,也是美感产生的基础生理部位。

2. 容貌是人的内在情感流露的窗口 人类的容貌蕴含着极其丰富而深刻的美感信息,人与人交往和接触,主要是通过容貌及五官来实现的。人的喜怒哀乐等各种情感及欲望,无不与容貌表情紧密相连。

3. 容貌是人类个体识别的主要依据 人的容貌由于结构比例、五官分布、肤色、质感、表情、风度和气质等方面都有所不同,形成了具有个体特征的千差万别的容貌,所以暴露在外的容貌也就成为人们相互识别的标志。正如法国某小说家所说的"美永远是特例,永远是特别的,这也是它使我们感动的原因"。

4. 容貌是人的心理和社会状态的集中反映 在人际交往中容貌给人第一印象,因此容貌之美容易给人愉快的视觉形象,能够赢得更多的好感、信赖和倾慕,从而有利于进一步人际交谈和情感领域的开拓。亚里士多德曾说过:"美是比任何介绍信都有用的推荐"。

(四)容貌美的"全息律"特征

"全息"一词源于激光物理学。用激光感光后的底片具有这样的特点:将底片打碎,任何一块碎片仍能显示原物的全貌,即底片任何一部分都包含了整体的信息。1980年我国学者张颖清首先揭示了"生物全息"的规律，叶眺新又提出了"自然全息"的概念。将"全息"引入生命科学，形成了人体全息观，导致"人体全息诊疗学"的诞生。人体全息律包括两个内容，一是体表的特殊部分等于整个身体的缩影，二是机体各器官之间、机体与宇宙之间息息相关。

容貌美具有典型的全息规律，如面部黄金比就是人体各部分黄金比全息现象的集中反映；凡人体存在的形式美规律都集中体现在容貌上。可以说人的容貌美是整体美及各部分美的全息现象的集中反映。

有审美修养的口腔医师，可巧妙地将患者的性别、年龄和个性通过上颌切牙的轮廓、突度和边缘线的走向体现出来，有意识地在口腔上体现人的整体形象和气质特点的"缩影"。

（五）容貌美在口腔医学中的体现

1. 面部软组织美学 包括脸型、面部协调性、匀称性等，而口腔临床医师需要对面部美学的评价有全面客观的认识，从而更好地掌握面部软组织的美学修复。

2. 颌骨与面部美学 常言道"美人在骨不在皮"，而面部美需要理想的颌骨前后向位置关系、理想的颌骨水平向位置关系、理想的颌骨垂直向位置关系和理想的颏部突度来支撑。面部颌骨的完美协调是口腔颌面外科学与口腔正畸学联合奋进的目标。

3. 微笑美学 微笑美常与笑线、中线、前牙的黄金比等息息相关，可以具体表现为微笑时唇部的形态、长度、曲度、位置，以及牙齿暴露量、切缘曲线与下唇的关系、微笑宽度和不同发音时唇齿之间的关系。迷人的微笑表现为上颌前牙的整个形态在上下唇间显示出来，上唇的曲线向上弯曲或平直，上颌前牙切端曲线平行于下唇，两侧可以看到第一磨牙。

4. 牙体、牙列美 "白美学"的另一核心组分为牙体美学，这是面部美学的首要"门户"，在口腔美学中的地位不言而喻，而作为整体形态的"牙列"的美观协调，同样是口腔医师设计与创造美的重要节点。

5. 口内软组织"粉美" 协调的牙周牙体"粉白美学"比例是微笑动态美学构成的关键因素，其中牙周组织健康的形态与良好的色泽是"粉美学"的核心组成部分。除专业的牙周、黏膜医师以外，口腔修复、口腔种植等学科也兼顾软组织的美感。

口腔美学以口腔医学为基础，以医学美学为导向，维护、修复和塑造牙齿、口腔和颌面部的美观。口腔颌面部是人类容貌最敏感的区域，也是人们塑造自我、树立美好形象的关键所在，口腔的美可以作为人整体美的缩影。因此口腔医务工作者必须具备较高的审美能力，并能较好地运用美学的基础理论，在为口腔疾病患者除去病痛的同时，用美学·心理学的原则和要求去塑造一个较理想的形象。

（六）美学心理学与口腔医学

每一个个体审美的观点和对美的要求都有一定的差异，这与个人的独特性有关，也受到社会、家庭的影响。洁白的牙齿、整齐的牙列和完好无缺的牙是构成人的容貌之美的必要条件。牙齿又与唇、眼等相互配合完成微笑动作，所以协调之美有时又重于具体的"完美"。在人们对美的追求愈发强烈的今天，虽然人们或多或少存在面部或口腔的不完美，不足以影响美观，但是在各方面因素驱使下，他们仍会要求治疗。

作为主导角色的医师可以创造美，但也能引起新的不协调。因此要求医师除具备较高的医疗技术水平外，还必须具有较高的审美观及心理学基础。术前必须与患者做心理谈话，充分了解患者的要求及心理状态，并根据患者的具体情况作出正确的判断，使医患对修复的认识得到统一，相互满意，从而顺应自然美、社会美和艺术美的原则。

当然，在追求美的过程中，口腔医师要严格掌握适应证，治疗前要做好严格的准备，充分运用现代医学技术及设备，达到医师与患者、美学与心理学的完美统一，为生活创造更多的美。美学、审美心理学与口腔医学之间不是简单的因果关系，而是一种有机的结合，过去单纯追求功能的实用阶段已远远不能满足时代要求，现在需要跨入高一级的艺术审美、心理、功能有机结合的殿堂，这就要求广大口腔医务工作者努力学习这些广博的知识，适应医学模式的改变，促进口腔医学的发展。

美丽和谐的外观可以给人带来自信，反之，口腔颌面部的美学缺陷会引起消极的社交心理。患者的心理状态和需求是口腔医师在接诊时应着重了解与关注的方面。口腔美学在功能恢复的基础上，也要求医师追求美的塑造，以缓解患者的自卑心理。换句话说，口腔医师不仅进行功能与美观的修复，还能在一定程度上修复患者的心理。因此，口腔医师需要具备一定的口腔美学心理学知识，评估患者的心理状态，从而更好地认识和理解患者，有利于医患双方的合作与交流，使者获得良好的就诊体验和满意的治疗效果。

口腔医学美学的审美心理过程，应当是从动态的角度研究容貌形式美感的心理活动规律，沿着审美到创造美的方向发展。既有时间上的准备起始阶段到深化效应阶段，又有空间上的感知，即从联想、想象到意志行为的层次，二者在发展中自然交叉。这种过程也可以用认识、情感和意志行为过程来表示，其特点主要是口腔医师注重形式结构特征的认识和医师自身的意志行为过程。当医师获知患者的要求时，初始认识主要停留在对患者容貌的结构、形式、特点等方面，而患者内心的情感流露有限。在熟练掌握了临床诊疗技术的基础上，医师需要通过已有的审美心理结构与特征，对患者容貌的"美丑"进行综合的审视与研究。恢复或者塑造美是为了满足患者对容貌形式美的心理需要，而医师的具体工作，即意志行为活动，常常是以自己的审美视角针对容貌形式结构进行塑造。然而，双方审美观点碰撞产生的最终美学效果，终是以患者为承载主体的，此时就不仅是医师而是医患双方的个性审美心理结构相契合的问题。

除综合考虑患者的美学追求外，医师还要与同一时间阶段上的群体共性审美心理相适应。医师展示的实践"作品"既有审美对象的个性特色，又有审美共性的一般表现。通过审美情感的陶冶、认识的飞跃、意志的升华、新的审美观念与理想的形成提高审美能力和创造力，从而要求口腔专业医师通过实践工作，使医患双方对工作的形式与内涵建立起客观全面的审美心理结构。

认清与审美心理结构及建构相关的诸多问题，特别是口腔医学美学中审美心理结构建构所具有的特性，不仅有利于实践工作，还有利于自身的精神建设。发现、开掘和创造美不仅是医师与患者和谐的保证，也是医师自我满足的实现和审美能力的锻炼与升华。追逐美的道路，也是口腔医师踏上更高医学殿堂的阶梯。

第二节
口腔医学美学中的患者心理

我们虽然强调整体美的重要性，但当人作为审美对象时，口腔颌面部的特殊性使人们对它的关注往往要多于身体的其他部位，原因主要包括：①颜面部是人们在日常交往过程中互相辨认的最直观的部位；②颜面部的轮廓特征及表情等具有明显的个性特点，是一个人身份、个性的集中展示区域；③人们通过颜面部的器官、表情特征传递和接收信息，从而逐步形成个体社会生活的方方面面。因此，任何因素所导致的颜面部器官的形态、容貌及功能的损害，都会不同程度地影响患者的生活质量。值得关注的是，随着传统医疗理念不断向生物 - 心理 - 社会模式转变，口腔颌面部这种最直观的美学形态的改变给患者带来的心理反应更应当引起重视。因此，学习和认识患者的心理表现及潜在原因，并结合基本的心理学诊断方法对其进行初步评估，是口腔医学美学临床工作中的重要环节。

一、口腔医学美学中患者心理表现特征

口腔医学美学的关注点小到一颗牙的形态、颜色，大到整个口腔颌面部的外观、与全身其他部位的协调美观。然而，在日常的临床工作中，由于不同患者疾病的类型、轻重及美学需求等方面各不相同，所以各类患者表现出的美学心理特点也不同，可大致分为以下几种类型。

1. 单纯美容型　这类人自身条件较好，五官端正，口腔颌面部通常无明显畸形，心理状态一般表现正常。他们就诊的目的是想在原有容貌的基础上，通过口腔医疗美容提升容貌，达到尽善尽美的效果。他们往往要求进行明确的一项医疗美容项目，例如牙齿美白、牙饰美容、修整牙齿形态、口腔颌面部微整形美容等。他们通常积极主动参与整个医疗过程，乐于接受医师的判断和建议，对自身的口腔健康状况有正确的认识，具有良好的依从性，能达到较好的、切合实际的美学修复效果。

2. 顺应环境型　这一类型的部分人五官基本协调，客观上没有做口腔医疗美学修复项目的必要，但受社会大众及周围人的美容观念影响，为赶时髦，受人鼓动才来就医。也有部分人对于自身的口腔健康状况毫不在意，甚至没有基本的口腔卫生保健常识，往往是由于家人催促、病损剧痛难忍，甚至严重影响外观形象时才来就诊。这一类型就医者通常态度消极，

犹豫不决，往往只想解决主诉中亟须解决的问题，而对医师所提出的较为全面且符合美学功能的医疗建议持否定态度，是惰性审美心理的表现，依从性较差，美学效果往往难以保障。

3. 缺陷障碍型 这一类型的人口腔颌面部确实存在生理性或病理性的缺陷。这种缺陷不仅影响患者正常的生理功能，也在一定程度上影响面容美观，以致影响患者的日常生活与社交，对患者的心理造成创伤。这类患者常常自惭形秽，对外界反应极为敏感，为消除自卑而就医的心理较为迫切。由于美学修复可明显恢复缺陷的形态和功能，提升容貌，所以患者心理容易得到满足。

4. 心理障碍型 这一类型的人自认为本身具有明显的容貌畸形或缺陷，但检查结果往往与之不符。他们要求进行美学修复的缺陷常常是别人难以察觉的，但他们却肆意夸大缺陷程度，极其强烈地要求医师治疗他们想象的畸形或缺陷。这类患者不是口腔美学修复的适宜对象，不宜轻易实施治疗，医师应耐心向患者解释，必要时转诊心理专科。

5. 期望过高型 这类患者口腔颌面部具有不同程度的缺陷，具有较强烈的自我意识，对容貌提升期望过高，在整个诊疗过程中频繁提出各种要求，同时对医师的诊疗行为、治疗方案的制订常常持怀疑态度，甚至要求医师违背基本治疗原则而满足他的要求。由于对治疗效果抱有不切实际的想象，这类患者对最终的美学修复效果满意度常常令人捉摸不定。患者往往因未达到所期待的美容效果而频繁就诊，引起医疗纠纷的风险较高。所以对于此类患者，想要实现良好的美学修复效果并不容易，医师需要从治疗开始时就注意评估患者的心理状态，并进行适当的引导，反复交代治疗可达到的效果及手术并发症，如患者仍抱有不切实际的幻想，医师应拒绝实施手术。

（一）颌面部畸形缺陷患者

口腔颌面部畸形缺陷主要包括先天性颌面部畸形缺陷和后天获得性颌面部畸形缺损，由于这类疾病涉及较为明显的颌面部容貌改变，部分患者需要通过手术来进行治疗，所以美学心理关注疾病发生、发展及治疗过程中的方方面面。

1. 先天性颌面部畸形缺陷患者 口腔颌面部的先天性畸形主要包括唇腭裂、面裂等，这类患者的心理特征随着生长发育的不同阶段而表现出不同的特征。在幼儿期，这种容貌缺陷对患儿的心理影响并不显著。到了学龄前期，患儿由于较为多动且较为关注对外界世界的探索，对自身容貌缺陷的心理反应仍然不明显，但此时已经开始关注到自身与其他儿童的不同之处。学龄期儿童，由于进入集体生活，可能会受到其他小朋友的嘲笑，这种不良刺激会严重影响患儿的心理健康，从而出现一系列反常的行为表现。青春期后，这种容貌缺陷进一步影响患者的学习生活及正常的社会交往活动，往往表现为焦虑不安、性情孤僻、自卑等。成年后，可能会逐渐导致他们习惯独处，不擅长与他人交往，沉默寡言的性格特点。因此，先天性颌面部畸形患者，不同程度地存在心理自卑感，而这种长期以来的精神压抑也促使他们迫切地想改善容貌状态。

另外，需要注意的是，临床上可见到部分患者并没有客观存在的颜面部器质性畸形或缺陷，却坚持认为自己有颜面部的畸形，这实质上就是一种主观畸形，即患者想象中的畸形。这类患者自我感觉和有客观畸形的患者一样甚至更为强烈，极其渴望通过手术来改变他们想象中的畸形和缺陷。因此，对于这类患者的心理评估是至关重要的，医师必须客观地评价其期望是否现实，要求的改变在技术上是否可行，这类患者往往诉求过高，易陷入厌烦及焦虑情绪，甚至伴有心理障碍。

2. 获得性颌面部畸形缺陷患者 口腔颌面部的获得性畸形，主要原因包括外伤、炎症和肿瘤，其中，外伤所导致的颜面部损害是最常见的，比如交通事故、烧伤、爆炸伤、跌打伤等。这类伤员的首要任务是抢救生命，而颌面部的损伤、后续的美学修复是次要工作。但当伤势稳定后，不同程度的面部缺损、瘢痕等会严重影响患者的容貌，从而使患者的美学需求十分显著。

（1）外伤引起的颌面部缺损畸形患者的心理特征：由于多为突发事故，这种损害无论大小、严重程度，通常都会给患者带来失落、紧张的情绪，甚至发展成为长时间的抑郁和焦虑。由于面部外形的突然改变，患者通常羞于见人，容易对生活失去信心，甚至可能改变生活态度，放弃原先热爱的事业和工作，逐渐加深自卑感。所以，这类患者美学诉求通常比较强烈，对容貌的修复有迫切要求。

（2）颌面部肿瘤患者的心理特征：颌面部肿瘤患者的颜面部改变因人而异，有的患者表现为突出于颜面部表面的肿块，有的患者表现为深在生长或向深部浸润的病变。总体来说，由于颜面部不同程度的改变，患者心理的表现形式也各式各样。值得关注的是，目前治疗口腔颌面部肿瘤的主要手段是外科手术治疗，且通常行肿瘤扩大根治性切除术，势必造成口腔颌面部组织器官的缺损畸形。但为了根治肿瘤，延长生命，绝大多数患者对扩大手术切除范围至肿瘤周围可疑病变组织及淋巴结能够理解，但术后部分患者难以适应组织缺损造成的功能障碍，加上受到周围人的差别对待等各种外界刺激，可能产生自卑情绪。

（3）颌面部畸形缺陷患者治疗期间的心理特征：对于颌面部畸形缺陷患者，手术治疗是最常规的治疗方式。而对于口腔颌面部的手术治疗，无论现代外科技术水平多么先进，术后都不可避免地会造成颜面部不同程度的改变，所以对于这类患者的心理关注，应该贯穿整个诊疗过程。

不同类型的患者对术后的美学期望值各不相同。部分患者可能会产生一种错觉，认为外科手术是万能的，缺损的面容能够恢复，瘢痕皱纹能够消除，甚至有更加不切实际的幻想；还有部分患者未能充分了解外科手术的各类并发症及美学风险，例如术后产生的瘢痕、皮肤移植后颜色和质地的差异等，可能导致患者术后的不满情绪，甚至发展成严重的心理问题。此外，对于颜面部畸形缺陷较为严重的患者，利用现有的外科技术很难恢复到一个相对满意的美学效果，因此，心理恢复往往会成为术后的主要治疗目标之一。相反，对于一些畸形程度较为轻微的患者，可能趋向于将畸形程度夸大，美学诉求也更为迫切，同时对术后的各种细节非常在意，对于这样的患者，适当的心理评估与疏导则显得更为重要。

总体来说，颌面部畸形缺陷患者由于外观上不同程度的改变，势必会造成情绪上的波动，心理状态也较为不稳定，甚至出现急性感情忧虑反应，通常表现为焦虑、压抑、突然哭泣、自卑、对外界刺激过于敏感等。

（二）牙颌面畸形患者

牙颌面畸形患者较为常见，也是目前口腔医学美学领域美学修复需求最为突出的一类患者。牙颌面畸形从简单的单颗牙扭转或移位到复杂的颅颌面畸形，临床表现各异，临床上大致可分为牙性畸形和骨性畸形。从简单的牙齿排列不齐、拥挤错位到上下颌骨的关系不协调等，都能较为直观地影响患者的颜面部形态，进而对患者的心理产生不同程度的影响。

1. 正畸患者的心理特征 口腔正畸学主要是通过对牙齿三维方向的移动，矫治牙齿、牙列、咬合及颌骨的畸形。在牙列形成、改建的各个阶段，有诸多因素会影响正常牙列的形成，从而表现出阶段性心理特征。例如，幼儿时期，人工喂奶方式不当或患儿的不良习惯可导致乳前牙反𬌗，但这个时期，由于患儿没有审美意识，同时家长也并未意识到畸形的存在、对后续牙列形成的影响，因此错过早期矫治的时机，导致日后患儿上颌发育受阻，面中部发育不足，下颌前突而影响外形，对患者的心理造成负担。在13～15岁恒牙列建𬌗后的青春期，是正畸治疗的最佳时期，此时的孩子具备了一定的自主审美意识和能力，一般能配合医师进行相应的治疗。同时，随着社会文化及科技水平的不断提升，成人的口腔卫生保健意识、审美能力也在不断提高，很多成年人由于社交、工作、恋爱等需求就诊，要求改善牙列形态，通常表现出较为强烈的美学诉求，依从性也较好。

2. 正颌外科患者的心理特征 正颌外科主要是通过口腔颌面外科和口腔正畸科的通力合作，对骨性错𬌗畸形进行矫治。这类患者由颜面部不同程度的畸形引发长期的心理压力，可能造成自卑和抑郁性人格。以下颌前突为例，患者可能会因容貌方面的焦虑而不同程度地影响社会生活。另外，随着社会文化水平的提高，就算没有传统意义上的畸形存在，许多患者对自己的面型、轮廓等也有特殊的审美喜好及美学需求，要求通过正颌外科手术改变自己的面型，对于这类患者，充分的谈话咨询和心理评估是必不可少的。

（三）黏膜疾病患者

口腔黏膜疾病的美学关注目前较为少见，但作为口颌系统的重要组成部分，黏膜疾患的美学心理诉求也受到越来越多的关注。特别是对于唇舌疾病患者，由于唇舌是影响发音及言语的重要器官，各类唇舌疾患在不同程度上影响了患者的社会交往活动，同时这类疾病视觉上较为直观，患者往往害怕引起他人的关注和议论而产生不同程度的心理影响，也不愿意露脸，害怕出门，对心理也造成不同程度的负担，例如易产生失落、自卑、易怒等情绪。

（四）牙周疾病患者

临床上，常见的牙周疾病主要包括龈炎及牙周炎。龈炎给患者带来的美学心理影响较为少见，而牙周炎，由于临床表现隐匿，患者往往在有明显的牙周症状，甚至牙齿松动移位后才来就诊，所以疾病预后难以预测，日后的美学诉求也难以预见。正是由于牙周炎疾病本身的复杂性，以及不同年龄段人群发病特点各不相同，才导致各类患者就诊时的心理活动特征表现出明显的差异性，例如，有的患者可无明显的急症症状，并且缺乏对牙周疾病进展可能导致的美学隐患的了解，从而对医师提出的治疗周期、复查周期及治疗费用难以接受，产生排斥心理。另外，值得注意的是，目前大部分的美学关注都集中在视觉感官方面，然而在牙周疾病诊疗过程中，常见到部分患者主诉口腔异味，这类嗅觉感官的美学需求同样导致患者心理健康受到不同程度的影响，甚至严重影响患者的社会交往活动，患者可能出现焦虑、抑郁情绪，就诊意愿也往往较为强烈。

（五）牙体缺损或牙列缺损患者

牙体缺损或牙列缺损的患者在临床上最常见，心理表现形式也相当丰富，显示出明显的个性化差异。另外，不同牙位的缺损或缺失对患者的美学心理也有重要影响，特别是前牙的缺损或缺失，不仅影响正常生理功能，还破坏颜面部的整体形象，影响发音，患者往往不愿启齿说话，心理负担增加。而对于未成年人，长期牙体缺损、牙列缺损可能会影响正常咬合关系，从而影响颜面部容貌的发育及身心健康的发展。

现代口腔医疗技术对牙体缺损及牙列缺损都已经发展出了一套较为成熟稳定的诊疗体系，能够较大程度地恢复患者病损部位的形态和功能，一定程度上满足患者的生理及心理需求。

（六）牙列缺失患者

临床上，这类患者最多见于老年人群，由于长期的牙列缺失，患者常表现为面下 1/3 缩短、软组织塌陷、口角下垂的苍老面容。对于老年人群，大多数患者主诉要求恢复咀嚼功能，颜面部的美学需求并不明显，所以在诊疗过程中按照常规的美学修复理念往往能达到较好的治疗效果。但各种原因引起的非老年人群的牙列缺失，由于牙列缺失严重影响颜面部的美观，患者的心理压力往往很大，所以表现出较为迫切的美学修复诉求。但由于病种的复杂性等诸多因素，治疗周期、方案的制订与调整往往是一个较为漫长的过程，所以对于此类患者，适当的过渡治疗及心理护理是必不可少的环节。

二、口腔医学美学中患者心理产生的原因

审美意识及审美心理活动的形成与发展受到多种因素的影响。其中，人的审美心理活动与人的社会行为密切相关，包括经济行为、政治行为、法律行为、道德行为及日常生活行为等。同时，不同个体的审美观及相应美学心理的产生，具有一定的情感依赖性和显著的个性化差异。下面分别从患者的求美动机、人格倾向、体像、心理、容貌缺陷与心理防卫等角度出发，初步讨论各种心理现象产生的潜在原因。

（一）美欲与求美动机

人类是爱美的动物，当人类有了美的意识，便有了对美的向往和追求，美欲不仅是人类

进化的产物,也是人类文明进步的标志。人类追求美的欲望通常与心理需要密切相关,例如容貌在择偶、社会交往、自我表现等方面都体现出了不可或缺的重要地位。因此,爱美或求美的行为显然是一种受多种社会心理因素驱动的动机性行为,这也导致求美动机是一种非常复杂的心理动机,以需要为基础,同时又受到人的理想、信念、世界观、家庭环境和文化背景等各种因素的制约。在口腔医学美学领域,求美动机一般分为两种:一种是单纯为了改善外貌前来就诊,另一种是为了满足其他的心理需求或达到其他目的,例如为了工作、恋爱等需求前来就诊。产生的原因主要分为内在需求与外在诱因两种,求美动机的产生往往是二者相互作用的结果。

1. 内在需求 患者本身对美的需求从根本上促使一系列心理活动及就诊行为,同时这种求美动机除来源于爱美的需求以外,还可以从属于其他的心理需要,例如职业、婚姻等需求。

2. 外在诱因 求美行为还来自外在的刺激或诱因,包括各种人、事、物、情景等。例如,现代社会中,容貌的审美价值被过分夸大,甚至有十分明显的功利目的。在日常生活中,美貌常常作为广告宣传的对象,商家过分渲染美貌的重要性,一定程度上促使了各类求美动机的产生。

(二)求美者的人格倾向

人格心理学是现代心理学最重要的组成部分,而"人格"一词,在不同的学科研究取向内具有完全不同的解释。关于人格的定义很多,现在比较统一的观点认为,人格是个体在遗传素质的基础上,通过与后天环境的相互作用而形成的相对稳定的和独特的心理行为模式。换言之,人格可以被看作是一种一贯的心理行为模式。容貌、体像及人格之间存在内在联系,他们之间的关系体现了人的生理与心理方面的统一。因此,对人格的了解与研究能够帮助医师在临床诊疗工作中更加清晰地理解患者的心理状态和目的。对求美者人格心理的分类有很多种,例如分为内在型、外在型等,而根据临床工作的实际需求,可分为以下四类。

1. 忧虑型 这类患者常常优柔寡断,充满顾虑,在诊治过程中需要反复确认各种细节。

2. 依赖型 这类患者特别需要周围人的支持和帮助,同时在意他人的议论和关注。

3. 情感型 这类患者善于表达自己的感情,思想活跃,对医疗过程中的各个流程很少有异议。

4. 偏执型 这类患者就诊意愿非常明显,通常会有明确的就诊导向,比如要求自己熟悉或以前给他看过病的医师接诊,或者希望医师实施自己的诊疗方案。

(三)体像

体像是心理学、精神病学等领域中普遍存在的一个概念,也是人格理论的重要组成部分。体像也称身体意象、自像、身像等,是人们对自己身体的心理感受,是对自己身体的姿态和感受的总和。换言之,是个体对自己身体所给予以美丑、强弱等的主观评价。体像是对自身一切感觉的整合,同时也与情绪和人格不可分割地结合在一起,为身体活动提供一个参考系统,并为自我评价提供一个恒定的基础。

在口腔医学临床诊疗过程中,由于涉及颜面部形态的改变,医师大部分的工作实际上是在帮助患者重塑和改建自我体像。对个人而言,自我体像的形成和发展与众多因素相关,包括社会文化环境、世界观、文化价值观等,同时体像会随着个体自身的态度和经历等不断改变,这也是各种心理反应和心理障碍产生的重要因素之一。因此,理解和认识体像能够帮助医师更好地了解患者的治疗动机。而从体像对个体心理的影响程度来看,大致可以分为三种类型。

1. 积极体像　一种利于自我肯定和自我实现的体像,具有这类体像的人通常具有较强的自信心和接受能力。

2. 消极体像　一种不利于自我肯定和自我实现的体像,具有这类体像的人通常对自我体像不满,且往往带有不同程度的心理障碍。

3. 错觉体像　错觉是对感受的客体或刺激物本身特征的失真或扭曲的事实经验,体像作为一种知觉,除遵循一般错觉的规律外,更可能受到多种主观因素的影响。

(四)求美者的态度、偏见与从众心理

随着人类社会文化、政治、经济和科技水平的不断发展进步,公众对口腔医疗事业及口腔美学的认识有了较大的转变。但在信息传播的不对等性等多方面的因素影响下,难免存在个人、社会团体对口腔医学美学方面持有截然不同态度,引起患者的偏见或从众行为,进而表现出不同的心理反应。

1. 态度　由认知、情感、意向三个因素构成,属于比较持久的个人内在结构,它是外在刺激与个体反应之间的中介因素,个体对外界刺激发出的反应受态度的调节。患者对美和口腔医学诊疗的需求实质上也是一种态度的表现。首先,态度来源于价值,这是态度中最主要的一点,而价值实质上是指社会生活中的各种对象对于人的意义。Gordon Allport 认为人对事物的主要价值有几个方面:经济价值、理论价值、审美价值、权利价值和社会价值等,这些价值综合起来驱使人们产生不同的行为动机,对美的追求亦是如此,并且这种行动与情感因素密切联系。

2. 偏见　指个人、公众或其他团体持有的缺乏充分事实根据的态度。偏见有两重性,一种是积极偏见,另一种则是消极偏见。人们对口腔医疗的不同类型的偏见,会影响患者的就医行为,并产生相应的心理状态。而这种偏见产生的根源有很多方面,可以简要概括为社会政治经济、社会风俗、民族传统,以及个人的心理与思维方面。临床工作中,消极偏见对患者心理的影响最为突出,产生的原因主要有四点。

(1)不正确的信息来源:指人们通过不全面的信息形成先入为主的判断,从而产生偏见。

(2)对人和事物的刻板印象:这种刻板印象的形成与社会文化背景等各个方面密切相关。

(3)对事物的过度类化倾向:指对人或事物的某一方面肯定或否定,类化到其他的方面

均加以肯定和否定。

（4）社会舆论压力：容易使人产生各种消极情绪，长期以来可能导致个体对某些社会活动产生排斥和错误的认知。

3. 从众 指在一定的社会舆论压力影响下，个体放弃自己的意愿而采取与大多数人一致的行为，从众行为既有积极意义也有消极意义。而在求美者中，这种从众心理十分常见，从而导致一些不必要的心理负担，以及盲目治疗带来的不良后果。

（五）容貌缺陷与心理防卫

审美价值是指审美对象所具有的能在一定程度上满足人的审美需要，使人得到审美享受的客观属性。而在容貌审美中对美和丑的观感与美的绝对价值观直接相关，由于人类社会普遍将美貌视为一种价值，所以不同程度的容貌缺陷带来了各种社会心理现象，使得容貌审美价值在社会生活中的意义更加明显，引起患者心理上的消极影响。当这种影响达到一定程度时，甚至会构成心理问题或心理障碍，同时伴有强烈的不良情绪。

心理防卫，指个体遇到挫折与冲突的紧张情景时，在内部心理活动中具有的自觉或不自觉地解脱烦恼，减轻内心不安，以恢复情绪平稳与稳定的一种适应性倾向。对容貌缺陷而言，这种心理防卫机制也是普遍存在的，部分人通过适当的心理防卫，达到心理平衡，而另一部分人由于无效的心理防卫，甚至过激的心理防卫，产生心理失衡或病态心理。

三、口腔医学美学中患者心理的诊断

鉴于口腔美学心理产生的原因不尽相同，不同背景下衍生出的心理状态往往也表现各异，若忽视患者心理的诊断及评估，将会不同程度地影响整个诊疗过程及患者身心的预后。另外，在临床工作中，对患者的心理状态给予适当的诊断与评估不仅能体现出医者的人文素养与关怀，同时对治疗计划的制订及后续一系列诊疗活动的开展都具有重要的指导意义。

（一）心理诊断的概念及其在口腔医疗活动中的意义

心理诊断是运用心理学的方法和技术，对个体的心理特质（认知、情绪、气质、个性、能力、行为方式）及存在的心理障碍进行检查和判定，为心理咨询提供有效的诊断参考资料，为判别心理治疗的效果提供客观依据。在口腔医学美学诊疗过程中，心理诊断可作为一种辅助工具，帮助医师更加直观地了解患者的心理状态及美学诉求，并且通过恰当的心理诊断筛选出心理障碍的患者，通过及时的心理疏导或转诊精神心理专家来解决问题的根本所在，同时避免发生不必要的医疗纠纷。另外，对于容貌缺陷需要通过外科手术修复的患者，通常需要多学科联合治疗，而精神心理学的相关诊断与指导对患者的治疗、身心健康的良好发展都具有十分重要的意义。

（二）心理诊断的方法

目前，有关心理诊断的方法主要包括会谈法、观察法、心理测验法，学习这些方法对口腔医师的临床接诊工作具有一定的应用价值和指导意义。

1. 会谈法 即通过与当事人交谈,让其叙述和追忆所要研究的当事人的心理活动发生的起因、条件、过程、结果,从而了解其心理活动规律的一种心理学研究方法。在口腔临床工作中,医师可以在采集病史的过程中同时进行会谈,这样不仅能了解患者的诉求,还能通过一定的心理咨询,了解患者是否可能有心理问题或心理障碍。会谈法一般可分为三种方式。

(1)标准化访谈:也称结构式访谈或控制式访谈,通常是通过提前准备好的访谈提纲、谈话指南或问题列表等,向当事人依次提出问题并要求回答。这种谈话方式的控制性强,重点突出,节约时间,实施起来也较为快捷方便。

(2)非标准化访谈:又称非结构式访谈或无控制式访谈,特点主要是通过自由交谈的方式进行,这种谈话方式容易取得当事人的信任及配合,同时在这种无约束的交谈环境下,患者更容易吐露真实心声,但对于没有心理学背景知识的口腔临床医师,此方法较难掌握。

(3)半标准化访谈:又称半结构式或半控制式访谈,这种方式介于标准访谈与非标准访谈之间,特点是可以根据不同当事人的具体情况,灵活应用上述两种方法进行访谈,是一种最为理想的心理诊断访谈方法。

2. 观察法 即在自然条件下有目的的、有计划地观察被观察者的外显行为表现,如语言、表情、姿态、动作、睡眠等,然后根据观察结果判定个体心理状态和活动规律的方法。内容包括全面观察和重点观察。全面观察是对被观察者在某一特定时期内的全部心理行为进行全面观察;而重点观察则是在一定时间内,着重观察被观察者的某一种心理行为表现,如情绪或认知能力等。观察法虽然以直接性、便捷性、真实性和可靠性成为其他研究方法的基础,但是因必须长期处于等待相应心理行为自然出现的被动地位而具有一定的局限性,临床工作中通常需要结合其他方法综合评估。

3. 心理测验法 即一种定量的心理诊断方法,通过各种心理测验工具对人的心理特征,如能力、性格、行为等各个方面进行心理诊断或评估。测验材料主要包括问卷、图片、物品等,其中,问卷及量表是目前最为常用的测验工具。按照心理测验的内容大致可分为能力倾向测验、成就测验、人格测验、神经心理测验等。

(1)人格测验法:目前,人格测验是最具代表性且应用范围相对较广的一类心理测验类型,由多个涉及个人心理特征的问题组成,并进一步分化出不同的维度或分量表,从而指示出不同的人格特征。常用的人格测验问卷包括明尼苏达多项人格测验、艾森克人格问卷(Eysenck Personality Questionnaire,EPQ)、卡特尔16因素人格测验和大五类人格测试等。其中,艾森克人格问卷是目前心理诊疗咨询过程中应用最广泛的问卷之一,该问卷系列是英国伦敦大学人格心理学家和临床心理学家艾森克教授等人编制,中心思想是将人格分为三个基本维度:内外向性(E)、神经质(N)和精神质(P),并参照三种维度制定四种量表来进行人格特质分析。相对其他以因素分析法编制的人格问卷,艾森克人格问卷涉及的概念较少,施测方便,并具有良好的信度与效度,因此受到各国心理学家的重视。在中国,钱铭怡、武国城等人修订并提出了艾森克人格问卷简式量表中国版（Eysenck Personality Questionnaire-Revised Short Scale for Chinese，EPQ-RSC），并通过常模研究，证实了 EPQ-RSC 结果可靠，适用于中国人群。

（2）口腔美学领域相关实用量表：在口腔医学美学领域，除上述评估人格、情绪方面的量表外，还可以应用躯体自信量表（Body Esteem Scale，BES）、身体态度测试等与自我体像和外貌相关的心理测验，对患者心理进行综合评估。而在实际临床诊疗中，根据患者就诊动机，大致上可以分为两类：一类是为了改善口腔健康，另一类则是单纯的美学需求。不可忽视的是，任何就诊动机都可能夹杂着不同的社会心理因素，往往使患者的心理状态难以得到准确评估。随着各国学者对口腔医学领域主观认知、心理评估相关问题的逐步深入研究，研究人员编制出了口腔健康影响量表（Oral Health Impact Profile，OHIP），以及牙科审美社会心理影响量表（Psychosocial Impact of Dental Aesthetics Questionnaire，PIDAQ）等多维度评价患者就诊需求及口腔美学心理社会影响的评估工具。这些量表的运用，将帮助口腔临床工作者在一定程度上了解患者就诊时的潜在社会心理认知及就诊过程中的口腔美学社会心理影响，从而提高整体诊疗质量。

第三节
口腔美学心理学与医患关系的协调

口腔美学心理学是口腔医学美学中必不可少的一部分，从事口腔美学诊疗工作的医师应掌握必要的心理学知识和美学技能。这种技能在口腔美学修复诊疗过程中，对患者和整个诊疗过程的舒适度及满意度亦起到重要作用。在口腔美学诊疗前、诊疗过程中及诊疗后均需要注意与患者的沟通，促进医患关系和谐发展，使医患双方都获得良好的诊疗体验。

一、医患关系的美学关注

（一）医患关系

1. 定义　医患关系是一种医疗实践活动中产生的人际关系，主要是以医务人员为一方，以患者及家属为另一方，在医疗服务过程中所形成的特定人际关系。

狭义的医患关系，指医师与患者之间的相互关系。广义的医患关系是一个多层次的复杂的关系系统，"医"指医疗活动中的医务人员，主要包括医师、护士、医技人员、医疗辅助人员、医疗管理人员，以及政府卫生行政管理机构等；"患"指患者，还包括以预防、保健、求美为目的的普通人、家属、单位、社区等群体组织，尤其是患者失去或不具备行为判断力时，与患者有关的人往往直接代表患者的利益。

2. 类型　主要有三种类型的医患模式，分为主动 - 被动型医患关系、指导 - 合作型医患关系和共同参与型医患关系。

（1）主动 - 被动型医患关系：目前普遍接受的一种模式。在这种医患关系中，医师处于主动位置，对患者实施单向作用，患者无法参与医疗决策。这种医患关系目前一般适用于急症、重伤、麻醉等意识丧失情况下的抢救。

（2）指导 - 合作型医患关系：一种构成现代医学实践中医患关系基础的模式，是目前广泛存在于医疗活动中的医患关系模式。该模式的特点是医患之间存在弱双向关系，医患双方在医疗活动中都是主动的，但双方的地位并不完全对等，仍以医务人员为主。

（3）共同参与型医患关系：一种生物 - 心理 - 社会医学模式及以健康为中心的医患关系模式。这种医患关系模式以"医师帮助患者自我恢复"为特征，改变了患者处于被动的局面。在这种医患关系中，医师和患者具有近似相等的权利和地位，共同参与医疗的决定和实施。

以上三种医患关系模式在自身适用范围内均为正确有效的，但对大多数患者来说，指导 - 合作型医患关系及共同参与型医患关系模式更为有效、适合。随着社会的发展，人类思想的进步，医疗工作由以医师为中心转化为"和患者共同医疗"的趋势。因此，如何充分尊重患者的权利，发挥患者的主观能动性，是当前医患关系中值得重视的重要课题。

3. 特征　医患关系既具有一般人际关系的交往共性，也具有特殊性。

（1）平等性：医患关系的平等性体现在两个方面，一方面是医患之间的平等性，另一方面是医师对待患者的平等性。自古以来，平等对待每一位患者是历代医家追求的目标，医师眼中应该只有患者，平等地对待每一位患者，尊重患者的平等人格，是建立医患关系最重要的基础。

（2）直接性：医患关系是医师和患者互动、协商的过程，医师为了诊治疾病，需要了解患者的病情，患者为了达到治疗目的，需要直接向医师陈述病情，医患双方需要面对面、直接地交往，才能更好地完成医疗活动。

（3）稳定性：在医学的发展历史中，传统的医患关系是比较稳定的，这是由传统医学水平决定的，古代的医学一般是一种经验医学，医学分科不细，医师需要对患者的疾病全面考虑和负责，形成了医患关系的稳定性。但随着医学的发展，医学分科和分工的细化，医患关系的稳定性逐渐降低。医患关系之间的稳定有利于医师，更有利于患者。

（4）主动性：传统的医学将人的生理、心理、社会及环境看成一个整体，在这种医学的指导下，医师重视心理因素，主动地接近、关心和了解患者的心理社会需求和病痛，承担为患者诊治的义务，承担患者生命的责任，由此形成了医患关系间的主动性。而患者就医时，为了达到寻求治疗的目的，必须主动接触医师，提供疾病的相关信息，主动配合诊治，才能达到良好的医疗效果。

随着生物医学的确立和医学科学的进步，传统的医患关系发生了一些转变，主要表现在以下三个方面。

（1）医患关系物化的趋势：现代医学由于大量采用物理、化学等诊疗设备，在医患关系中便引进了第三者媒介，医患双方的感情及思想交流逐渐变少，由此，医师与患者之间的关系在某种程度上呈现物化的趋势。

（2）医患关系分解的趋势：一方面，在现代医学中，医学的分科越来越细，医师日益专科化，形成了一位医师只对患者某一部位的病变负责，而不对整体负责的医疗模式；另一方面，患者集中于医院进行治疗，医患双方的情感联系相对淡薄。

（3）患者与疾病分离的趋势：现代医学是以生物学为基础的，因而是以生物学的观点来分析、研究人。为了解某种疾病及其发病因素，探求某种疾病病原体，要求把某种疾病的致病因素从患者整体中分离出来。

在当代社会，医患关系的特征逐渐复杂化，医护人员需要掌握医患关系的基本知识，掌握处理医患关系的基本方法，在医疗实践过程中，主动了解患者病情，积极与患者沟通，耐心对待患者，认真负责地为每一位患者服务，主动营造出良好的医患关系环境，构建和谐的医患人际关系。

（二）医患关系与美学

在当代医学中，随着时代的进步和人类对生活水平要求的提高，患者对美学的要求也逐渐提高，美学在医患关系中的作用也愈发得到重视。

1. 审美观念与医患关系　审美观念及审美规律等意识在医患关系的发生、发展中起到重要的作用。

（1）医学是真善美的有机统一：一切的医学活动，不仅要考虑人的需要、利益和情感，还要处理好人与人、人与自然、人与社会的关系，在符合人类可持续发展的前提下进行医学活动。

（2）医学包含审美：希波克拉底认为，医术是一切艺术中最美好、最高尚的艺术，医师应当具有最优秀哲学家的一切品质。医学作为一种科学知识体系和实践活动，与艺术的关系一直是相互渗透和相互作用、源远流长的。审美文化不仅是医学文化的一个重要文化价值体系，还构成现代医学文化发展的巨大动力，在一定意义上，已成为医学发展新的增长点。

2. 当代医学中的美学实践　医学美学伦理学伴随着整个医疗实践过程，在医患关系的发生、发展中起到重要的理论指导作用，医患关系审美化对现代医学实践具有重要意义。

（1）科学与技术的必要条件：随着科学技术的发展进步，一系列新的诊疗设备和生物学重大成果应用于临床医学，为人类战胜病痛提供了良好的硬件设施。而在口腔医学的实践过程中，数字化技术为口腔各科室诊疗带来了巨大的便利，与当今患者对口腔治疗的审美息息相关。

（2）医学审美教育：席勒认为，人在自然状态中受到物质力量的限制，在道德状态中又受到道德意志的限制，只有在审美状态中，才免去了它们的片面性。医学审美教育应该理解为审美情感的培育、陶冶，并具有"对话意识"，这是现代医学发展的"内在需要"，是医学审美化的"内在需要"，是培养人文素质型医学人才的"内在需要"，应以培养"医学生活艺术家"为目标。

二、口腔美学中患者心理的评估、护理及医患沟通技巧

口腔医学是一门造型艺术，如牙体牙列缺损的修复、错𬌗畸形的矫治、颌面部外伤的手术缝合等，无不包含和浸透着美学的因素。近年来，随着美学知识的广泛传播，人们越来越意识到颌面部美学的重要性，投入了大量时间与精力来改善和调整自己的颌面部形态，以达到局部和整体的美，并且对形态的要求也越来越具象化和细节化。因此，口腔医学美学有着极为重要的美学理论价值，应用价值和前景更具特定而显著的临床意义。

（一）口腔美学中的心理评估

心理评估（psychological assessment），是指在生物、心理、社会、医学模式的共同指导下，综合运用谈话、观察、测验的方法，对个体或团体的心理现象进行全面、系统的和深入分析的总称。心理评估方法包括观察法、会谈法，以及心理测验法。

为了使评估更加规范、科学，达到评估的目的，不管使用何种评估方法都应该注意以下几点：客观性与主观能动性相结合，定量与定性相结合，理论与实践相结合，分析与综合相结合，评估与教育、辅导、咨询、治疗相结合。

口腔是人体容颜美最显露的部分，任何牙颌畸形、牙列缺损和口腔颌面部创伤都会影响功能协调、情感表达和人物形象，所以现在就诊的患者不仅要求疾病得到治疗，功能得到恢复，而且更注重对美的要求和完善。因此，在口腔医疗实践中进行美学相关心理评估是十分必要的。

（二）口腔美学中的心理护理

临床观察发现，牙颌面畸形在儿童时期因患者缺乏自信心而影响学习及人格发育，在成年以后影响求职、求偶和社会活动，甚至到了老年之后自卑心理也依然存在。此外，许多患者在进行各项治疗前均会产生焦虑心理，研究表明术前焦虑对患者的依从性、治疗过程，以及预后均有明显的影响。

心理护理指在护理中通过各种心理学理论与技能的应用，对患者开展各类可对患者心理产生积极影响的干预，从而帮助患者对治疗过程建立正确认知，使患者用积极的心态面对治疗。由此，在进行口腔医学实践的过程中，适当的心理护理可以对治疗过程起到良好的辅助作用。主要目的包括：①缓解患者对疾病的紧张、焦虑、悲观、抑郁等情绪，增强患者战胜疾病的信心；②正确及时的健康教育，使患者尽早适应新的角色；③帮助患者建立新的人际关系，以适应新的社会环境。

常见的心理护理方式如下。

1. 治疗前健康宣教　对患者讲解即将进行的美学治疗的原理和方法，治疗过程及与传统口腔治疗的区别，使其树立治疗信心，减少担忧。

第十三章

2. 治疗前心理干预　由于口腔颌面部治疗对美观的影响较其他系统治疗明显，在认识不足的情况下，患者具有一定的恐惧心理，因此在治疗前应告知患者就诊次数、整体治疗价格、治疗过程中的注意事项和可能的感觉，消除患者的顾虑，并通过指导患者深呼吸和放松冥想等缓解患者的紧张情绪，从而提高患者的依从性。

根据患者的心理状况，向患者讲解即将进行的口腔颌面部治疗的优势和局限性，以便与患者达成共识。对于一些对治疗效果要求较高的患者，则对患者介绍相关治疗类型的局限性，适当降低患者的心理预期，避免患者因过高的期望落空而引起纠纷。

3. 治疗中优质护理　在治疗期间，护士将患者引导到位，调整牙椅位置以使患者保持在舒适的位置，且在治疗期间便于医师的操作和设备的输送。在进行操作前，事先向患者解释口内操作时可能出现的钻孔声，告知患者不要害怕或紧张。

在应用快速手机、超声洁牙机等器械进行操作时，护士将抽吸装置放在口腔底部，及时吸去患者的唾液，减轻不适感。同时，注意舌、颊部的保护，及时调整光源，确保医师视野清晰，以便更好地进行操作。

在整个治疗过程中及时根据患者面部表情及肢体动作确定患者状态，适当给予语言安慰和行动支持，若发现患者无法承受治疗带来的不适感，则应以无痛治疗优先。

（三）口腔美学中的心理沟通技巧

在进行口腔医疗实践的过程中，医务人员在开展治疗前一般需要花费较多时间与患者探讨治疗方案，有时要提供多种方案供患者选择，并对不同方案的治疗程序、术后效果、所需费用和时间等耐心加以说明。讨论过程中应仔细倾听和分析患者提出的要求或建议，这种术前交流对中老年患者、牙体缺损严重并有心理障碍的人更是必要的。当患者对医师的治疗方案认同感较强时，便会对术者产生极大的信任感。如果医师语言简单、冷漠，或缺乏心理沟通技巧，便会失去信任感，极大地影响患者对术后效果的认同，甚至中断或拒绝治疗。当患者对治疗结果难以认同时，应认真仔细寻找原因，并及时解决。如果疗效因现有技术水平限制达不到患者期望值时，也应讲明情况，正确引导。

在进行口腔医疗实践之前及过程中应注意以下内容。

1. 倡导成年人在就诊前先了解程序或先到口腔科咨询，儿童应先对患者及家属做好解释工作，诊疗时要循序渐进，医师先向患者讲清此次治疗的步骤，在治疗中如何配合以保证治疗的顺利进行等，让患者做到真正放心，同时要对患者的配合给予鼓励。

2. 接诊时要认真倾听患者对自身病情的描述，了解患者此次就诊的目的，以及患者恐惧的情况等。对于患者急需要解决的问题，要果断、轻、稳、准确，治疗措施得当，患者会根据本人的感觉建立对医师的信任而逐渐克服恐惧。

3. 积极科普口腔医疗常识，让患者了解自己进行诊疗的必要性及诊疗基本过程，当患者对自己即将进行的诊疗内容有所了解时会降低自身的恐惧。

4. 应根据诊室的具体情况，设立患者等候区，播放一些科普常识，让患者提前进入诊疗状态,也可在诊室播放一些舒缓的音乐,以缓解患者就诊时的恐惧。

5. 在进行口腔美学修复的过程中,积极倡导患者参与美学设计,了解患者对口腔颌面部的美学要求,提高患者对治疗效果的满意程度。

三、医患沟通效果与评价

医患沟通(doctor-patient communication),是医患双方为了治疗患者的疾病,满足患者的健康需求,在诊治疾病过程中进行的一种交流。医患之间的沟通不同于一般的人际沟通,患者就诊时,特别渴望医护人员的关爱、温馨和体贴,因而对医护人员的语言、表情、动作姿态、行为方式更为关注、更加敏感。在医疗卫生和保健工作中,医患双方围绕伤病、诊疗、健康及相关因素等主题,以医方为主导,通过各种有特征的全方位信息的多途径交流,科学地指引诊疗患者的伤病,使医患双方形成共识并建立信任合作关系,达到维护人类健康、促进医学发展和社会进步的目的。医患沟通效果的评价有以下方式。

(一)问卷法

问卷是研究者按照一定目的编制的,对于被调查的回答,研究者可以不提供任何答案,也可以提供备选答案,还可以对答案的选择规定某种要求。研究者根据被调查者对问题的回答进行统计分析,就可以作出某种心理学的结论。问卷法广泛应用于青年研究、教育心理学研究和社会调查等领域。

1. 问卷法的主要优点 标准化程度高、收效快。问卷法能在短时间内调查很多研究对象,取得大量的资料,能对资料进行数量化处理,经济省时。

2. 问卷法的主要缺点 被调查者由于各种原因(如自我防卫、理解和记忆错误等)可能对问题作出虚假或错误的回答;在许多场合想要对这种回答加以确证又几乎是不可能的。因此,要做好问卷设计并对取得的结果合理解释,就必须具备丰富的心理学知识和敏锐的洞察力。

问卷调查法仍是现今最常应用的医患沟通效果评价方式之一,便于患者理解和操作,因此仍是目前进行临床调查的常用方式之一。

目前采用问卷法对临床诊疗效果进行评价,主要针对医师接诊态度、诊断准确性、治疗方案沟通情况、治疗效果、治疗后满意度等进行评分来完成调查,是目前临床试验中较常应用的医患沟通效果评价之一。

(二)等级量表法

等级量表法是一种简单的观察测量法,能够将观察所得印象定量化,包括数字等级量表、图示评价量表等。等级评定量表法与现场直接记录法不同,往往在事后根据记忆作出评定,是对行为事件的评估,而不是描述。它在衡量与评价心理事实的两种极端态度之间,再分成若干个不同的、有序的、可分辨的等级选项,从而构成有序的等级评定项目,然后要求被调查者从中选择一个适当的等级,从而把某种心理事实或态度意愿按强弱程度分开。

此外,在等级评定量表法问卷的设计中,为了便于量化分析,有些设计者常常根据各个有序的等级选项人为赋给一个分数。

等级评定量表法的主要特点是有利于把被试者的心理事实、态度意愿等,分成具体的层次,便于对人物、事物、心理等方面的评估。等级评定量表的形式也多种多样,既有用于一般调查目的的、不规范的、随意自编的民意测验问卷,也有专门用于心理测量并由心理学专家编制的标准化问卷。

等级评定量表法的优点:评价者必须根据量表上提供的各项评价指标对被评价者进行评价,评价的视角比较全面、客观。但也存在过度量化的问题,且操作起来比较困难。量表设计的好坏直接引导评价方向,并影响着评价的质量。

评级量表又简单又省事,并可以满足很多考核目标,通过数字的表现来完成感性的表达到定量化表现的转变,是目前较为常用的评价方式之一。

(三)Q分类法

Q分类法是用于研究个体间相互关系的一种研究方法,是等级量表的一种复杂形式,指在调研过程中,根据事先规定的具体评价类别,将调查结果进行分类整理。实质是按照对称分布(如正态分布)的要求,对标有不同的陈述卡片进行分类,然后对两次分类结果进行统计分析(图13-3-1)。

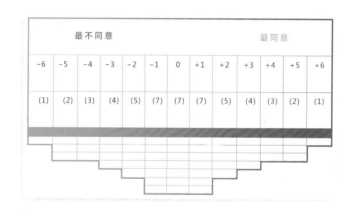

图 13-3-1　Q分类法的正态分布图

根据各被调查者的态度经Q分类法处理后的资料,被调查者可分为三类:有良好印象的、持中性态度的、有不良印象的。大多数情况下,调研人员在事先或调研中对被调查者的经济能力、社会背景等都有所了解,因此,可以对每一类调查者联系背景资料进行分析,以便更好地了解这一类被调查者的特点和要求。

Q分类法与理论密切结合,逻辑性和实用性较强,可用于检测自变量对复杂因变量的效应,适用于进行探索型的研究,有利于产生新的研究思路和假设。收集的资料可以用方差分析、相关分析和因素分析等多种方法进行整理分析,使这一方法更为实用。

为了评价医患之间沟通的效果,可以先让患者就"我对医师的看法"和"医师对我的看法"两个主题,对一套标有各种医患关系的陈述卡片进行分类(每类所分的卡片数目是事先按对称分布安排的)。待分类完毕,赋予各类卡片一定的数值(评定值),而后求出这两组评定值的相关系数,这一相关系数即为医患之间沟通效果的定量描述。

(四)诊疗过程生活质量评估

生活质量主要是指个体生理、心理、社会功能三方面的状态评估,即健康质量。与存活和其他类型的临床结果一样,患者的生活质量也是他们所接受的医疗保健服务有效性的一个重要指标。

生活质量主要依靠生活质量评定表来评估,如 36 条目简明健康量表(36-Item Short-Form Health Survey,SF-36),是由美国医学研究组研制的测评生活质量的通用量表,在国际上被普遍认可并广泛应用,是用来评价患者诊疗过程中生活质量的主要方法之一。

(五)诊疗后美学指数

现代口腔医学不仅解决病症、恢复功能,在此同时,还要实现功能和美学的统一。因此,在进行诊疗后对口腔颌面部美学的评估十分必要,包括粉白美学参数、牙周美学指数、牙龈颜色形态、唇部美学、面部侧貌等。

(六)满意度

患者满意度是指人们因健康、疾病、生命质量等方面的要求而对医疗保健服务产生某种预期期望,然后对所经历的医疗保健服务进行比较后形成的情感状态的反映。在临床工作中一般采取问卷调查法进行患者满意度调查,根据治疗的具体过程和治疗过程中的敏感环节,针对性地对患者进行问卷调查,后期针对问卷调查结果进行统计分析。另外,还可以采用现场调查的方式,但这种方式耗时较长,与问卷调查相比便利性较差,需要消耗较多的人力和时间。

(七)治疗后随访

电话随访了解患者治疗后情况,嘱患者适应口腔颌面部美学改变,并建议患者定期复查,及时了解后续美学变化情况。

通过以上几种方式针对口腔美学治疗进行医患沟通效果的评价,可以有效评估对患者进行心理护理的效果,及时针对患者心理状态进行反馈,适时调整口腔美学修复方案。

随着医学与心理学的发展,以及心理干预技术的不断进步,心理干预在临床中的应用越来越广泛。在进行口腔美学诊疗过程中,把握好口腔美学修复患者的心理,对患者进行适当的心理干预和心理护理可以显著提高患者依从性、美学修复效果及患者满意度,并显著提高患者与医务人员在诊疗过程中的沟通效果。因此,口腔美学心理学在临床上的应用对医患关系的协调至关重要。

(夏 娟)

参考文献

1. JAKUBOWSKI K，POLAK R，ROCAMORA M，et al. Aesthetics of musical timing: culture and expertise affect preferences for isochrony but not synchrony. Cognition，2022，227：105205.

2. SHI J，MA L，XU H，et al. A study on the correlation of big 5 personality traits in Asians with facial contour surgery. J Craniofac Surg，2023，34（2）：826-829.

3. LARSSON P，BONDEMARK L，HÄGGMAN-HENRIKSON B. The impact of oro-facial appearance on oral health-related quality of life: a systematic review. J Oral Rehabil，2021，48（3）：271-281.

4. AO H，DENG X，SHE Y，et al. A biopsychosocial-cultural model for understanding oral-health-related quality of life among adolescent orthodontic patients. Health Qual Life Outcomes，2020，18（1）：86.

5. 范瑞平，张颖. 建构中国生命伦理学: 新的探索. 北京: 中国人民大学出版社，2017.

6. GERALD G，DANIEL N，JOHN D. Handbook of psychological assessment. 4th ed. Amsterdam: Elsevier，2019.

7. MENNINGHAUS W，WAGNER V，WASSILIWIZKY E，et al. What are aesthetic emotions?. Psychol Rev，2019，126（2）：171-195.

8. 孙宏伟，黄雪薇. 健康心理学. 北京: 人民卫生出版社，2019.

9. 范珍明. 口腔美容及预防保健. 北京: 人民卫生出版社，2008.

52检